Klinische Anästhesiologie und Intensivtherapie

Band 25

Herausgeber:
F. W. Ahnefeld H. Bergmann C. Burri W. Dick
M. Halmágyi G. Hossli E. Rügheimer
Schriftleiter: J. Kilian

Die Verbrennungs-krankheit

Entstehung, Verlauf und Therapie

Herausgegeben von
F.W. Ahnefeld H. Bergmann C. Burri W. Dick
M. Halmágyi R. Hettich G. Hossli L. Koslowski
H.-H. Mehrkens E. Rügheimer

Unter Mitarbeit von
F.W. Ahnefeld, M. Allgöwer, G. Arturson, A. Berger
G. Bruchelt, I. Butenandt, G. Cold, W. Dick, E. Diem
B. Domres, J. Eklund, E. Frei, W. Graninger, R.P. Hermans
R. Hettich, P.-O. Järnberg, D. Kistler, R. Klose
H.E. Köhnlein, L. Koslowski, B. Kremer, W. Künzi
J. Larsson, S.-O. Liljedahl, D. Loew, H.-H. Mehrkens
G. Meissl, J.P. Pochon, G.A. Schoenenberger, K. Schmidt
J. Schölmerich, B. Sørensen, R.E. Spijker, E. Voigt
H. Wollinsky, G. Zellweger

Mit 91 Abbildungen

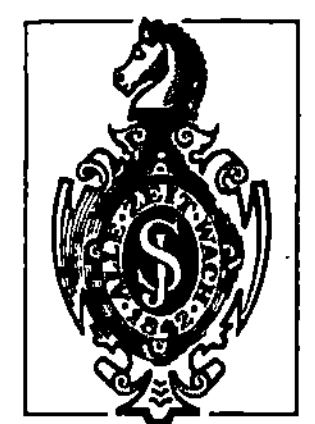

Springer-Verlag Berlin Heidelberg New York 1982

ISBN-13: 978-3-540-11818-3   e-ISBN-13: 978-3-642-68738-9
DOI: 10.1007/978-3-642-68738-9

Druck und Bindearbeiten: Offsetdruckerei Julius Beltz KG, Hemsbach
2119/3140-543210

*Herrn Professor Dr. L. Koslowski
zum 60. Geburtstag*

Vorwort

In der Bundesrepublik Deutschland erleiden jährlich 9.500 bis 10.000 Menschen schwere
Verbrennungen oder Verbrühungen. Etwa 1.250 Verletzte bedürfen einer Intensivbehandlung, für die 138 „Spezialbetten" benötigt werden.
Diese Zahlen entstammen einer Denkschrift des Hauptverbands der Gewerblichen Berufsgenossenschaften. Tatsächlich verfügt die Bundesrepublik nur über etwa 48 Betten in Spezialabteilungen für Brandverletzte. Diese sind fast ausschließlich von den Berufsgenossenschaften erstellt worden, decken aber nicht einmal ein Drittel des Bedarfs, nämlich für
gesetzlich versicherte Arbeits- und Wegeunfälle. Zwei Drittel aller Verbrennungen und Verbrühungen ereignen sich nämlich in Haushalten, in der Freizeit und im Verkehr. Für sie
fehlt es an optimalen Behandlungsmöglichkeiten. Die Bundesrepublik ist im Hinblick auf
die Versorgung von Schwerbrandverletzten ein unterentwickeltes Land: Schweden, Dänemark, Holland, Frankreich, England, die Schweiz, Österreich, die CSSR und Jugoslawien
verfügen zum Teil bereits seit 20 Jahren über ausreichende Behandlungszentren.
Welche Gründe haben zu dieser Situation geführt?
1. Schwerbrandverletzte haben keine Lobby. Entweder sie sterben oder sie werden – mehr
   oder weniger erfolgreich – „wiederhergestellt". Sie sind nicht chronisch krank oder pfle-
   gebedürftig, wie etwa Schädel-Hirn-Verletzte, Querschnittsgelähmte oder Multiple-Skle-
   rose-Kranke, und deshalb verschwinden sie – auch nach Brandkatastrophen – bald aus
   dem Bewußtsein der Öffentlichkeit.
2. Gesundheitsverwaltungen neigen zu der Annahme, daß Schwerbrandverletzte in jeder
   gut eingerichteten Intensivstation optimal versorgt werden können. Dies ist indessen ein
   Irrtum, denn Schwerbrandverletzte erfordern vor allem eine intensive chirurgische Behandlung durch erfahrene Arbeitsgruppen, die aus plastischen Chirurgen, Anästhesisten
   und Pflegekräften bestehen. Erst in zweiter Linie werden spezielle technische Einrichtungen benötigt
3. Die Behandlung schwerer Verbrennungen ist zu einer Spezialaufgabe der plastischen
   Chirurgie geworden. Diese hat indessen in der Bundesrepublik einen Rückstand, da sie
   lange Zeit mit kosmetischer Chirurgie gleichgesetzt und geringschätzig beurteilt wurde.
   Die meisten in der Bundesrepublik vorhandenen plastischen Chirurgen beschäftigen
   sich mit der Korrektur angeborener oder erworbener Störungen der Körperformen. Vielen von ihnen fehlen ausreichende Erfahrungen in der Behandlung Schwerbrandverletzter und es fehlen ihnen dafür die Einrichtungen und das Personal.
Die sorgfältig erarbeitete Denkschrift des Hauptverbands der Berufsgenossenschaften wurde 1976 vorgelegt. 1978 ereignete sich eine Brandkatastrophe auf einem Campingplatz
in Spanien, wobei etwa 180 Menschen starben und 250 schwer verletzt wurden. Das allgemeine Erschrecken führte zu einer Konferenz der Referenten des Bundesministeriums für
Jugend, Familie und Gesundheit und der zuständigen Länderministerien und zu einem
Beschluß, die Versorgung Schwerbrandverletzter in der Bundesrepublik durch Einrichtung
von Behandlungszentren zu verbessern. Dies ist indessen nicht geschehen, es ist bei einer
Absichtserklärung geblieben.

Unverständlicherweise hat auch das Sanitäts- und Gesundheitswesen der Bundeswehr nicht die naheliegende Konsequenz gezogen, in Bundeswehrkrankenhäusern Spezialabteilungen für die Behandlung Schwerbrandverletzter einzurichten. Eine entsprechende Planung für das neuerrichtete Bundeswehrkrankenhaus in Ulm wurde wieder fallengelassen. Ein zweimalige Anhörung der Schutzkommission beim Bundesministerium des Innern vor einem Unterausschuß des Innenausschusses des Bundestags blieb ohne politische Resonanz.

Indessen können jederzeit in der Bundesrepublik Brandkatastrophen ausbrechen – Großbrände in Warenhäusern, Industriebetrieben, Hotels, Kinos, Theatern sowie bei Havarien von Großflugzeugen. Unsere europäischen Nachbarn beobachten mit Kopfschütteln die Blindheit der deutschen Behörden, die der Öffentlichkeit weiszumachen versuchen, es sei alles in bester Ordnung und alles Notwendige sei getan oder vorbereitet.

Einige wenige Ärzte, die gemeinsam mit den Berufsgenossenschaften eine Verbesserung der ärztlichen Versorgung Schwerbrandverletzter fordern, werden verdächtigt, dies aus egoistischen Motiven zu tun, oder werden als Sektierer abgetan.

So ist es dahin gekommen, daß schwer verbrannte Opfer von Arbeits- oder Verkehrsunfällen aus Nordrhein-Westfalen oder Niedersachsen nach Süddeutschland geflogen und dort behandelt werden mußten, weil angeblich in ihrer Heimatregion – trotz Dutzender von Krankenhäusern und Kliniken – kein Bett für sie zur Verfügung stand. Bergarbeiter aus dem Saarland mußten in französische Einrichtungen in Lothringen verlegt werden, Verkehrsopfer in die Schweiz geflogen werden.

Angesichts dieser Situationen müssen folgende, durchaus realistische Forderungen erhoben werden:

1. Jedes Bundesland muß in seinem Krankenhausplan die Einrichtung einer Abteilung für Schwerbrandverletzte aufnehmen und schnellstmöglich verwirklichen.
2. Das Sanitäts- und Gesundheitswesen der Bundeswehr ist zu verpflichten, an der Einrichtung solcher Abteilungen mitzuwirken.

Dabei ist ein flächendeckendes Netz solcher Einrichtungen anzustreben, um die Ballungsgebiete der Bundesrepublik angemessen versorgen zu können.

Als Minimallösung bietet sich folgendes an: In den Bereichen Schleswig-Holstein – Hamburg – Bremen, Hannover – Braunschweig, Köln – Düsseldorf – Aachen, Frankfurt, Nürnberg, München, Stuttgart sind Behandlungszentren für Schwerbrandverletzte zu schaffen. Sie sollten jeweils zehn Intensivpflegebetten umfassen, zu deren Betreuung fünf Ärzte und etwa 30 Pflegekräfte notwendig sind – mit fixen Personalkosten von ca. 1,5 Millionen DM pro Jahr.

Da ein Schwerbrandverletzter zahlreiche plastische und wiederherstellungschirurgische Eingriffe benötigt, ist die Befürchtung unbegründet, daß die Betten dieser Spezialabteilungen jemals leerstehen könnten.

Ein nicht zu unterschätzender Gesichtspunkt ist die Ausbildung erfahrener Teams und die Möglichkeit der Schulung von Ärzten und Pflegekräften in Spezialabteilungen für Schwerbrandverletzte für den Katastrophenfall.

Gemeinhin wird der technische Aufwand für solche Einrichtungen überschätzt. Entscheidend aber ist die Erfahrung, das Know-how, das nur in jahrelanger täglicher Arbeit erworben werden kann.

Volkswirtschaftlich gesehen wäre die Folge solcher Einrichtungen eine Kosteneinsparung, da die Renten für einen unzureichend behandelten oder gar verstorbenen Schwerbrandver-

letzten wesentlich höher liegen als die Kosten einer optimalen Behandlung, ganz abgesehen von humanitären Gesichtspunkten.
Ein vergleichsweise wohlhabendes Land wie die Bundesrepublik sollte sich nicht länger
von seinen Nachbarn beschämen lassen und Millionenbeträge in die Einrichtung von Kin-
dergärten, Mehrzweckhallen, Schwimmbädern etc. investieren, hingegen den Opfern von
Brandunfällen und -katastrophen die erforderliche und auch mögliche optimale Versorgung
vorenthalten.

Juli 1982   L. Koslowski
                                                       für die Herausgeber

Inhaltsverzeichnis

Verzeichnis der Referenten und Diskussionsteilnehmer

Prof. Dr. F. W. Ahnefeld
Zentrum für Anästhesiologie
der Universität Ulm
Steinhövelstraße 9
D-7900 Ulm (Donau)

Prof. Dr. G. Arturson
Burn Center
University Hospital
S-750 14 Uppsala

Prof. Dr. A. Berger
Klinik für Hand-, Plastische- und
Wiederherstellungschirurgie
Krankenhaus Oststadt
Medizinische Hochschule Hannover
Podbielskistraße 380
D-3000 Hannover 51

Dr. I. Butenandt
Kinderklinik der Universität München
im Dr. von Haunerschen Kinderspital
Lindwurmstraße 4
D-8000 München 2

Prof. Dr. W. Dick
Zentrum für Anästhesiologie
der Universität Ulm
Prittwitzstraße 43
D-7900 Ulm (Donau)

Prof. Dr. B. Domres
Chirurgische Klinik und Poliklinik der
Eberhard-Karls-Universität Tübingen
Calwer Straße 7
D-7400 Tübingen

Dr. W. Graninger
Oberarzt der Universitätsklinik
für Chemotherapie
Lazarettgasse 14
A-1090 Wien

Prof. Dr. M. Halmágyi
Institut für Anaesthesiologie der
Johannes-Gutenberg-Universität Mainz
Langenbeckstraße 1
D-6500 Mainz (Rhein)

Dr. R. P. Hermans
Rode Kruis Ziekenhuis
Vondellaan 13
NL-1942 LE Beverwijk

Priv.-Doz. Dr. R. Hettich
Chirurgische Klinik und Poliklinik der
Eberhard-Karls-Universität Tübingen
Calwer Straße 7
D-7400 Tübingen

Prof. Dr. J. Kilian
Zentrum für Anästhesiologie
der Universität Ulm
Steinhövelstraße 9
D-7900 Ulm (Donau)

Priv.-Doz. Dr. R. Klose
Institut für Anästhesiologie und
Reanimation an der Fakultät für
klinische Medizin Mannheim
der Universität Heidelberg
Theodor-Kutzer-Ufer
D-6800 Mannheim

XIV

Prof. Dr. H.E. Köhnlein
Kreiskrankenhaus
D-8939 Türkheim

Prof. Dr. L. Koslowski
Direktor der Chirurgischen Klink
und Poliklinik der
Eberhard-Karls-Universität
Calwer Straße 7
D-7400 Tübingen

Dr. B. Kremer
Chirurgische Universitätsklinik und
-Poliklinik
Abteilung für Allgemeinchirurgie
Martinistraße 52
D-2000 Hamburg 20

Prof. Dr. J. Larsson
Department of Surgery
Linköping University
S-581 85 Linköping

Dr. Dr. med. habil. D. Loew
Katernberger Straße 255
D-5600 Wuppertal

Priv.-Doz. Dr. H.-H. Mehrkens
Zentrum für Anästhesiologie
der Universität Ulm
Prittwitzstraße 43
D-7900 Ulm (Donau)

Dr. J.P. Pochon
Leitender Arzt am Kinderspital Zürich
Eleonorenstiftung Universitäts-Kinderklinik
Steinwiesstraße 75
CH-8032 Zürich

Priv.-Doz. Dr. K. Schmidt
Chirurgische Klinik und Poliklinik der
Eberhard-Karls-Universität Tübingen
Calwer Straße 7
D-7400 Tübingen

Prof. Dr. B. Sørensen
Department of Plastic Surgery
and Burns Unit
Hvidovre Hospital
Kettegård Alle 30
DK-2650 Hvidovre

Dr. R. E. Spijker
Department für Anästhesiologie
Rode Kruis Ziekenhuis
Vondellaan 13
NL-1942 LE Beverwijk

Prof. Dr. E. Voigt
Institut für Anästhesiologie der
Eberhard-Karls-Universität Tübingen
Calwer Straße 7
D-7400 Tübingen

Doz. Dr. F. Zekert
1. Chirurgische Universitätsklinik
Alserstraße 4
A-1090 Wien IV

Dr. G. Zellweger
Leitender Arzt der
Chirurgischen Klinik B
Universitätsspital Zürich
Rämistraße 100
CH-8091 Zürich

Verzeichnis der Herausgeber

Prof. Dr. Friedrich Wilhelm Ahnefeld
Zentrum für Anästhesiologie
der Universität Ulm
Steinhövelstraße 9, D-7900 Ulm (Donau)

Prof. Dr. Hans Bergmann
Vorstand des Instituts für
Anaesthesiologie (Blutzentrale) des
Allgemeinen öffentlichen Krankenhauses Linz
A-4020 Linz (Donau)

Prof. Dr. Caius Burri
Abteilung Chirurgie III
der Universität Ulm
Steinhövelstraße 9, D-7900 Ulm (Donau)

Prof. Dr. Wolfgang Dick
Zentrum für Anästhesiologie
der Universität Ulm
Prittwitzstraße 43, D-7900 Ulm (Donau)

Prof. Dr. Miklos Halmágyi
Institut für Anaesthesiologie des Klinikums
der Johannes Gutenberg-Universität Mainz
Langenbeckstraße 1, D-6500 Mainz (Rhein)

Prof. Dr. Georg Hossli
Direktor des Instituts
für Anästhesiologie
Universitätsspital Zürich
Rämistraße 100, CH-8091 Zürich

Prof. Dr. Erich Rügheimer
Direktor des Instituts für Anästhesiologie
der Universität Erlangen-Nürnberg
Maximiliansplatz 1, D-8520 Erlangen

Geschichte der Behandlung der Verbrennungen

Von L. Koslowski

Seit die Menschheit das Feuer in ihren Dienst gestellt hat,
gibt es Verbrennungen – als unausweichlichen Preis für diese
einzigartige Errungenschaft, die den Menschen seit je von den
Tieren unterscheidet.

In den frühen Hochkulturen in China und Ägypten war die Behandlung thermischer Schäden bereits standardisiert: In China
herrschte die Behandlung mit Gerbstoff-Tee-Extrakten vor, in
Ägypten die Behandlung mit Salben. Hier zeigt sich bereits,
daß eine Kultur das ihr Nächstliegende verwendet – nicht nur
zur Balsamierung ihrer Toten, sondern auch zur Behandlung der
Lebenden.

Die griechisch-römische Antike kannte beide Verfahren – aus
der fernöstlichen Tradition die Gerbungsbehandlung, aus der
ägyptischen die Salbenbehandlung. Im Grunde hat sich daran bis
heute nichts geändert. Beide Verfahren stehen konkurrierend
nebeneinander.

Wer kann es DUPUYTREN verübeln, wenn er um 1830 die Behandlung
der Verbrennungen als einen Tummelplatz bizarrer Quacksalberei
bezeichnet.

BILLROTH hat in seinem 1878 zum ersten Mal herausgegebenen
Handbuch der chirurgischen Pathologie und Therapie den Verbrennungen ein sehr ausführliches Kapitel gewidmet. In der
Pathogenese hat er der Übererregung des zentralen Nervensy-
stems, dem Schock und der Reflexlähmung einen gewichtigen Platz
eingeräumt. Er hat die Aufhebung der Hauttranspiration diskutiert, ebenso eine septische oder – wie er es nannte – phlo-
gistische Intoxikation, ferner eine Hämolyse.

Als Therapie konnte BILLROTH vor 100 Jahren nur resignierende
Maßnahmen empfehlen: Morphin, heißen Wein, Champagner und Kog-
nak und das Hebrasche Wasserbett.

Für die Lokalbehandlung empfahl BILLROTH einen Anstrich der
verbrannten Flächen mit Jodoform-Collodium. Er vermerkte, daß
unter einer solchen Behandlung die Demarkation von Hautnekrosen ohne Infektion vor sich ging. Er empfahl auch bereits die
frühzeitige Transplantation nach THIERSCH.

In den Vorstellungen zur Pathogenese der Verbrennungskrankheit
herrschten bis 1930 Vorstellungen einer Intoxikation vor. BLA-
LOCK, UNDERHILL lenkten dann die Aufmerksamkeit auf den Mangel
an zirkulierendem Blutvolumen. Ihnen ist die Volumensubstitution zu verdanken.

DAVIDSON hatte 1925 die Gerbungsbehandlung der Verbrennungen
eingeführt. Sie erfreute sich 20 Jahre lang, bis zum Ende des
Zweiten Weltkriegs, unangefochtener Anerkennung. Erst in den
vierziger Jahren haben amerikanische Autoren die Möglichkeit
einer Intoxikation, vor allem der Leber, durch Resorption von
Gerbsäure ins Spiel gebracht.

Sie glaubten nachgewiesen zu haben, daß die Leberschäden, die
wir auch heute noch bei ausgedehnten Verbrennungen sehen, eine
Folge der Tanninintoxikation waren.

Unter dem Einfluß dieser Arbeiten wurde kurz nach dem Zweiten
Weltkrieg - ohne weitere Nachprüfung - die Gerbungsbehandlung
der Brandwunden verlassen und durch die Freiluftbehandlung ersetzt. Diese Freiluftbehandlung ist im Grunde genommen ein therapeutischer Nihilismus. Sie setzt die verbrannten Hautflächen
schutzlos der Infektion aus und begnügt sich mit dem Ersatz
des verlorengegangenen Blutvolumens. Der Vorteil dieser Behandlung war die frühzeitige Eintrocknung der verbrannten Hautflächen, ihr Nachteil war eine ebenso frühzeitige Infektion der
geschädigten Areale.

Um die Hautnekrosen, die selbstverständlich schon sehr bald als
Ausgangspunkt einer gefährlichen Infektion erkannt wurden, möglichst bald zu entfernen, wurde die Bäderbehandlung der Verbrennungen inauguriert. Tägliche oder zweitägige Bäder in rie-
sigen Wannen wurden dazu benutzt, um eine feuchte Nekrolyse zu
begünstigen. Man glaubte in den fünfziger Jahren, unter dem
Eindruck der Wirkung der Antibiotika, mit ihnen der unvermeid-
lichen Infektion Herr zu werden.

Weitere Verfahren waren Druckverbände zur Vermeidung des Ödems,
die sich indessen als wirkungslos und als gefährlich erwiesen,
ferner die Poncage, das Abschleifen der verbrannten Hautflächen.
Dieses Verfahren, von dem Belgier LORTHIOIR inauguriert, ist
indessen bei oberflächlichen Verbrennungen überflüssig, bei
tiefen wirkungslos, da es nicht gelingt, totale Hautnekrosen
abzuschleifen. Statt dessen werden nur Löcher in die nekrotische Haut gebohrt.

Eine Behandlung mit proteolytischen Enzymen, Kollagenase oder
Bromelain, aus Ananas hergestellt, sollte die frühzeitige Nekrolyse begünstigen. Dabei wurde übersehen, daß eine solche Behandlung die frühzeitige Infektion mit Bakterien fördert und damit
die Gefahr einer septischen Allgemeininfektion heraufbeschwört.

Auch die lokale Anwendung von Antibiotika hat sich nicht bewährt, da sie naturgemäß zu einer Selektion antibiotikaresi-
stenter Bakterien führt.

Folgerichtig erlebten die Antiseptika eine Renaissance, aufgrund des Versagens der Antibiotika. Es ist eine Reihe von
Antiseptika entwickelt worden, die ihre bakterizide Kraft entfalten, ohne vitales Gewebe zu schädigen - in erster Linie Jod-
PVP. Sie stellen natürlich nur eine symptomatische, keine kau-
sale Therapie dar. Außerdem ist die Frage der resorptiven In-

toxikation durch Antiseptika noch nicht völlig geklärt. Für
quecksilberhaltige Antiseptika gilt, daß es über offene, gra-
nulierende Wunden zu einer erheblichen Quecksilberresorption
und Ausscheidung durch die Nieren kommen kann. Für Jod-PVP ist
eine Resorption von Jod ebenfalls erwiesen, ohne daß bisher be-
denkliche Wirkungen beobachtet wurden.

So hat sich denn in den letzten Jahren auch eine Wiederkehr
der Gerbungsbehandlung angebahnt. Schon die lokale Anwendung
von Jod-PVP führt zu einer gewissen Gerbung der verbrannten
Haut. Die intensivste Gerbung wird nach wie vor erzielt mit
der Anwendung des von GROB beschriebenen Dreifarbenverfahrens
mit 2%igem Mercurochrom, 10%igem Tannin und 5%igem Argentum
nitricum. Diese Gerbung setzt eine Narkose voraus. Sie ermöglicht die zunächst notwendige mechanische Reinigung der verbrannten oder verbrühten Hautflächen durch Abbürsten; die Gerbung führt unter Trocknung der verbrannten Flächen nach jedem
Gerbungsschritt mit einem Fön zu einer schmerzunempfindlichen
festen trockenen Oberfläche. Die Patienten sind leichter zu
pflegen und verlieren weniger Flüssigkeit. Der wichtigste Vorteil liegt aber in der Verzögerung der Infektion, die bei Brandwunden 2. Grades überhaupt nicht auftritt. Hier kann nach etwa
zwei Wochen der Gerbschorf entfernt werden, unter dem die frische, spontan regenerierte Haut zum Vorschein kommt.

Bei Verbrennungen 3. Grades muß der Gerbschorf chirurgisch entfernt werden - entweder mit dem Skalpell oder mit dem Laser-
strahl. Letzterer vermindert den Blutverlust, ist aber in seiner Anwendung recht zeitraubend.

Einige Chirurgen bevorzugen die Gerbung mit Tannin allein, andere mit Silbernitrat allein. Ein nicht zu unterschätzender
Vorteil der Gerbung ist die Ausfällung von Substanzen in der
Haut als unlösliche Salze der Gerbsäure, die damit der Resorption entzogen werden, wodurch eine Intoxikation mit Substanzen
aus der verbrannten Haut vermindert wird.

Damit kommen wir zum Problem der sogenannten Verbrennungstoxine.

Schon seit den Parabiose-Untersuchungen von HEYDE und VOGT 1913
und den Untersuchungen von PFEIFFER 1925 ist eine resorptive
Intoxikation erwiesen. Histamin wurde angeschuldigt. In der Tat
ist der Histamingehalt des Plasmas in den ersten 3 h nach einer Verbrennung stark erhöht. Er sinkt aber rasch wieder ab,
so daß längerdauernde Wirkungen von Histamin unwahrscheinlich
sind. Tannin und Silbernitrat vermindern den extrahierbaren
Histamingehalt der Haut.

Seit langem wurden toxische Wirkungen auf Organparenchyme vermutet, insbesondere auf die Membranen der Leberzellen, die Aus-
lösung eines Hirnödems und ein Faktor, der auf die Herzmusku-
latur wirkt.

Solche Wirkungen wurden mit einer Überschwemmung des Organismus durch proteolytische und peptolytische Enzyme erklärt.

PETERS nannte dies 1945 die biochemische Läsion, GOHRBANDT
und HABELMANN sprachen von Noxinen. ZINK sah das Wesen der
Verbrennungsintoxikation in einer Permeabilitätsstörung durch
Proteolysegifte. Er wurde 1940 durch HENTSCHEN in Basel bestätigt.

Bekannt ist die Schädigung des RES, insbesondere die Störung
der Phagozytose.

Die Baseler Arbeitsgruppe von ALLGÖWER und SCHOENENBERGER, später von KREMER und SCHÖLMERICH, hat die von mir seit den fünfziger Jahren vertretene Hypothese von einer resorptiven Intoxikation bestätigt. KREMER und SCHÖLMERICH konnten bei Anwendung
des von uns in Tübingen isolierten sogenannten Verbrennungstoxins reproduzierbare Leberschäden erzeugen, die insbesondere
auch elektronenmikroskopisch erkennbar sind.

Unsere eigene Arbeitsgruppe, insbesondere SCHMIDT, hat in Untersuchungen mit Massenspektrometrie und anderen molekularche-
mischen Methoden gezeigt, daß in der verbrannten Haut tatsächlich Substanzen entstehen, die in gesunden, lebenden Geweben
nicht vorkommen.

Es fehlt aber immer noch der Nachweis der klinischen Relevanz
der Verbrennungstoxine. Die Ergebnisse einer Immunisierung gegen solche Verbrennungstoxine sind widersprüchlich.

Die Forschung und auch die Therapie bei Verbrennungen muß von
der Grundtatsache ausgehen, daß alle Schäden, die im Laufe der
Verbrennungskrankheit entstehen, von der verbrannten Haut ausgehen. Daraus ergibt sich die therapeutische Forderung, den
Kontakt zwischen der verbrannten Haut und dem Kreislauf möglichst bald zu unterbrechen. Eine Kombination von abwartenden
und aktiven Maßnahmen ist erforderlich. Die ideale Lösung des
Problems stellt die Frühexzision dar, die aber bei großflächigen Verbrennungen nicht möglich ist, denn auch für Verbrennungen gilt der Grundsatz, daß nicht im Schock operiert werden
soll.

Die Behandlung des Verbrennungsschocks kann im wesentlichen als
gelöst gelten. Sie ist eine interdisziplinäre Aufgabe von Anästhesie und Chirurgie. Seit dem Ende des Zweiten Weltkriegs
wurden zunächst Vollbluttransfusionen, dann Plasma, dann Dextran, schließlich Elektrolytlösungen, wie Ringer-Laktat, unter
Umständen auch hypertone Lösungen, empfohlen.

Gegenwärtig zeichnet sich ab, daß die Infusion von Ringer-Laktat als Standardverfahren empfohlen werden kann. Bei Kindern
ist die Kombination von Plasmaproteinlösung mit Elektrolyten
wirkungsvoll. Entscheidend für den Erfolg der Therapie ist,
daß sie früh genug einsetzt und daß sobald wie möglich Schätzun-
gen durch Messungen ersetzt werden.

Bedeutungsvoller als bei anderen Traumen ist gerade bei der Behandlung schwerer Verbrennungen das Know-how. Nur ein erfahre-
nes Team, das nicht in wenigen Wochen oder Monaten zusammenge-

stellt werden kann, sondern in Jahren aufgebaut werden muß,
vermag die vielfältigen Gefahren, die im gesetzmäßigen Verlauf der Verbrennungskrankheit auftauchen, zu erkennen und ihnen wirkungsvoll zu begegnen.

Histologische Veränderungen thermisch geschädigten Hautgewebes

Von B. Domres

Fragestellung

Befaßt man sich mit den histologischen Veränderungen thermisch geschädigten Hautgewebes, so drängt sich aus morphologischer, physiologischer und klinischer Sicht die Frage auf: In welcher Beziehung stehen die Schädigungen des Gesamtorganismus zu dem Organ, das primär von der thermischen Energie verletzt wurde?

Weiterhin stehen folgende Fragen zur Diskussion:
Ist die Unterteilung der Schweregrade einer Verbrennung der Haut in erst- bis drittgradige Verbrennungen aus histologischer Sicht sinnvoll?

Mit welchem Anstieg und Abfallen der Temperatur ist nach thermischem Trauma im Bereich der Haut zu rechnen?

Welche histologischen und histochemischen Methoden eignen sich, die Vitalität des geschädigten Areals zu beurteilen?

Wie beeinflussen die verschiedenen brennenden Agenzien die Ausdehnung und Tiefe der Verbrennung durch Freisetzung von Wärme und chemischen Stoffen?

Pathogenese der histologischen Veränderungen der Haut

Die Haut ist das Organsystem, das bei Verbrennungen primär und direkt geschädigt wird. Lediglich bei den Elektroverbrennungen sind zusätzlich zur Körperoberfläche auch tiefere Strukturen des Körperinneren mitbetroffen, da die Muskulatur und ihre Gefäße den elektrischen Strom besonders gut leiten.

Thermische Schädigungen der Körperoberfläche, also des Hautorgans, entstehen durch Wärmestrahlung oder -leitung, wenn die Energiezufuhr in einer bestimmten Zeit das Maß des für die Organgewebe Erträglichen überschreitet. Diese Erträglichkeitsgrenze der Haut liegt für strahlende Energie bei 2,4 Pyron. Ein Pyron ist definiert als 10 Joule x min/cm^2.

Das Ausmaß sowie die Qualität der Hitzeschädigung stellen ein Produkt aus der Temperatur und der Einwirkungsdauer der Energie dar, d. h. daß die Einwirkung relativ niedriger Temperaturen über längere Zeit unter Umständen ebenso schwerwiegend oder ernster sein kann als eine kurzfristige Einwirkung auf die Körperoberfläche. Dies erklärt die Beobachtung, daß durch stundenlangen Kontakt mit einer Wärmeflasche z. B. in Narkose eine tiefgreifende Verbrennung eintritt, während ultrakurze Hitzeeinwirkung durch Blitzschlag oder Atomblitz mit Temperaturen

von über 10.000 °C gelegentlich nur relativ oberflächliche
Schäden verursachen, weil die Energie nur während eines geringen Bruchteils einer Sekunde einwirkt.

Die Schmerzrezeptoren der Haut werden bei einer Temperatur von
47 °C erregt. Die Haut reagiert mit einem Erythem. Blasen treten bei einer Temperatur von 55 °C auf. Eine Temperatur von
60 °C führt bereits nach 60 s zu einer Koagulation des Eiweißes
und damit zu einer irreversiblen Schädigung der Haut. Die Span-
ne zwischen der Temperatur der Behaglichkeit, nämlich 25 °C,
und der des Wärmetodes der Gewebe beträgt nur 35 °C.

Auch das von dem Forschungsteam in Basel (7) entdeckte spezifische Verbrennungstoxin entsteht nur unter bestimmten Bedingungen, nämlich bei einer Temperatur und Einwirkungsdauer, die
das Wasser in der Umgebung der Basalmembran zwischen Epidermis
und Corium verdampfen lassen. Dies geschieht bei einer Temperatur von 250 °C und einer Zeit von 30 s, indem durch den Was-
serentzug in der nativen Haut vorkommende Präkursormoleküle
sich zu einem makromolekularen Lipoprotein trimerisieren.

Unter analogen Versuchsbedingungen fanden sich in Tübingen (5)
gaschromatographisch und mit Hilfe der Massenspektrometrie im
Lipidanteil der verbrannten Haut eine Vielzahl chemischer Komponenten, die in der nativen Haut nicht enthalten sind. Dabei
handelt es sich um Alkanale, vor allem Hexanal, Heptanal und
Oktanal, ferner Derivate des Furans, die durch Oxidation und
Zyklisierung mehrfach ungesättigter Fettsäuren oder Fettsäure-
ester entstehen.

Thermomessungen in der Haut

Bei der Feststellung, daß die Temperatur und die Zeit der ein-
wirkenden thermischen Energie das Ausmaß und die Art der Hautschädigung bestimmen, interessiert die Frage, welche Temperaturen dabei in verschiedenen Tiefen der Haut wirken und welche
morphologischen Schäden sie verursachen. Thermomessungen zeigen (Abb. 1), daß die Temperatur von der Hautoberfläche zur
Tiefe hin steil abfällt. Der Temperaturgradient wird vom Wär-
meleitvermögen, dem Durchblutungszustand und der Hautdicke bestimmt. Die Wärmeleitzahl der Haut beträgt 38×10^{-4} Joule/cm^2
x s x °C (3). Damit ist die Haut, deren Dicke 0,9 - 3,0 mm mißt
und einen Wassergehalt von 70 % hat, ein guter Isolator.

Dies erklärt auch, daß bei einer Verbrennung mit 250 °C nach
10 s in der Hauttiefe von 0,5 mm eine Temperatur von 100 °C
gemessen wird und sie zum selben Zeitpunkt in 2 mm Tiefe noch
unter 50 °C liegt.

Hat die Temperatur in einer bestimmten Hauttiefe einmal 100 °C
erreicht, bildet sich ein Temperaturplateau infolge der Siede-
punktverzögerung. Erst wenn die Gewebsflüssigkeit verdunstet
ist, kann die Temperatur intrakutan weiter ansteigen. Die Sie-
depunktverzögerung nimmt zur Tiefe der Haut hin deutlich zu.

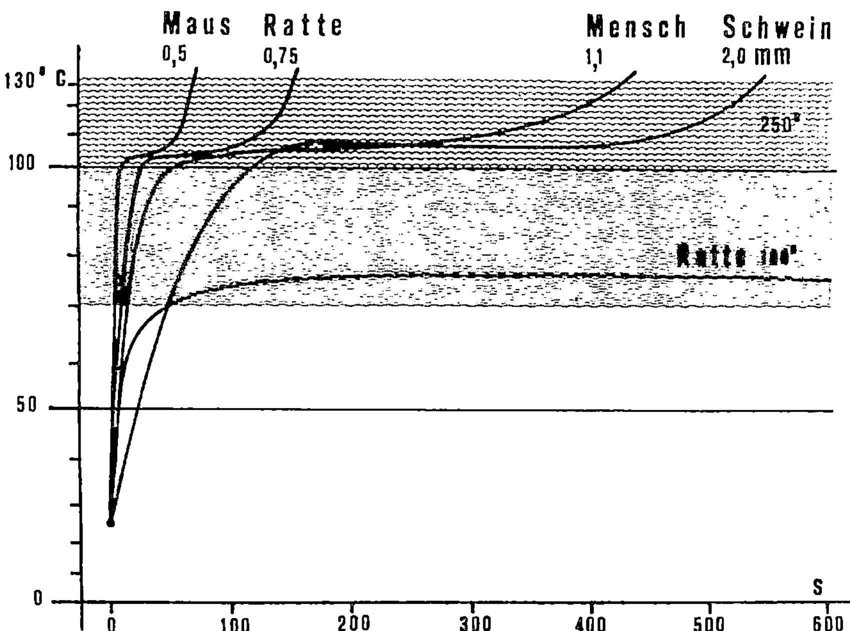

Abb. 1. Experimentelle Thermomessungen. Geschwindigkeit des
Temperaturanstiegs in verschiedenen Tiefen der Haut: 0,5 mm
(Maus), 0,75 mm (Ratte), 1,1 mm (Mammahaut des Menschen),
2,0 mm (Schweinehaut). Verbrennungstemperatur 250 °C. Rattenhaut außerdem bei Temperatur von 100 °C verbrannt.
Abszisse: gemessene Temperatur in der Haut. Dunkel schraffierte Temperaturzone bedeutet thermische Schädigung der Haut, hell
schraffierte Zonen bedeuten Schädigung der Haut und Toxinbil-
dung (Aus: B. DOMRES: Veränderungen des Kohlenhydratstoffwech-
sels nach experimentellem Verbrennungstrauma der Ratte. Habilitationsschrift, Tübingen 1977)

Bei einer Verbrennungstemperatur von 100 °C steigt die Temperatur in der Hauttiefe von 0,75 mm nicht über 80 °C an.

Die Verbrennung einer Rattenhaut mit 100 °C und 250 °C führt
in beiden Fällen zu einer Schädigung der gesamten Kutis, die
morphologischen Veränderungen unterscheiden sich aber deutlich.

Histologische Befunde in Abhängigkeit von der Temperatur

Bei der Verbrennungstemperatur von 100 °C, bei der in der Haut
in 0,75 mm Tiefe nach 30 s eine Temperatur von 65 °C entsteht,
fällt eine Fragmentierung der Faserstrukturen und ein ausge-
prägtes Ödem auf (Abb. 2 und 3). Die dünne Epidermis ist von
der Dermis abgehoben.

Demgegenüber hat die Verbrennung mit 250 °C zu einer Koagula-
tionsnekrose geführt (Abb. 4), so daß keine Faserstrukturen
der Haut mehr zu erkennen sind. Die Epidermis ist weit von der

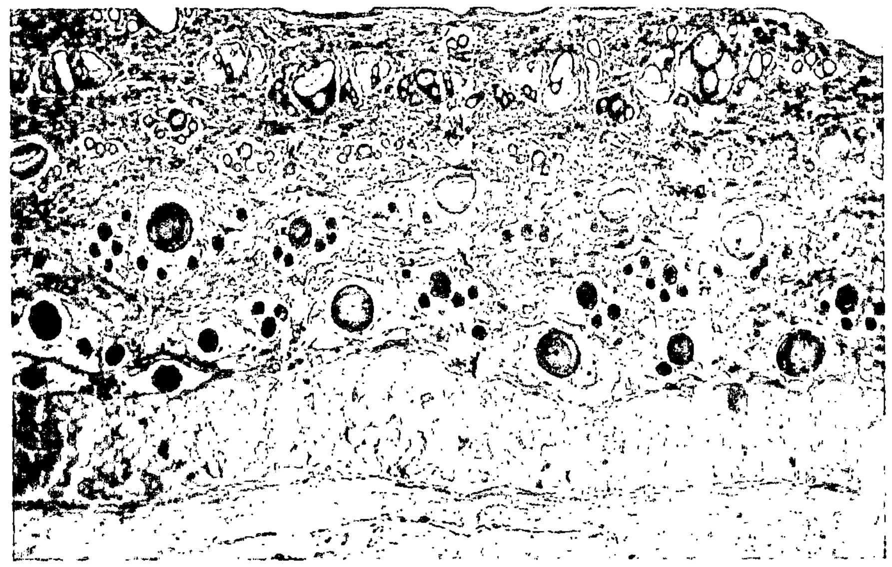

Abb. 2. Rückenhaut einer nicht verbrannten Ratte, 70fache Vergrößerung. Hämatoxylin-Eosin-Färbung

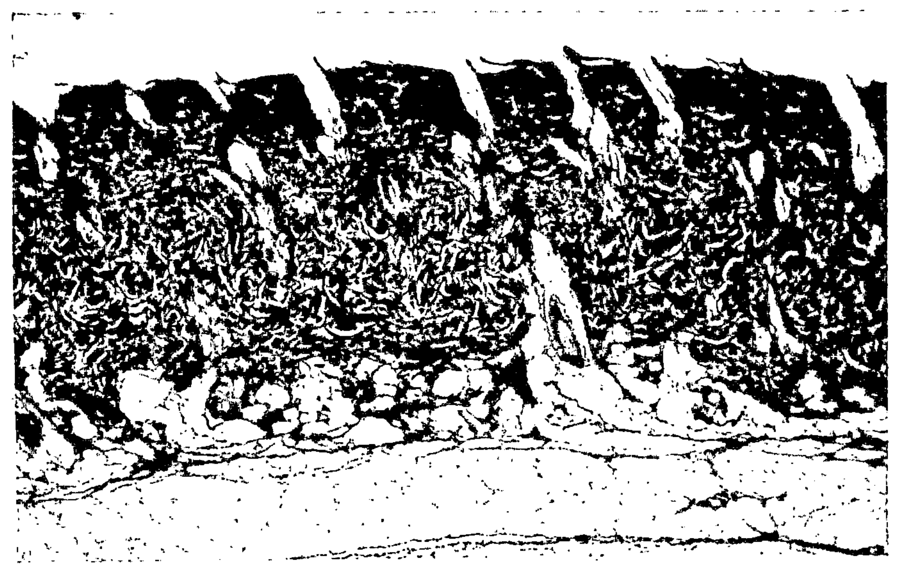

Abb. 3. Rückenhaut nach Verbrennung mit 100 °C, 70fache Vergrößerung. Hämatoxylin-Eosin-Färbung

Dermis abgelöst. Der Schaden reicht bis in die unter der Subkutis gelegene Muskulatur hinein.

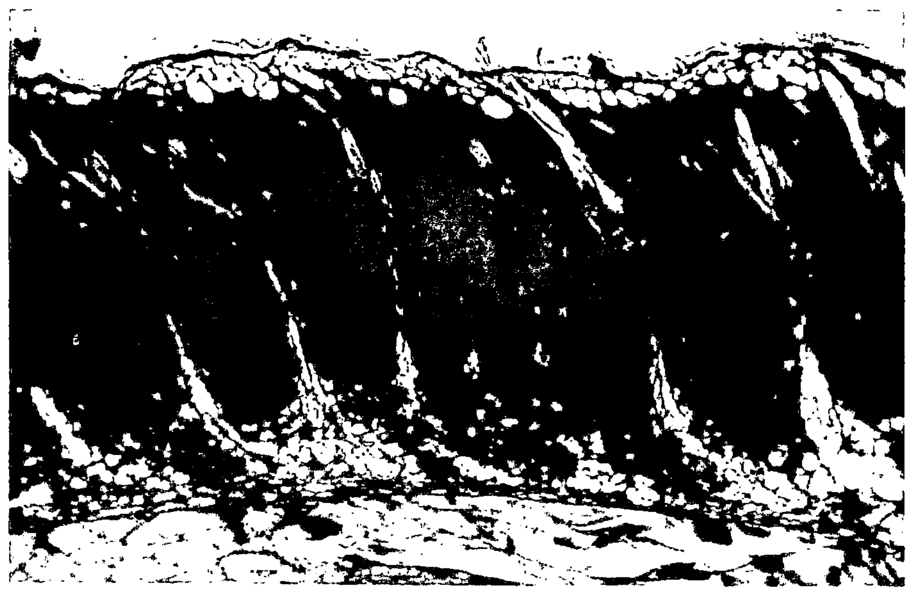

Abb. 4. Rückenhaut nach Verbrennung mit 250 °C, 70fache Vergrößerung. Hämatoxylin-Eosin-Färbung

Die Diagnostik der Verbrennungstiefe

Für die klinische Behandlung ist die Beurteilung der Tiefenausdehnung wichtiger als die beschriebenen Unterschiede des histologischen Bildes. Von der Tiefenausdehnung hängt einmal die Prognose der Überlebenschance und zum anderen die Taktik des chirurgischen Vorgehens ab, z. B. ob eine tangentiale Exzision mit Hautverpflanzung notwendig ist.

Die klassische Einteilung in erst- bis drittgradige Verbrennungen, die auf die Schriften des Fabricius von Hilden um 1610 zurückgeht, genügt weder den klinischen Erfordernissen noch den modernen histopathologischen Erkenntnissen (1, 2, 4).

Die erstgradige epidermale Verbrennung beruht histopathologisch auf einer Denaturierung des Stratum corneum sowie Ödem und Hyperämie in der oberflächlichen Dermis. Die epidermale Verbrennung heilt innerhalb von fünf Tagen unter Abschuppung der oberflächlichen Hornschicht ab (Abb. 5).

Die nach der überholten Nomenklatur zweitgradige Verbrennung ist heute in die II a oberflächliche dermale Verbrennung und II b tiefe dermale Verbrennung zu unterteilen.

II a oberflächliche dermale Verbrennung: Charakteristisch sind Brandblasen und eine Nekrose der oberflächlichen Dermisschicht. Vereinzelte Inseln von Basalzellen bleiben aber vital, wo die Papillen wie Finger bis weit in die Dermis reichen. Von ihnen kann sich die Epidermis innerhalb von 14 Tagen mit einwandfreiem funktionellem und kosmetischem Ergebnis regenerieren.

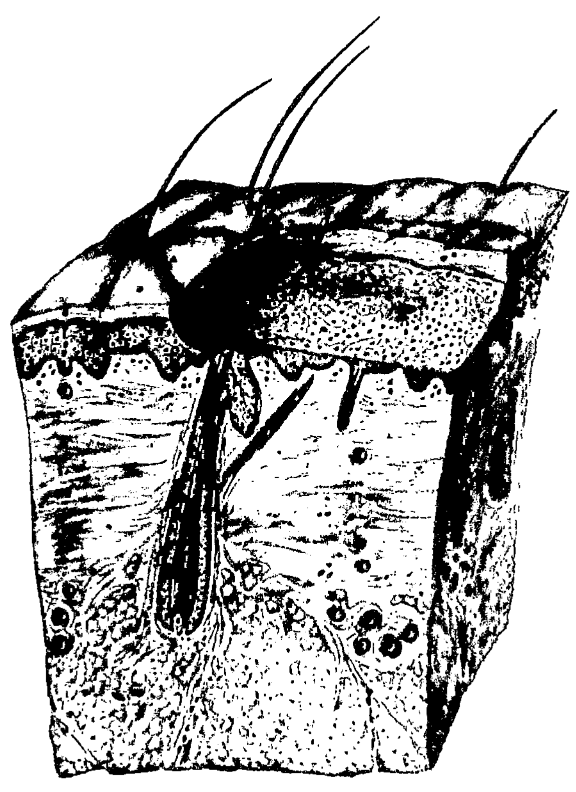

Abb. 5. Tiefenausdehnung der epidermalen Verbrennung (Nach
DOUGAL, SLADE, PRUITT)

II b tiefe dermale Verbrennung (Abb. 6): Bei ihr reichen die
Nekrosen bis in die Tiefe der Dermis hinein. Die Schmerzrezeptoren sind zerstört. Der tiefste Abschnitt der Dermis, der noch
vital ist, zeigt histopathologische Schäden. Diese können reversibel sein oder z. B. durch sekundäre Infektion auch noch
nekrotisch werden. Bleibt die tiefste Schicht vital, so kann
eine Regeneration des Epithels von den Basalzellen um die Haar-
wurzeln und Talgdrüsen ausgehen. Sie dauert fünf bis sechs Wochen, das lokale Heilungsergebnis ist oft unbefriedigend. Daher wird bei der tiefen dermalen Verbrennung die Indikation
zur Exzision unter sorgfältiger Erhaltung des noch vitalen Gewebes gestellt.

III vollständige dermale Verbrennung: Eine Regeneration von
Epithelinseln aus ist nicht mehr möglich. Die Heilung kann nur
durch Granulation erfolgen, die Monate dauern kann mit der sicheren Folge von Narbenkontrakturen.

Entsprechend diesen histopathologischen Befunden und in Übereinstimmung mit der internationalen Literatur sollte auch im
deutschsprachigen Raum nur noch die moderne Nomenklatur für
die Schweregrade der Verbrennungen benutzt werden:

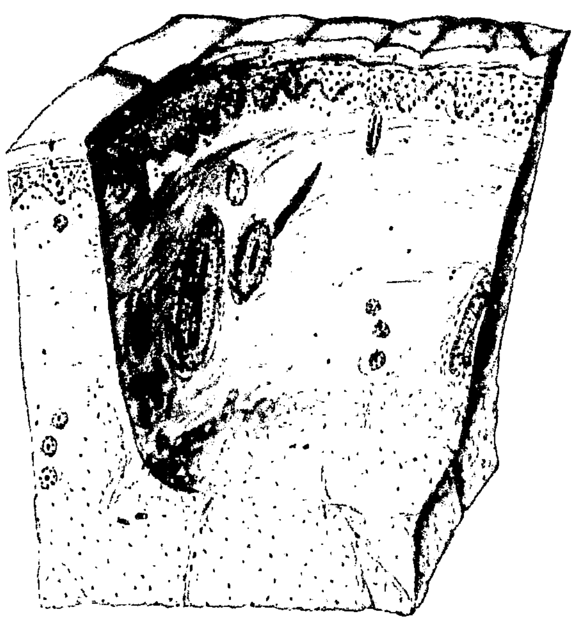

Abb. 6. Tiefe dermale Verbrennung vom Typ II b (Nach DOUGAL, SLADE, PRUITT)

I   epidermale Verbrennung
II a oberflächliche dermale Verbrennung
II b tiefe dermale Verbrennung
III vollständige dermale Verbrennung

Die klinische Untersuchung einschließlich Sensibilitätsprüfung und Glasspateldruck-Anämietest ermöglichen nur eine unsichere Beurteilung der Verbrennungstiefe.

Die Thermographie konnte sich nicht durchsetzen, da die Wasserverdampfung im Bereich der Brandwunde eine lokale Kühlung bedingt, die die Ergebnisse der Messung in Frage stellen.

Die Vitalfärbung mit Disulfinblau und Tetrazyklinen eignet sich zur Unterscheidung von Arealen mit und ohne Nekrose, also zur Differenzierung zwischen oberflächlichen und tiefen dermalen Verbrennungen. Sie eignet sich aber nicht, die Grenze zwischen Nekrosen und vitalem Gewebe zur Tiefe hin zu bestimmen. Ein wesentlicher Nachteil liegt darin, daß sie das RES schädigen, wo sie gespeichert werden.

Die Szintigraphie mit Isotopen hat sich in der Klinik bei Elektrotraumen bewährt, wo es gilt, Nekrosen der tiefen Muskulatur nachzuweisen und zu lokalisieren.

Histologische Untersuchungen von Biopsien aus den Brandwunden können nicht mit genügender Sicherheit aussagen, wo die Grenze vom vitalen, aber geschädigten zum nekrotischen Gewebe liegt.

Für eine intraoperative Beurteilung der Grenze zwischen vitalem und totem Gewebe bietet sich am ehesten ein histochemisches
Verfahren an (6). Es beruht auf der Enzymaktivität der DPN-Dehydrogenase, die nur in lebenden Zellen vorhanden ist. In vitalem Gewebe bewirkt dieses Enzym unter Zugabe von reduziertem
DPN und Nitrotetrazoliumchlorid eine Blaufärbung, die mit bloßem
Auge gut sichtbar ist. Dieses Verfahren hat sich besonders bei
der Exzision von Verbrennungen im Gesicht und an den Händen bewährt, wo vitales Gewebe nicht unnötig entfernt werden darf.
Entnommene Biopsien werden in die bereits vorbereiteten Agenzien gebracht und können nach 5 min exakt beurteilt werden.

Ansonsten verfährt man in den Kliniken weltweit so, daß die
exakte Tiefenausdehnung während der tangentialen Exzision festgestellt wird, indem man schrittweise 0,2 mm dicke Schichten
exzidiert oder abschleift, bis punktförmige Blutungen sichtbar
werden.

Ätiologie des Verbrennungsunfalls und Schweregrad

Auch die Ätiologie der Verbrennungsunfälle kann über die zu be-
urteilende Tiefenausdehnung der Verbrennung gewisse, wenn auch
nur unsichere Hinweise geben. Bei Kontakt der Kleidung oder des
Körpers mit heißer Flüssigkeit geht der Verbrennungsschaden weniger in die Tiefe als bei Kleiderbränden.

Brennverhalten von Textilien

Baumwolle brennt sehr leicht und erreicht eine hohe Verbrennungstemperatur, während Viskose-Zellwolle zwar ebenfalls sehr
leicht entflammt, dann aber rascher abbrennt und niedrigere
Temperaturen erreicht. Wollkleidung entflammt zögernd und schützt
gegen Verbrennungen der Haut bis zu einem gewissen Grad. Von
den handelsüblichen Kunstfaserprodukten brennt Polyester nur,
solange es Kontakt mit der Zündflamme hat. Es zersetzt sich
aber und schmilzt unter der Hitzeeinwirkung. Ähnlich verhält
sich Polyamid.

Polyacrylnitril brennt zwar, schrumpft aber vor dem Entflammen
unter der Hitzeeinwirkung zu einer kompakten Masse.

Auch der Verlauf der Gewebekonstruktion der verwandten Textil-
gestricke beeinflußt die Dauer der Wärmeübertragung in die Haut
und die Höhe des intrakutanen Temperaturanstiegs.

Bei der Kombination unterschiedlicher Textilien wirkt sich
das Brennverhalten des zuoberst liegenden und zuerst entflamm-
ten Textils am stärksten auf den Gesamtablauf der Verbrennung
aus. Verbrennt man z. B. auf der Haut drei Textillagen, von denen die oberste aus Baumwolle, die beiden unteren aus Polyacrylnitril bestehen, so bestimmt das Baumwollgestrick durch die Höhe seiner spezifischen Verbrennungstemperatur sowohl das intra-
kutane Temperaturmaximum als auch die Dauer der Wärmeübertragung in die Haut.

Besonders tiefe und ausgedehnte Verbrennungen treten auf, wenn
die Kleidung mit brennenden Flüssigkeiten in Berührung kommt.
Die Explosion eines Tanklastzuges mit 43 m^3 flüssigem Propylen-
gas auf dem Campingplatz in Spanien 1978 fügte insgesamt 240
Menschen schwerste Verbrennungen zu. 102 Menschen erlagen ihren Verletzungen noch an der Unfallstelle. Insgesamt verstarben 85 % der Verletzten.

Zusammenfassung

1. Für die Unterteilung der Schweregrade einer Hautverbrennung
   soll auch im deutschsprachigen Raum die moderne Nomenklatur
   verwendet werden. Sie wird den klinischen Erfordernissen
   und histopathologischen Befunden besser gerecht.

2. Die Haut ist ein guter Wärmeisolator, so daß die in der Haut
   gemessenen Temperaturen zur Tiefe hin steil abfallen. Entsprechend ist die Intensität der Gewebeschädigung.

3. Für die Differenzierung zwischen Nekrose und vitalem Gewebe
   eignet sich das histochemische Verfahren mit der Enzymaktivität der DPN-Dehydrogenase, die nur in vitalem Gewebe aktiv ist.

4. Die Ätiologie bzw. das thermisch einwirkende Agens kann gewisse Hinweise auf den Schweregrad der thermischen Schädigung geben.

5. Der Schweregrad der Hautverbrennung bestimmt den Verlauf
   der Verbrennungskrankheit. Diese ist erst beherrscht, wenn
   die Brandwunden abgeheilt bzw. durch Hauttransplantate gedeckt sind.

Literatur

1. BENAIM, F.: Personal opinion on a uniform classification of
   the depth of burns. In: Research in burns (eds. P. MATTER,
   T. L. KONICKOVA). Bern: Huber 1971

2. DERGANC, M.: A uniform classification of the depth of burns.
   In: Research in burns (eds. P. MATTER, T. L. KONICKOVA).
   Bern: Huber 1971

3. HAUPTMANN, W. H., HEITE, H. J.: Über die Wärmeleitzahl der
   Haut, ihre Messung und Bedeutung. Arch. Klin. exp. Derm.
   209, 412 (1959)

4. JACKSON, D. M.: A uniform classification of the depth of
   burns. In: Research in burns (eds. P. MATTER, T. L. KONICKO-
   VA). Bern: Huber 1971

5. KOSLOWSKI, L., DOMRES, B., HELLER, W., HETTICH, R., SCHMIDT, K., v. KOTHEN, W.: Neuere Erkenntnisse in der Forschung und Behandlung von Verbrennungen. Med. Welt 28, 1495 (1977)

6. MILLESI, H.: Fermentreaktion und Vitalprüfung. Chir. plast. reconstr. 8, 43 (1970)

7. SCHOENENBERGER, G. A., STÄDTLER, K., ALLGÖWER, M., BURKHART, F., MÜLLER, W., ZELLNER, P.: Verbrennungskrankheit - Toxinwirkung oder Infektionsfolge. Chirurg 45, 20 (1974)

Auswirkungen des thermischen Traumas auf die Gefäßpermeabilität

Von G. Arturson

Ein thermisches Trauma schädigt Gewebe einerseits in direkter
Abhängigkeit von der erhöhten Temperatur und andererseits durch
das Entstehen einer sogenannten Entzündungsreaktion. Abhängig
von der Höhe der Temperatur und von der Länge der Exposition
während des Unfalls werden verschiedene Zellschichten der Haut
oder der Schleimhäute unterschiedlich geschädigt oder abgetötet.
Im Gewebe, welches das akute Trauma überlebt, entsteht durch
eine gesteigerte Permeabilität der kleinen Blutgefäße ein in-
terstitielles Ödem.

Akute lokale Pathophysiologie des thermischen Traumas

1. Veränderungen der mikrozirkulatorischen Gefäßdiameter und
der Durchblutung (8). Als eine direkte Folge des Wärmetraumas
entsteht ein kurzweiliger Vasospasmus mit merkbar gedrosselter
bis gänzlichem Verschwinden der Durchblutung. Darauf folgt eine Dilatation der Venolen mit einer Abnahme des peripheren Widerstands (Abb. 1 c). Dadurch wird der hydrostatische Kapillar-
druck gesteigert. Eine vermehrte effektive transkapilläre Filtration (Abb. 1 b) und ein schnell zunehmendes Gewebeödem sind
die Folge (Abb. 1 a).

2. Eine gesteigerte mikrovaskuläre Permeabilität verursacht
ein Ausfließen von Plasmaproteinen und eine Abnahme des effek-
tiven plasma-onkotischen Drucks (17). Die gesteigerte Gefäßpermeabilität kann nachgewiesen werden durch den erhöhten kapillären Filtrationskoeffizienten (Abb. 1 b) (1) und eine gesteigerte extravasale Ausschwemmung von Makromolekülen aus der
Blutbahn ins Interstitium (Abb. 2 und 4 a) (1, 2, 4). Die ul-
trastrukturellen Veränderungen, die im Ausschwemmungsgebiet
nachweisbar sind, deuten darauf hin, daß sowohl die Zahl der
Vakuolen zunimmt als auch eine Vielzahl von "Endothelial intercellular junctions" sich öffnen (Abb. 3).

3. Erhöhter extravaskulärer osmotischer Druck im geschädigten
Gewebe (8). Die Ursachen hierfür sind noch nicht geklärt. Er
kann auf der Ausschwemmung intrazellulärer Spaltungsprodukte
in die interstitielle Gewebsflüssigkeit, aber auch auf den veränderten Affinitätsverhältnissen für Ionen im Bindegewebe be-
ruhen.

4. Einwanderung von Leukozyten in das thermisch geschädigte Gewebe. Ihr geht eine Zunahme der Adhäsionsfähigkeit der Leukozyten voraus, welche ihrerseits den venolären Widerstand erhöht
und eine wichtige Ursache für das Gewebeödem sein kann (11).

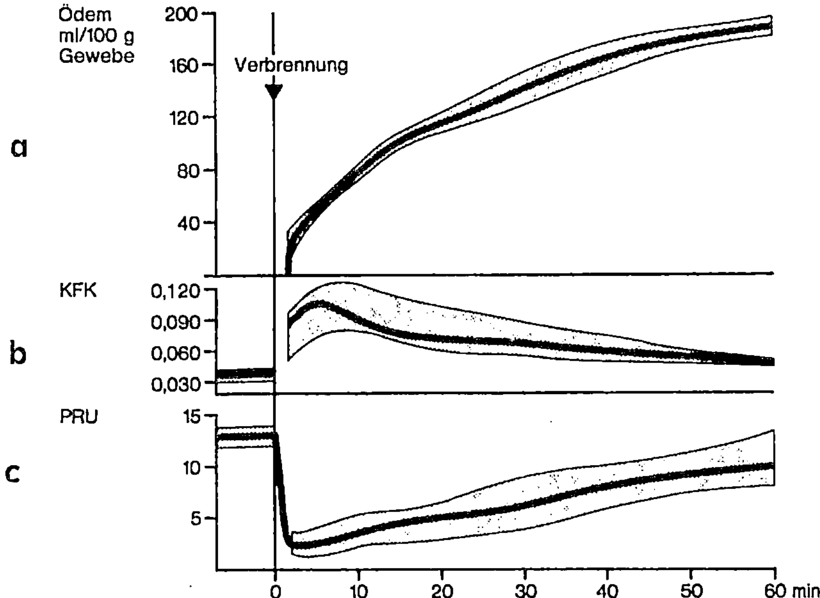

Abb. 1. Plethysmografische Technik angewandt bei partiellem
Hautverbrennungsschaden an einer Katzentatze. Ein schnell zunehmendes Gewebeödem (a) entsteht durch transkapilläre Filtration (KFK vermehrt (b)) und durch Gefäßerweiterung mit vergrößer-
ter kapillärer Filtrationsoberfläche (peripherer Widerstand
(PRU) nimmt ab (c))

Wenn ein Verbrennungsschaden sehr ausgedehnt ist (über 30 %
der Körperoberfläche), kommt es zu einer generellen Steigerung
der Gefäßpermeabilität auch in primär thermisch nicht geschädigten Geweben (Abb. 4 b) (1). Diese Permeabilitätssteigerung
ist nicht so ausgeprägt wie im direkt geschädigten Gewebe (Abb.
4 a) (1), ist aber doch so wichtig, daß sie bei der Flüssig-
keitsbehandlung von Patienten mit ausgedehnten Verbrennungsschäden berücksichtigt werden muß.

Entzündungsmediatoren

Der Entzündungsprozeß wird teils direkt auf nervösem Wege, teils
durch chemische Substanzen ausgelöst. Das chemische Signalsystem
ist das wichtigste und baut sich aus den sogenannten "Mediators
of the inflammatory response" auf. Diese Mediatoren werden eingeteilt in exogene, die von außerhalb des Körpers kommen (beispielsweise bakterielle Produkte), und in endogene Mediatoren,
die von innen her kommen. Die endogenen Mediatoren sind die
wichtigsten und von allgemeinem Interesse für alle Arten von
Entzündungsreaktionen. Die endogenen Mediatoren können in zwei
Hauptgruppen eingeteilt werden, solche, die aus dem Plasma stammen, und solche, die in den geschädigten Geweben gebildet werden (Tabelle 1). Das Plasma enthält drei einander zugeordnete

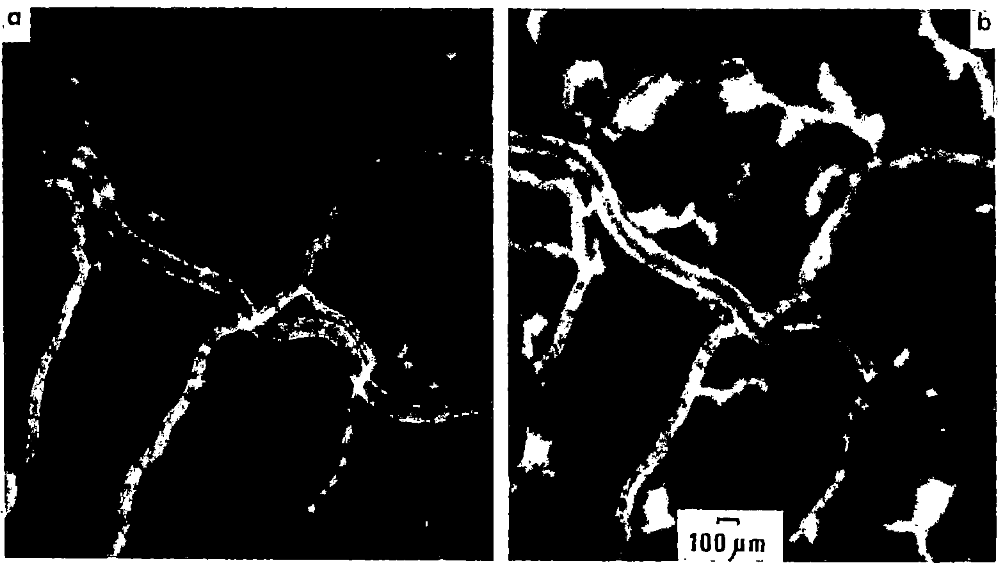

Abb. 2. Fotografie (in fluoreszierendem Licht) der Mikrozirkulation in einem Hamstertaschenpräparat 10 min nach einer sehr
leichten Thermoschädigung. Fluoreszinmarkiertes Dextran (M_W =
145.000), welches nach intravenöser Injektion normal in der Blutbahn bleibt (a), schwemmt nach einem Thermoschaden in Lachen
durch postkapilläre Venolen aus (b), Vergrößerung 25fach

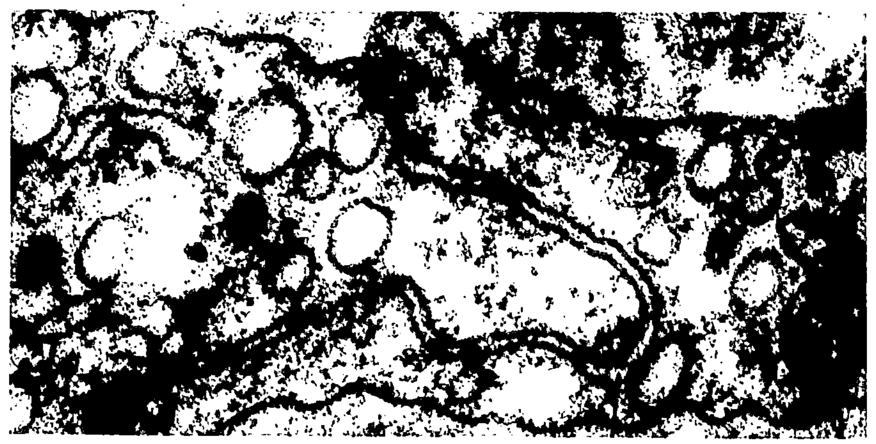

Abb. 3. Eine offene "Endothelial intercellular junction" (Pfeil)
2 min nach leichter Thermoschädigung eines Mäusediaphragmas, Vergrößerung 122.000fach

mediatorproduzierende Systeme: das Kininsystem, das Komplementsystem und das Gerinnungssystem. Eine Vielzahl von Entzündungs-

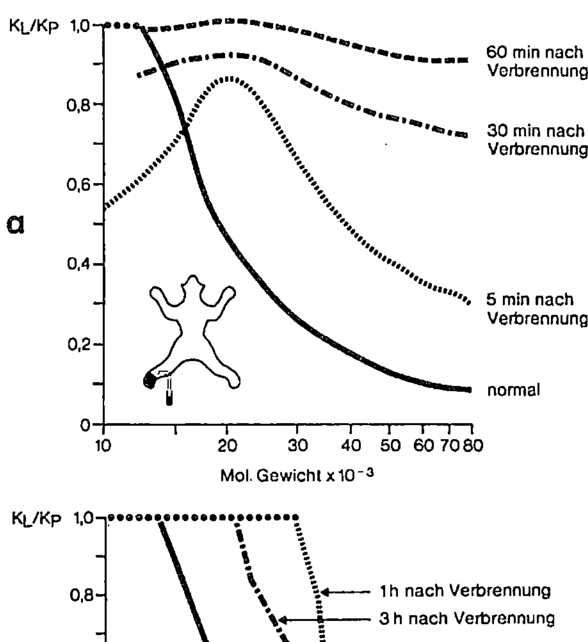

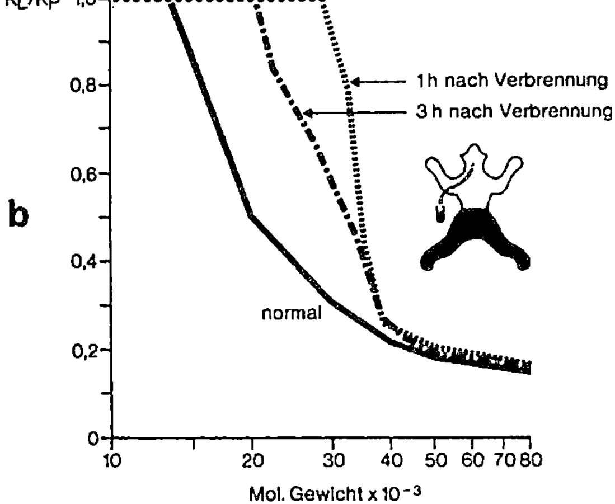

Abb. 4. Gesteigerte mikrovaskuläre Permeabilität für Makromoleküle nach partieller Hautverbrennung am Hund, hier nachgewiesen durch Bestimmung der Ausschwemmung von Dextranmolekülen durch die Blut-Lymph-Barriere a) lokal im thermogeschädigten Gewebe und b) im ungeschädigten Gewebe. Die Dextrankonzentration im Verhältnis Lymphe/Plasma (K_L/K_P, Tatze) nimmt für immer größere Dextranmoleküle mit der Zeit nach der Schädigung zu. 1 h nach der Schädigung passieren alle Dextranmolekülgrößen die Blut-Lymph-Barriere im thermogeschädigten Gewebe (a) ohne Einschränkung (K_L/K_P = 1.0). In nicht geschädigtem Gewebe (b) (K_L/K_P, Kopf) bei ausgedehnten Verbrennungsschäden an den Hinterbeinen nimmt die Durchlässigkeit für Dextranmoleküle derart zu, daß Moleküle bis zu einem Molekulargewicht von 40.000 frei wie Wasser passieren (b)

mediatoren ist bei verschiedenen Gewebeschäden nachgewiesen worden, so z. B. vasoaktive Amine, Azidolipide, lysosomale Komponenten, lymphozytäre Produkte (Siehe auch Tabelle 1).

Tabelle 1. Klassifikation der endogenen Entzündungsmediatoren im allgemeinen

Ursprung	Hauptgruppen	Hauptmediatoren
Plasma	Kininsystem	Bradikinin
	Komplementsystem	C_3-Fragmente C_5-Fragmente $C\overline{567}$-Komplex
	Gerinnungssystem	Fibrinopeptide Fibrinzerfallsprodukte
Gewebe	Vasoaktive Amine	Histamine H_1, H_2
	Azidolipide	Prostaglandine Prostazyklin Thromboxan Leukotriene
	Lysosomale Komponenten	Kationische Proteine Saure Proteasen Neutrale Proteasen
	Lymphozytenprodukte	"Migration inhibitory factor" (MIF) Chemotaktische Faktoren Lymphotoxine "Skin reactive factors" Mitogener Faktor "Lymph node permeability factor" (LNPF)
	Andere	Endogene Pyrogene Faktoren aus der Leukozytose Substanz P Neurotensin Kollagenfragmente Zyklisches AMP

Tabelle 2. Zusammenfassung der wahrscheinlichsten endogenen Entzündungsmediatoren nach thermischen Traumata

<u>Gesteigerte Gefäßpermeabilität</u>

Vasoaktive Amine (Histamine)

Kininsystem (Bradikinin)

Saure Lipide (Prostaglandine, Prostazyklin und Leukotriene C_4, D_4, E_4)

Komplementsystem-Nebenprodukte (C_{3a})

<u>Leukozyteninfiltration (Chemotaxis)</u>

Komplementsystem-Nebenprodukte (C_{5a})

Saure Lipide (Leukotriene B_4)

Lysosomale Komponenten (kationische Proteine)

<u>Gewebeschaden</u>

Lysosomale Komponenten (neutrale Proteasen)

Man kann derzeit noch keine zufriedenstellende Antwort auf die Frage geben, welche der Entzündungsmediatoren die wichtigste Rolle spielen bei der Entwicklung der erhöhten Gefäßpermeabilität, der Leukozyteneinwanderung und Gewebeschäden nach einem thermischen Trauma. Gestützt auf Literaturangaben (16) und auf der Basis eigener Studien (2, 3, 4, 5, 6) wurden in Tabelle 2 die Mediatoren zusammengestellt, deren Aktivierung im thermisch geschädigten Gewebe anzunehmen ist. Eine lange Reihe von Problemen bleibt noch zu lösen. Wenn beispielsweise eine permeabilitätserhöhende Substanz in ein Gewebe injiziert wird, kann man eine schnelle und vorübergehende Reaktion beobachten. Wie kann man dagegen die bleibende Permeabilitätserhöhung erklären, wie sie gewöhnlich bei einer Entzündung vorliegt? Eine Erklärung könnte man in der fortlaufenden Produktion eines dafür verantwortlichen Mediators finden. Es ist jedoch nachgewiesen worden, daß kleine Blutgefäße nach der anfänglichen Ausschwemmung wichtiger Mediatoren, wie z. B. Histamin, bis zu mehrere Stunden lang refraktär bleiben. Eine alternative Erklärung wäre, daß verschiedene Mediatoren in verschiedenen Stadien der Entzündungsreaktion eingreifen. Bei gewissen Entzündungszuständen hat man einen biphasischen Verlauf der Ödementwicklung nachweisen können. Man ist der Ansicht, daß die frühe Phase auf einer Freisetzung von Histamin und Serotonin beruht, während die spätere Phase von der Bildung von Prostaglandinen abhängt. Dies erklärt auch, daß bei einer Verbrennung verschiedene Entzündungsmediatoren nacheinander freigesetzt werden: zyklisches AMP während der ersten halben Stunde, danach Prostaglandin E_2 und $F_{2\alpha}$ und 3 - 4 h nach Eintritt der Schädigung Thromboxan (14).

Hypothetisch dürfte sich der Entzündungsprozeß nach einer Verbrennung also folgendermaßen entwickeln:

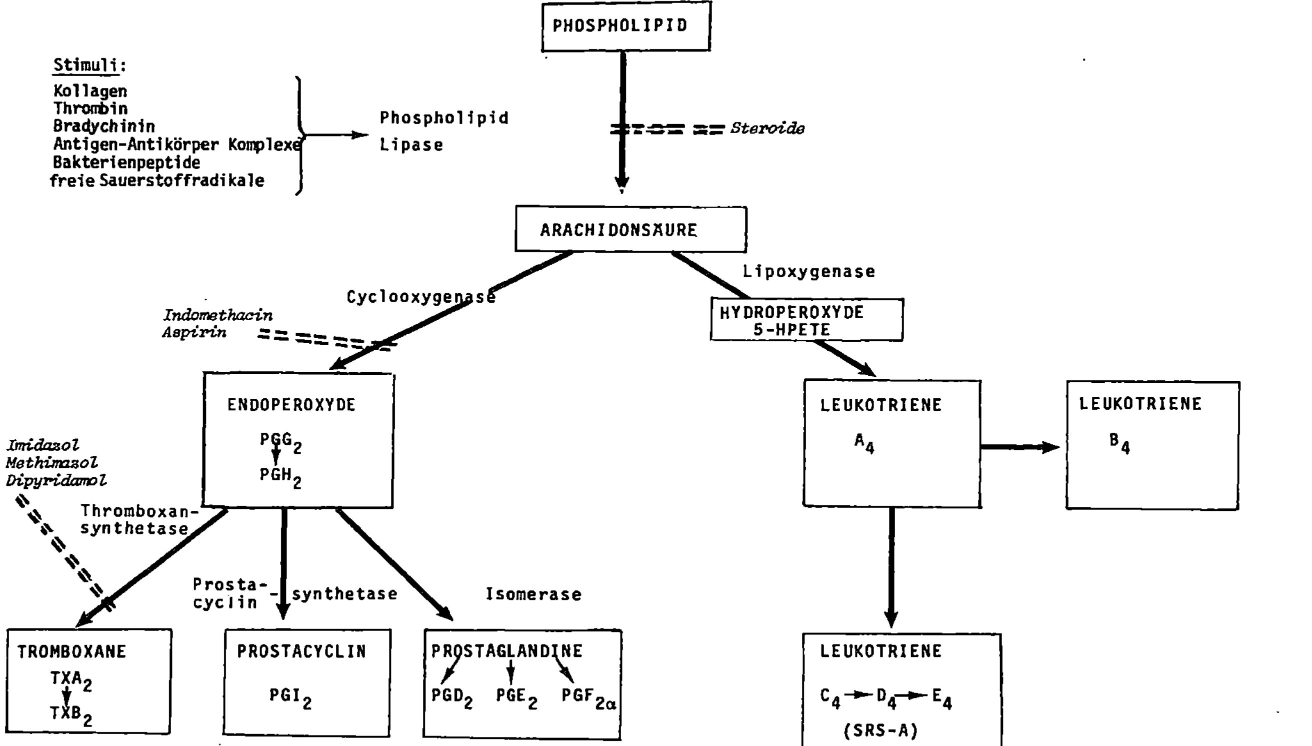

Abb. 5. Im generellen Regulationssystem des Körpers hat die Arachidonsäure bei einem Entzündungsprozeß eine zentrale Bedeutung. Phospholipidlipase kann durch Kollagen, Thrombin, Bradikinin, Antigen-Antikörper-Komplexe, Bakterienpeptide, freie Sauerstoffradikale und so fort stimuliert werden, so daß Arachidonsäure aus Phospholipid freigesetzt wird. Arachidonsäure kann dann Prostaglandin- oder Leukotrienverbindungen bilden, abhängig davon, in welchem Zelltyp die Synthese geschieht und abhängig vom Enzymmuster dieser Zelle. Steroide können die Bildung von Phospholipaseinhibitoren stimulieren und dadurch die Freisetzung von Arachidonsäure hemmen: Indomethacin und Acetylsalicylsäure hemmen die Zyklooxygenaseaktivität, und Imidazol, Methimazol und Dipyridamol hemmen die Thromboxansynthetase

Im Frühstadium (während der ersten Minuten nach der Verbrennung) kann eine gesteigerte Gefäßpermeabilität einerseits durch
Histamin und Bradikinin verursacht werden, welche beide direkt
auf das Endothel wirken, und andererseits durch endogene Mediatoren vom Komplementsystem (C_{5a}). Diese Komplementfragmente
steigern die Adhäsionsfähigkeit und Chemotaxis der Granulozyten
(PMN), die damit im geschädigten Gewebe akkumuliert auftreten.
Dadurch können die Granulozyten (PMN) die Phospholipidlipase
in der Zellmembran stimulieren, wodurch Arachidonsäure gebildet wird. Diese Schlüsselsubstanz kann einerseits durch Zyklooxygenaseaktivität zu Endoperoxyden umgesetzt werden, welche
zu Prostaglandinen (PGE_2), Prostazyklin (PGI_2) und Thromboxanen
(TXA_2, TXB_2) umgewandelt werden, und andererseits mit Hilfe von
Lipoxygenase zu Hydroxyperoxyden und weiter zu Leukotrienen
(LTA_4, LTB_4, LTC_4 und LTE_4) umgewandelt werden (Abb. 5).

PGE_2 und PGI_2 sind gefäßerweiternde Substanzen, TXA_2 bedingt
eine Gefäßverengung. Während PGI_2 einen Antiaggregationseffekt
hat, bedingt TXA_2 eine Proaggregationswirkung. Die Hydroxylleu-
kotriene (LTB_4) steigern die Adhäsionsfähigkeit und Chemotaxis
von PMN, während die Cysteinylleukotriene (LTC_4 und LTD_4 und
LTE_4, zusammen identisch mit SRS-A) eine stark gesteigerte Gefäßpermeabilität bedingen. Zumal die Freisetzung sowohl von
Komplementfragmenten C_{5a} als auch der "Arachidonsäurekaskade"
als leukozytenabhängig angesehen wird, ist die Reaktionsge-
schwindigkeit der oben genannten Entzündungsmediatoren abhängig davon, wie schnell sich PMN im geschädigten Gewebe anrei-
chern. Wahrscheinlich geschieht die Invasion von PMN in einem
Frühstadium des Entzündungsprozesses.

Es gibt eine Reihe von Faktoren, von denen man sich vorstellen
kann, daß sie die Phospholipidlipase zur Bildung von Arachidonsäure stimulieren: Kollagen, Thrombin, Bradykinin, Antigen-An-
tikörper-Komplex, bakterielle Peptide, freie Sauerstoffradikale
von PMN und Xanthinoxydase bei Hypoxie (Abb. 5). Abhängig davon,
welche Faktoren im aktuellen Falle stimulieren und welche Ty-
pen von Zellmembranen stimuliert werden (Leukozyten, Thrombozyten, Endothelzellen, Gewebezellen), gestaltet sich die Entzündung verschiedenartig. Als Beispiel kann angeführt werden,
daß bei Stimulierung von Thrombozyten mit Kollagen auf dem Wege
der Katalyse mit Thromboxansynthetase Thromboxan gebildet wird,
welches eine gewisse biologische Wirkung hat. Wenn dagegen Endothelzellen in den Gefäßwandungen mit Thrombin stimuliert werden, bildet sich auf katalytischem Wege mit Prostazyklinsynthe-
tase Prostazyklin, das eine entgegengesetzte Wirkung hat.

Die Situation wird noch komplizierter, abhängig von synergisti-
schen Effekten in den entzündlichen Prozessen. Es hat sich gezeigt, daß der ödemerzeugende Effekt der Prostaglandine deutlich verstärkt wird durch die Gegenwart von Leukotrienen. Die
Leukotriene veranlassen unter anderem eine Freisetzung von
Thromboxan.

Das Entstehen von Entzündungen im verbrennungsgeschädigten Gewebe wird auch von gewissen Prostaglandinen wie auch Katechol-
aminen modifiziert, welche ihre Wirkung auf dem Wege über zyk-

lisches AMP, aber mit entgegengesetzter Wirkung ausüben (3).
Während beispielsweise PGE_1 zyklisches AMP in den Fettzellen
vermindert - durch eine antilipolytische Wirkung bedingt -,
vermehrt Adrenalin zyklisches AMP und ergibt Lipolyse. PGE_1
vermehrt dagegen zyklisches AMP in den Thrombozyten und bremst
die Thrombozytenaggregation. Adrenalin hat eine entgegengesetzte
Wirkung.

Entzündungshemmende Substanzen

Versuche sind gemacht worden, verschiedene Entzündungsmediatoren spezifisch zu blockieren und damit die Plasmaausschwemmung
im geschädigten Gebiet herabzusetzen (Abb. 5). Von Interesse
sind Steroide, die die Bildung von Arachidonsäure verhindern,
wie auch Indomethacin und Acetylsalicylsäure, welche den Umsatz von Arachidonsäure zu Endoperoxyden (7, 13) verhindern.
In letzter Zeit ist auch eine Reihe von Versuchen mit spezifischen thromboxansynthetasehemmenden Substanzen, wie Imidazol,
Methimazol und Dipyridamol, gemacht worden (10). Durch die Hemmung der Thromboxansynthese wird das Adhäsionsvermögen der
Thrombozyten und Leukozyten herabgesetzt, und eine Gefäßerweiterung überwiegt. Dabei wird die progressive dermale Ischämie
im Randgebiet des Verbrennungsschadens verhindert. Es gibt zur
Zeit keine bekannten Blockierer des Leukotrienmetabolismus. Die
Wirkung von Antihistaminika (H_1-Rezeptorenblocker (15) respektive H_2-Rezeptorenblocker (9)) hat widersprechende Resultate
gezeigt. Ganz allgemein kann gesagt werden, daß Versuche zur
Blockierung von Entzündungsmediatoren, wie zu erwarten war, nur
in gewissen Grenzen einen positiven Effekt in Form einer Verminderung des Verbrennungsödems gezeigt haben.

Weil die Leukozyten eine zentrale Rolle beim Entzündungsprozeß
spielen, hat man auch versucht, die Leukozytenfunktion mit Pharmaka zu beeinflussen, in der Absicht den Entzündungsablauf zu
verändern. Eine Vorbehandlung experimenteller Verbrennungsschäden mit einem Glukokortikoid (Methylprednisolon (12)), welches
das Adhäsionsvermögen der Leukozyten herabsetzt, drosselt die
generelle Ödemtendenz nach Verbrennungen etwas, aber die Veränderungen waren statistisch nicht signifikant. Eine etwas er-
folgreichere Weise auf die Leukozyten einzuwirken, baut auf fol-
gendem (Abb. 6):

Die Leukozyten sind eine Quelle für die Bildung freier Sauerstoffradikale. Im Zusammenhang mit dem "Respiratory burst" in
den Leukozyten werden freie Sauerstoffradikale gebildet, welche Bakterien abtöten und anderes phagozytäre Material zerstö-
ren. Das Leukozytenzytoplasma wird vor Schädigung geschützt durch
das Vorhandensein sogenannter "Scavengers": Superoxyddismutase
und Katalase. Wenn dagegen freie Sauerstoffradikale aus den Leukozyten in die interstitielle Gewebeflüssigkeit lecken, können
Schädigungen an verschiedenen Zellmembranen entstehen, weil die
interstitielle Flüssigkeit normal einen geringen Gehalt an
"Scavengers" hat. Es gibt also im geschädigten Gewebe Voraussetzungen für die Entstehung von Membranschäden, welche von den
freien Sauerstoffradikalen in der interstitiellen Ödemflüssig-

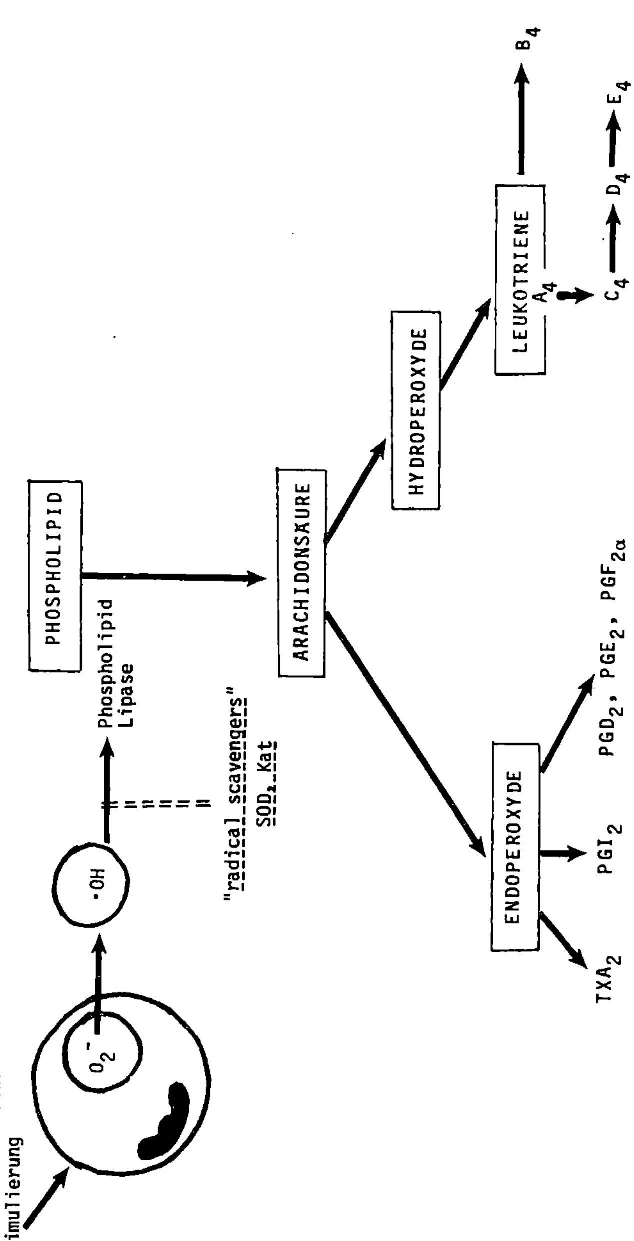

Abb. 6. Schematische Abbildung über die Art, wie freie Sauerstoffradikale, die in phagozytierenden Leukozyten (PMN) gebildet werden, extrazellulär auslecken und Phospholipidlipase in den Gewebezellen stimulieren können, wobei Arachidonsäure aus den Phospholipiden freigesetzt wird. Die Arachidonsäure kann dann zu einer Reihe aktiver Entzündungsmediatoren metabolisiert werden abhängig vom Zelltyp, der stimuliert wird. Wenn die interstitielle Flüssigkeit mit sogenannten "Scavengers", Superoxyddismutase (SOD) und Katalase (Kat), abgesättigt wird, kann die Wirkung der freien Sauerstoffradikale auf die Gewebezellmembranen verhindert und der Entzündungsprozeß abgemildert werden

keit herrühren. Diese Sauerstoffradikale können auf die Phospholipide der Zellmembran einwirken und über die Arachidonsäure potente Entzündungsmediatoren bilden (Abb. 6) (4). Das kann jedoch verhindert werden, wenn die freien Sauerstoffradikale in der interstitiellen Flüssigkeit mit Hilfe von "Scavengers" unschädlich gemacht werden können. Die Vorbehandlung von Verbrennungen bei Ratten mit Superoxyddismutase und Katalase ergibt eine signifikante Verminderung des lokalen Ödems (Abb. 7)

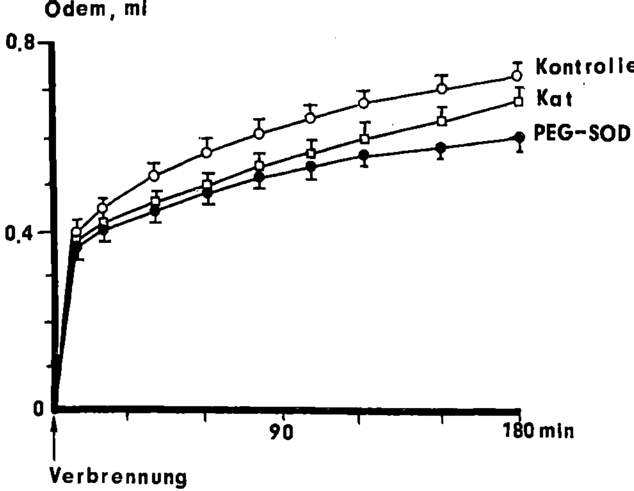

Abb. 7. Die Zunahme des Gewebeödems nach Teilhautbrennschaden
an Rattentatzen ist mit plethysmographischer Technik gemessen
worden. Die intravenöse Vorbehandlung der Tiere mit "Scavengers.", Superoxyddismutase (SOD) respektive Katalase (Kat), er-
gab eine signifikante Verminderung des Verbrennungsödems ver-
glichen·mit nicht behandelten verbrennungsgeschädigten Kontrolltieren. Um die Halbierungszeit der "Scavengers" zu verlängern,
wurde SOD an Polyäthylenglykol (PEG-SOD) und Kat an Plasmaproteine (aktivierte Katalase) gekoppelt

(5), was die Annahme unterstützt, daß freie Sauerstoffradikale
eine gewisse Rolle bei der Entstehung des Verbrennungsödems
spielen.

Richtlinien für die akute Behandlung von Verbrennungen

Das pathophysiologische Bild einer thermischen Schädigung ist
so kompliziert, was die Zusammenhänge zwischen Komplementsystem,
Koagulationssystem und Arachidonsäuremetabolismus und die Reaktion verschiedenartiger Zellen auf Stimuli betrifft, daß es eigentlich noch nicht an der Zeit ist, Richtlinien für ein therapeutisches Handeln aufzustellen, was die Blockierung von Entzündungsmediatoren betrifft. Deshalb ist man immer noch darauf
beschränkt, ausgedehnte Verbrennungen im akuten Geschehen durch
Substitution mit Ringer-Lösungen und Plasma oder Plasmasubsti-
tuten zu behandeln. Natriumionen spielen eine zentrale Rolle
in der Schockphase. Deshalb müssen die initial verabfolgten
Flüssigkeiten eine gewisse Menge Natrium enthalten, um den Verlust im verbrennungsgeschädigten Gewebe aufzuwiegen. Die Flüssigkeitssubstitution sollte während der ersten 24 h nach dem
Schaden auf Ringer-Azetat (Ringer-Laktat) bauen, gewöhnlich mit
einer Dosierung von 3 - 4 ml pro kg Körpergewicht und Prozent
Verbrennungsfläche. Erst etwas später im Verlauf (nach einem
halben Tag) muß der Kolloidverlust mit Plasma und Albumin sub-
stituiert werden, und zwar in Quantitäten, daß das Gesamteiweiß

im Plasma nicht unter 30 g/l und die Albuminkonzentration nicht
unter 20 g/l sinkt.

Gefäßpermeabilitätsstudien in verbrennungsgeschädigtem Gewebe
zeigen, daß die Gefäßwände anfangs gewöhnlich so schwer geschädigt sind, daß Makromoleküle, d. h. Plasmaproteine, in sehr
großen Mengen ausgeschwemmt werden.

Es erscheint deshalb sinnvoll, mit der Substitution von Plasmaproteinen so lange zu warten, bis die Permeabilität der Gefäßwände wieder abgenommen hat, das bedeutet wenigstens einen halben Tag. Während dieser Zeit kann der Patient vorteilig nur mit
Ringer-Azetat behandelt werden, welches die anfänglich wichtigsten Natriumionen enthält. Es ist eine klinische Erfahrung,
daß die anfänglichen Ödeme größer werden (schnellere Körperge-
wichtszunahme), wenn nur Ringer-Lösung gegeben wird, verglichen mit einer Therapie mit kolloidalen Lösungen. Welche negativen Wirkungen das haben kann, ist bislang unklar. Wenn der
Patient Zeichen einer Herzinsuffizienz aufweist oder ein Risiko
für Lungenödem vorliegt, kann hypertone Natriumlösung angewandt
werden; das bedeutet Gewährleistung der Natriumzufuhr bei reduzierter Wassermenge. Eine weitere klinische Erfahrung ist
auch, daß die großen Ödeme in der Resorptionsphase nach der Behandlung mit Ringer-Lösung sehr viel schneller zurückgehen,
wahrscheinlich schneller als proteinreiche Ödeme. Das erfordert
jedoch besser kontrollierte Studien, um diese klinischen Beobachtungen zu bestätigen.

Studien über die Gefäßpermeabilität in nicht thermogeschädig-
tem Gewebe bei ausgedehnten Verbrennungen zeigen, daß die Durchlässigkeit für Makromoleküle nur mäßig gesteigert ist (Abb. 4 b).
Das spricht dafür, daß die generell gesteigerte Ausschwemmung
keine Plasmaproteine in nennenswertem Grade umfaßt. Substituier-
te Kolloide im anfänglichen Geschehen ausgedehnter Verbrennungen sollen also nicht im generellen Ödem verlorengehen.

Ausgedehnte Verbrennungen, welche intravenöse Flüssigkeitssubstitution erfordern, haben fast immer unterschiedliche Tiefe,
alle Grade von Gefäßpermeabilitätsveränderungen, weitläufige
Variationen des hydrostatischen und onkotischen Drucks in verschiedenartig geschädigten Blutgefäßabschnitten, eine reich-
haltige Palette miteinander verwobener Stimuli von Entzündungsmediatoren, weitere und engere "physiologische Toleranzgrenzen"
für Wasser- und Ionenveränderungen, wechselnde Stimulierung
von enzymatischen und metabolischen Aktivitäten in verschiedenen Organen und Geweben und so weiter. Die Folge davon bleibt,
daß "alle Verbrennungsschäden verschieden sind". Die Behandlung muß demgemäß individuell sein, und die Steuerung der Behandlung muß von der Reaktion des Patienten auf die Behandlung
abhängig gemacht werden.

Literatur

1. ARTURSON, G.: Pathophysiological aspects of the burn syndrome with special reference to liver injury and alterations of capillary permeability. Acta chir. scand., Suppl. 274, 1961 (thesis)

2. ARTURSON, G.: Microvascular permeability to macromolecules in thermal injury. Acta physiol. scand., Suppl. 463, 111 1979

3. ARTURSON, G.: The role of prostaglandins in thermal injury. In: Burn injuries (eds. L. KOSLOWSKI, K. SCHMIDT, R. HETTICH), p. 155. Stuttgart, New York: Schattauer Verlag 1979

4. ARTURSON, G.: Pathophysiology of the burn wound. Ann. Chir. Gynaec. 69, 178 (1980)

5. ARTURSON, G., BJÖRK, J.: New pathophysiologic mechanism explaining post burn edema (To be published 1981)

6. ARTURSON, G., HAMBERG, M., JONSSON, C.-E.: Prostaglandins in human burn blister fluid. Acta physiol. scand. 87, 270 (1973)

7. ARTURSON, G., JONSSON, C.-E.: Effects of indomethacin on the transcapillary leakage of macromolecules and the efflux of prostaglandins in the paw lymph following experimental scalding injury. Uppsala J. med. Sci. 78, 181 (1973) (thesis)

8. ARTURSON, G., MELLANDER, S.: Acute changes in capillary filtration and diffusion in experimental burn injury. Acta physiol. scand. 62, 457 (1964)

9. BRIMBLECOMBE, R. W., FARRINGTON, H. E., LAVENDER, M. K., OWEN, D. A. A.: Histamine H_2-receptor antagonist and thermal injury in rats. Burns 3, 8 (1976)

10. DEL BECCARO, E. J., ROBSON, M. C., HEGGERS, J. P., SWAMINATHAN, R.: The use of specific thromboxane inhibitors to preserve the dermal microcirculation after burning. Surgery 87, 137 (1980)

11. ERIKSSON, E., ROBSON, M. C.: New pathophysiological mechanism explaining post-burn edema. Burns 4, 153 (1978)

12. FERGUSON, M., ERIKSSON, E., ROBSON, M. C.: Effect of methylprednisolone on edema formation after a major burn. Burns 5, 293 (1979)

13. HILTON, J. G.: Effects of alterations of polyunsaturated fatty acid metabolism upon plasma volume loss induced by thermal trauma. J. Trauma 20, (1980)

14. JONSSON, C.-E., GRANSTRÖM, E., HAMBERG, M.: Prostaglandins and thromboxanes in burn injury in man. Scand. J. plast. reconstr. Surg. 13, 45 (1979)

15. SEVITT, S., BULL, J. P., CRUICKSHANK, C. N. D., JACKSON,
    D. M., LOWBURY, E. J. L.: Failure of an antihistamine drug
    to influence the course of experimental human burns. Brit.
    med. J. 1952 2, 57

16. SHEA, S. M., CAULFIELD, J. B., BURKE, J. F.: Microvascular
    ultrastructure in thermal injury: A reconsideration of the
    role of mediators. Microvasc. Res. 5, 87 (1973)

17. ZETTERSTRÖM, H., ARTURSON, G.: Plasma oncotic pressure and
    plasma protein concentration in patients following thermal
    injury. Acta Univ. Upsal. 358 (1980) (thesis)

Der Einfluß toxischer Faktoren im Ablauf eines Verbrennungsschadens

Von B. Kremer[1], J. Schölmerich[2], K. H. Schmidt[3], M. Allgöwer[4] und G. A. Schoenenberger[5]

Die Stagnation therapeutischer Bemühungen zur Beherrschung der
Sepsis beim Schwerstverbrannten lenkte in den letzten Jahren
den Blick der klinischen und experimentellen Verbrennungsfor-
schung wieder zurück auf die mögliche Wirkung toxischer Substanzen als Auslöser einer bisher zu wenig beachteten, anders-
artigen pathophysiologischen Kausalitätskette der Verbrennungskrankheit. Die Entstehung toxischer Substanzen in der verbrannten Haut bzw. ihre Freisetzung durch das Verbrennungstrauma
wurde von verschiedenen Arbeitsgruppen nachgewiesen (1, 3, 4,
9, 13, 14, 15, 17, 18, 19, 20, 21, 22, 23, 24, 26), ihre Existenz ist nicht mehr der eigentliche Gegenstand der Diskussion.
Die Schwierigkeiten liegen vielmehr in der mangelnden Vergleich-
barkeit und kausalen Verknüpfbarkeit der mitgeteilten Ergebnisse, da nicht immer eindeutig zwischen Schockphase und Verbrennungskrankheit unterschieden wird, und da in experimentellen
Arbeiten ganz unterschiedliche, nicht vergleichbare Verbren-
nungs- und Verbrühungsmodelle zur Anwendung kommen.

So wurde von ASKO-SELJAVAARA (3) ein Serumfaktor beschrieben,
der eine Hemmung der Knochenmarkszellproliferation und damit
der Infektabwehr des Verbrannten verursacht. Der Entstehungs-
ort dieses Faktors ist wahrscheinlich die verbrannte Haut, da
sich seine Wirkung durch Frühexzision verhindern läßt.

BAXTER (4), MOATI (15) und SEPULCHE (22) konnten eindeutig kar-
dio- und neurotoxische Substanzen im Serum schwerverbrannter
Patienten nachweisen. An der bisher jedoch nicht erfolgten chemischen Identifikation dieser Substanzen scheitert die Beant-
wortung der Frage, ob es sich in einigen Fällen nicht um identische Substanzen handelt, deren Wirkung nur an verschiedenen
Organsystemen nachgewiesen wurde.

Das von der Arbeitsgruppe um ALLGÖWER (1) und SCHOENENBERGER
(19, 20) erstmalig vor etwa zehn Jahren isolierte Verbrennungstoxin bietet deshalb wegen seiner standardisierten Isolierungstechnik und seiner weitgehenden physikalisch-chemischen Charakterisierung bessere Voraussetzungen für Untersuchungen zur
pathogenetischen Wirksamkeit dieser Substanz.

---

1 Chirurgische Universitätsklinik Hamburg
2 Medizinische Universitätsklinik Freiburg
3 Forschungsabteilung der Chirurgischen Universitätsklinik
  Tübingen
4 Departement für Chirurgie und Forschungsabteilung des Depar-
  tements für Chirurgie der Universitätskliniken Basel/Schweiz

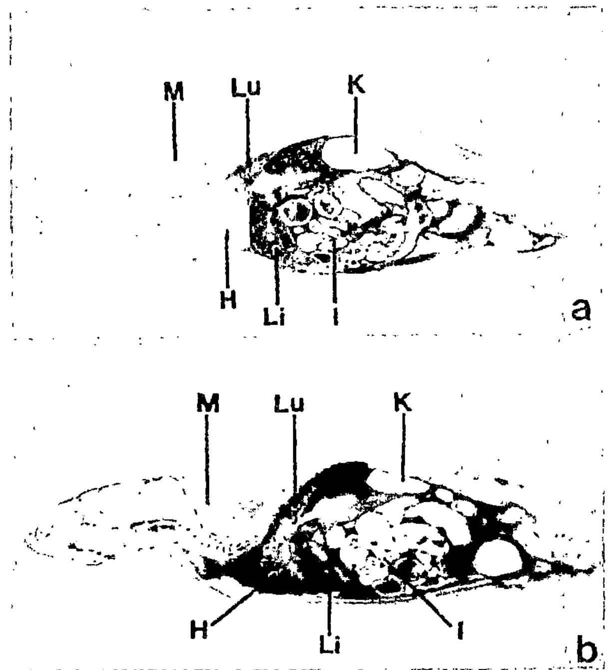

Abb. 1 a und b: Ganzkörperradiographie einer Maus nach i.p. Injektion von ^{14}C-markiertem Nativ (a) bzw. ^{14}C-markiertem Verbrennungstoxin (b).
(M = Muskulatur, Lu = Lunge, K = Niere, H = Herz, Li = Leber,
I = Darm)

Das Toxin stellt einen makromolekularen Lipid-Protein-Komplex
dar, der als Polymerisat einer in der normalen, unverbrannten
Haut nachweisbaren, nichttoxischen Toxinvorstufe - "Nativ" -
entstehen dürfte (19, 20). Nativ und Toxin unterscheiden sich
im wesentlichen durch ein dreifach höheres Molekulargewicht
und eine höhere Dichte des Toxins. Beide Substanzen wurden inzwischen aus "in vitro" und "in vivo" verbrannter tierischer
und menschlicher Haut und aus dem Serum schwerverbrannter Patienten isoliert (26).

Im folgenden werden Untersuchungsergebnisse zum Wirkungsort und
zum Wirkungsmechanismus dieses Verbrennungstoxins zusammengefaßt.

Autoradiographien mit am Lipidanteil ^{14}C-Cholesterin markiertem Nativ bzw. Toxin zeigten bei Injektion des Nativs keine
wesentliche Markierung von Organstrukturen (Abb. 1 a). Bei
Applikation des Toxins dagegen fand sich eine Anreicherung der
Isotopen in fast allen Organen mit leichter Betonung der Leber
(Abb. 1 b). Die weiteren Untersuchungen wurden deshalb überwiegend an diesem Organ durchgeführt.

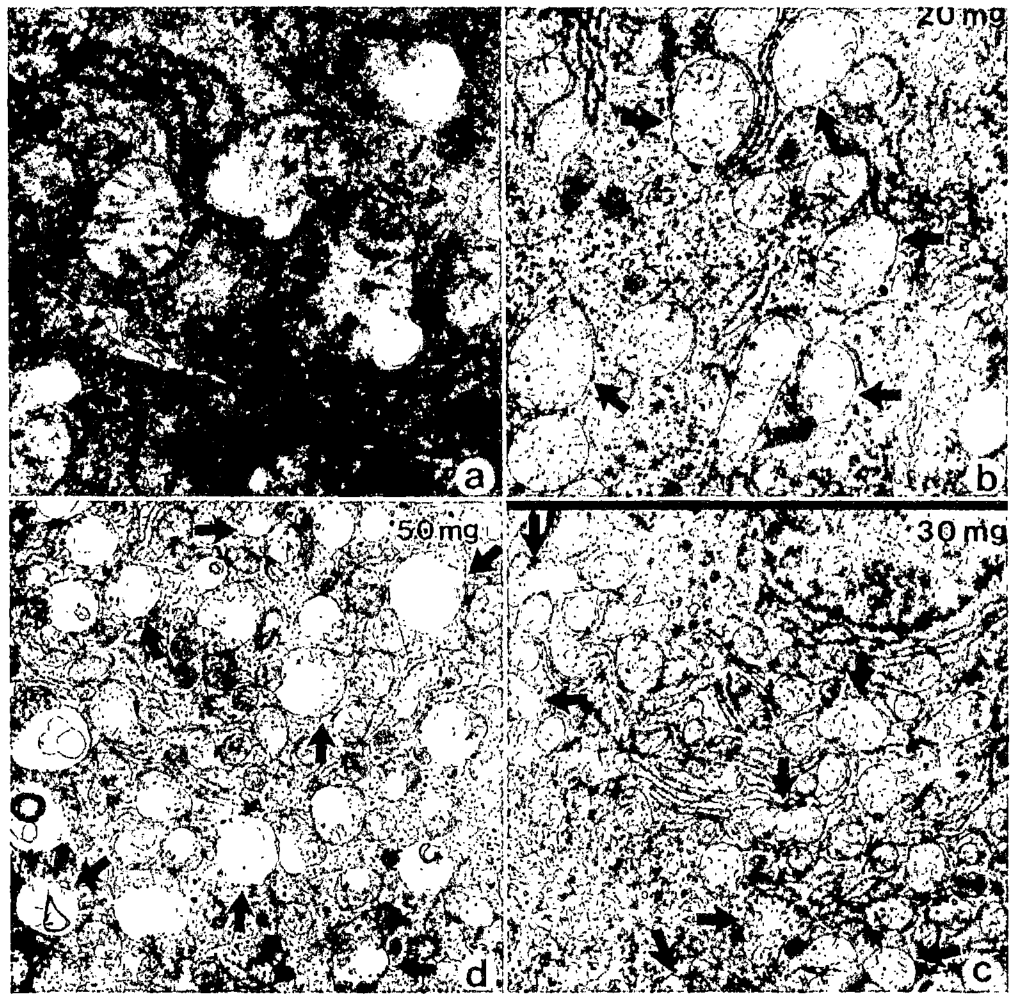

Abb. 2 a - d: Unterschiedliche Stadien der Mitochondrienschädigung fünf Tage nach subletaler Verbrennung (a), i.p. Injektion von 20 mg Toxin (b), 30 mg Toxin (c), 50 mg Toxin (d).
(Vergrößerung a) 14.500 : 1, b) 10.500 : 1, c) 7.400 : 1,
d) 9.500 : 1)

Die Untersuchungen verglichen in der Regel Versuchstiergruppen
(Mäuse, Ratten), die entweder eine standardisierte, subletale
Verbrennung (13, 23) oder eine intraperitoneale, subletale
Toxininjektion erhalten hatten (13, 18). Kontrollgruppen waren
immer Tiere, die entweder eine intraperitoneale Nativinjektion
bekamen, oder Tiere, denen ein der Verbrennungsoberfläche ent-
sprechendes Hautareal exzidiert wurde, oder Tiere ohne jede experimentelle Manipulation.

Untersuchungen zur Ultrastruktur der Leber zeigten identische
Veränderungen nach Standardhautverbrennung bzw. Toxininjektion

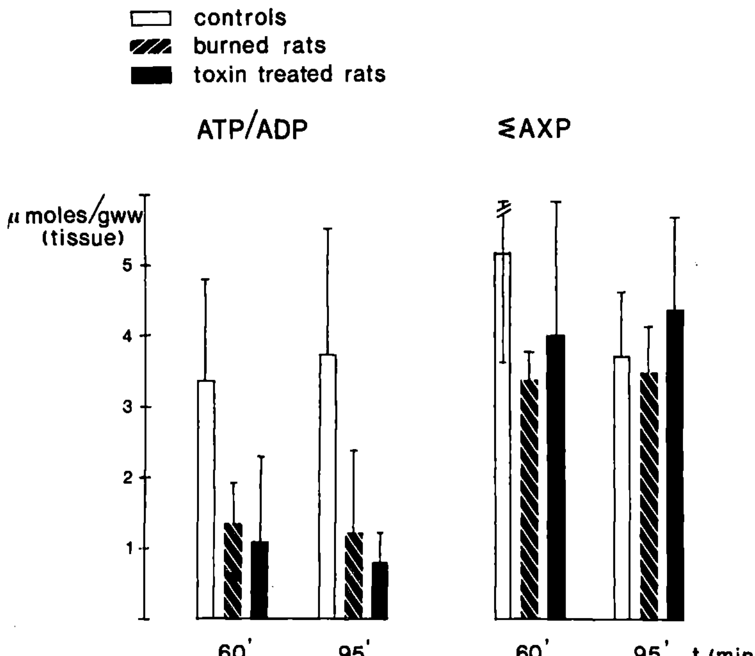

Abb. 3. Vergleich der Adeninnukleotide im Gewebe der perfundierten Leber (ATP-ADP-Quotient und Summe der Adeninnukleotide),
Werte in µmol/g Feuchtgewicht nach 60 und 90 min Perfusion

(Abb. 2 a und b). In beiden Fällen waren fünf Tage nach subletaler Verbrennung und nach subletaler Toxinapplikation erhebliche Mitochondrienveränderungen an den Leberzellen nachzuweisen, welche im wesentlichen in einer ausgeprägten Cristolyse
und intramitochondrialen Vakuolenbildung bestanden.

Wie die Abb. 2 b - d zeigt, war das Ausmaß dieser Veränderungen deutlich abhängig von der applizierten Toxindosis. Fünf Tage nach Injektion von 50 mg Toxin war an der Leber von Ratten
eine weitgehend komplette Zerstörung der Mitochondrien nachzuweisen (Abb. 2 d).

Da Mitochondrienveränderungen des gezeigten Ausmaßes immer metabolische Störungen erwarten lassen, wurde die Syntheseleistung
der Leber fünf Tage nach Verbrennung bzw. Toxininjektion am Modell der isoliert perfundierten Leber untersucht (18).

Diese Untersuchungen führten zum Nachweis einer erheblich reduzierten Glukose- und Harnstoffsynthese der Leber sowohl nach
subletaler Verbrennung als auch nach intraperitonealer Injektion des toxischen Lipid-Protein-Komplexes (18).

Als Ursache dieser reduzierten Syntheseleistung muß ein erheb-
licher zellulärer Energiemangel verantwortlich gemacht werden.
Bei im Vergleich zu den Kontrollen nicht verändertem Gesamtge-
halt an Adeninnukleotiden (Abb. 3) wies die Leber der verbrannten bzw. toxininjizierten Tiere einen deutlich verminderten

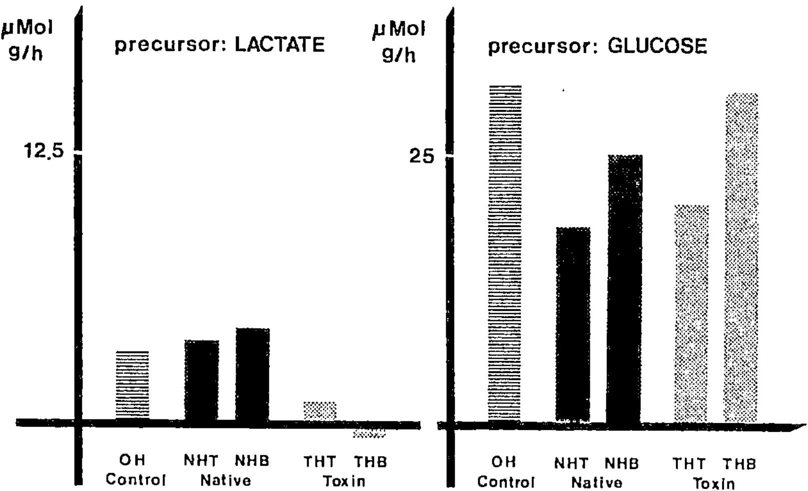

Abb. 4. Glykogensynthese direkt inkubierter Leberzellsuspensionen, Inkubation für 1 h, Kontrollen = OH, Nativ isoliert aus Mäusehaut = NHT, Nativ isoliert aus menschlicher Haut = NHB, Toxin isoliert aus Mäusehaut = THT, Toxin isoliert aus menschlicher Haut = THB (Abhängigkeit der Synthese vom Substrat Glukose bzw. Laktat)

ATP-ADP-Quotienten auf. Dieser Befund weist auf eine gestörte Rephosphorylierung von ADP zu ATP hin und korreliert mit dem morphologischen Befund einer Mitochondrienschädigung.

Weitere Untersuchungen zum Wirkungsmechanismus des Verbrennungstoxins erfolgten an isolierten Leberzellen der Ratte, die nach der von BOJAR (5) angegebenen Methode hergestellt und aufgearbeitet wurden. Verschiedene Ansätze isolierter Hepatozyten der gleichen Leber wurden dann für 1 h in unterschiedlichen Nativ- und Toxinkonzentrationen inkubiert. Zusätzlich wurden vergleichende Untersuchungen zur Ultrastruktur phalloidin- und endotoxininkubierter Hepatozyten durchgeführt.

Auch diese Untersuchungen bestätigten den wesentlichen Befund einer reduzierten Syntheseleistung der Leberzellen auf dem Boden eines zellulären Energiemangels.

Als ein Beispiel zeigt Abb. 4 die Glykogensynthese isolierter Hepatozyten während einstündiger Inkubation mit Nativ bzw. Toxin im Vergleich zu Kontrollansätzen, wobei dem Nährmedium als Substrat der Glykogensynthese einmal Laktat und einmal Glukose zugesetzt wurde. Die Ergebnisse zeigen eine eindeutige Abhängigkeit der Glykogensyntheseraten vom Substrat und der Zahl damit verbundener ATP-abhängiger Syntheseschritte. Wurde Glukose als Präkursor der Glykogensynthese verwendet, wobei pro Mol Substrat 1 Mol ATP verbraucht wird, fand sich kein eindeutiger Unterschied der Syntheseraten toxininkubierter Zellen und Kontrollen. Bei Laktat als Präkursor mit Verbrauch von 5 Mol ATP pro 1 Mol Substrat wurden die Grenzen der zellulären Energie-

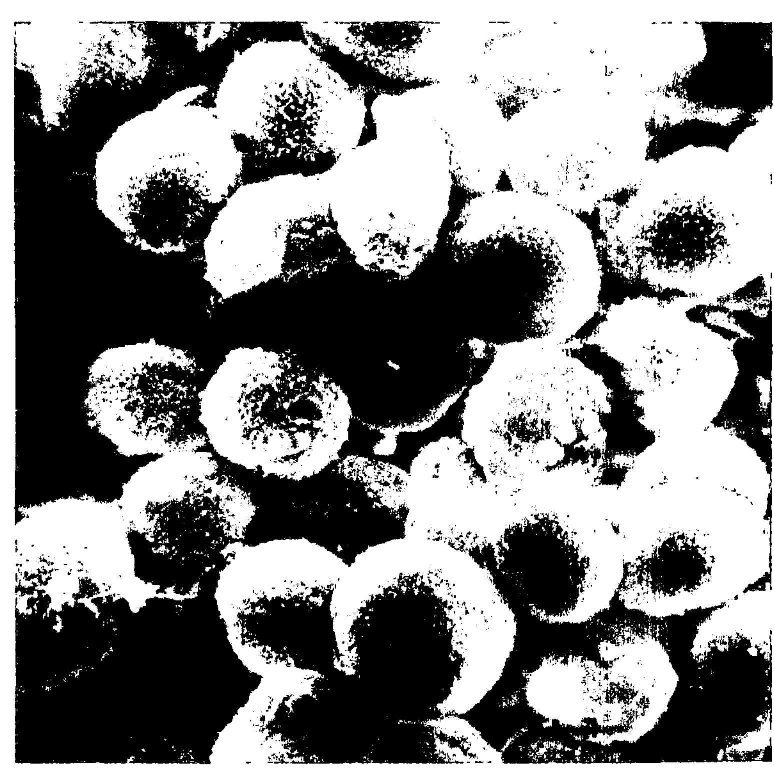

Abb.5. Kontrolle, unbehandelte Hepatozyten,isoliert von normalen Ratten nach 24stündiger Nahrungskarenz (REM-Vergrößerung 2.000 : 1)

reserven toxininkubierter Hepatozyten deutlich. Die Glykogensyntheseraten waren massiv reduziert (Abb. 4, THT/THB).

Rasterelektronenmikroskopische Untersuchungen an toxininkubierten isolierten Leberzellen führten zum Nachweis eines direkt
zytotoxischen Effekts des Verbrennungstoxins.

Wie Abb. 5 zeigt, waren diese Untersuchungen gleichzeitig eine
gute Kontrollmöglichkeit der Qualität des Isolierungsverfahrens.
Die Zellverbände waren gut gelöst, die Zellen selbst wiesen bei
normalem Mikrovillibesatz keine wesentlichen pathologischen Membranveränderungen auf.

Nach einstündiger Nativinkubation wurden ebenfalls keine schwerwiegenden Membranveränderungen festgestellt (Abb. 6 a). Hepatozyten nach einstündiger Toxininkubation zeigten dagegen nur noch
wenige intakt erscheinende Zellen (Abb. 6 b). Wie die Ausschnitts-
vergrößerung beweist, finden sich an toxininkubierten Leberzellen multiple Membranprotrusionen mit weitgehendem Verlust der
Mikrovilli. Derartig massive Veränderungen wurden an isolierten Leberzellen bisher nur nach Phalloidinintoxikationen von
FRIMMER und PETZINGER (11) beschrieben, ein Befund, der durch
eigene vergleichende Untersuchungen mit phalloidininkubierten
Hepatozyten bestätigt wurde (Abb. 6 c und d).

Anhand der deutlich höheren Abgabe von Aminosäuren toxininkubierter Leberzellen an das Nährmedium ließ sich der toxinbedingte Zellmembranschaden ebenfalls nachweisen (Abb. 7).

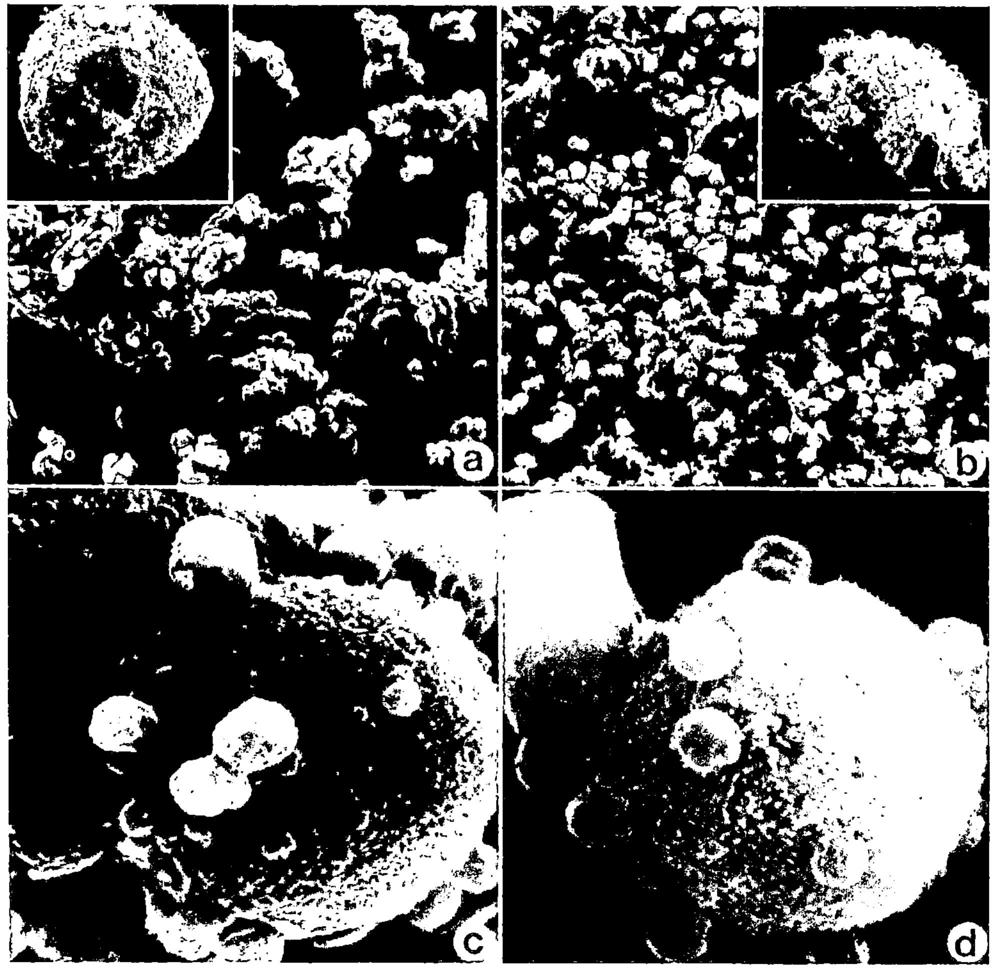

Abb. 6 a - d: Isolierte Hepatozyten nach einstündiger Inkuba-
tion mit a) Nativ, b) Toxin, c) Toxin, d) Phalloidin (20 μg)
(REM-Vergrößerung a) 240 : 1, Ausschnitt 2.500 : 1, b) 240 : 1,
Ausschnitt 2.500 : 1, c) 6.500 : 1, d) 6.500 : 1)

Untersuchungen von FAULSTICH (8) hinsichtlich des zellulären
Angriffspunkts des Phalloidins lassen eine Schädigung des mem-
branassoziierten mikrofilamentären Apparats im Sinne einer end-
gültigen Polymerisation des intrazellulären Aktins vermuten.
Aus diesem Grunde wurden vergleichende transmissionselektronen-
optische Untersuchungen toxin- bzw. phalloidininkubierter isolierter Leberzellen angeschlossen.

Abb. 8 a zeigt die normale Ultrastruktur isolierter Hepatozyten eines Kontrollansatzes. Wie Abb. 8 b beweist, waren an isolierten Leberzellen nach einstündiger Inkubation mit dem Verbrennungstoxin drei wesentliche Befunde zu erheben:

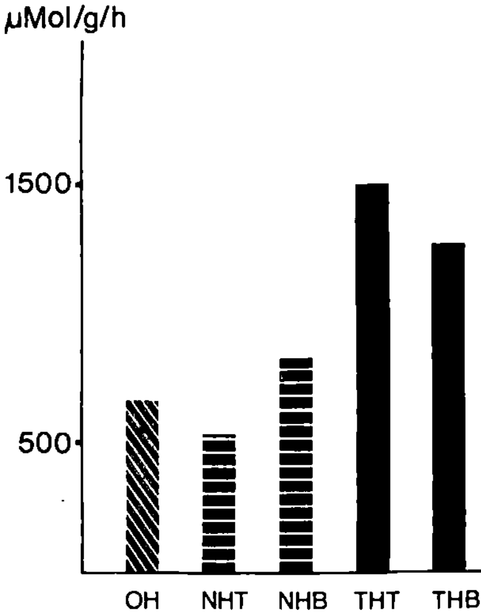

Abb. 7: Aminosäurenabgabe isolierter Leberzellen bei einstündiger Toxin- bzw. Nativinkubation. Werte in µmol/g Trockengewicht/h

1. Verlust der Mikrovilli,
2. eine auffällig dunkle Kontrastierung des Chondrioplasmas mit hell sich abhebenden Cristae der Mitochondrien und
3. Nachweis eines breiten, zellorganellenfreien submembranösen Raumes mit deutlicher Granulierung des Zytoplasmas.

Der Verlust des Mikrovillibesatzes spricht für eine Zellvolumenzunahme, wobei die Mikrovilli im Sinne der Membranreserve verbraucht werden.

Nach Untersuchungen von GINN (12) entspricht eine Kongestion des Chondrioplasmas, wie sie hier in Form der fast schwarzen Mitochondrien vorliegt, einem massiven ATP-Mangel der Zelle, ein Befund, der einmal mehr das toxinbedingte Energiedefizit der Zelle beweist.

Der Nachweis eines organellenfreien, stark granulierten submembranösen Zytoplasmasaumes würde mit einer Depolymerisation der intrazellulären Aktinfilamente übereinstimmen. Für eine Störung des physiologischen Polymerisations- und Depolymerisationsgleichgewichts der intrazellulären Aktinfilamente spricht ebenfalls die Anhäufung von zahlreichen Vesikeln und Vakuolen im Grenzbereich zwischen organellenfreiem, granuliertem und organellenreichem Zytoplasma, da der intra-/extrazelluläre Vesikeltransport an ein intaktes membranassoziiertes mikrotubuläres System gebunden ist (2, 7).

Die pathogene Wirkung des Verbrennungstoxins läßt sich zweifelsfrei nachweisen, seine Bedeutung für die Verbrennungskrankheit liegt damit auf der Hand. Es bewirkt durch seine allgemein zytotoxische Wirkung mit konsekutivem Energiedefizit der Zelle eine gravierende Resistenzverminderung des Verbrannten, aufgrund derer im Rahmen der Verbrennungskrankheit eine fast im-

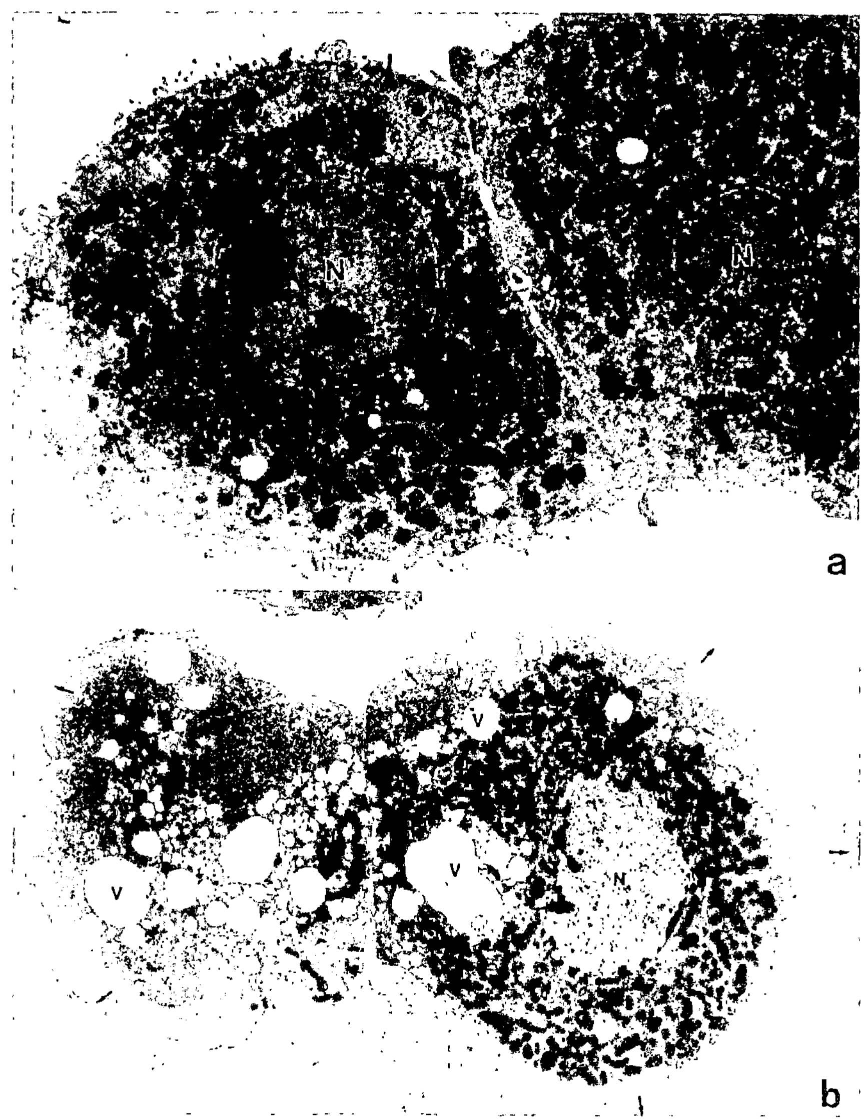

Abb. 8 a und b: a) Kontrolle isolierter Hepatozyten einer normalen Ratte, TEM, 8.400 : 1); b) isolierte Leberzellen 1 h nach Toxininkubation, TEM, 6.800 : 1

mer vorhandene Bakteriämie sich zu der klinisch im Vordergrund stehenden, meist letal verlaufenden Sepsis ausweiten kann.

Angesichts der Tatsache, daß der vorliegend untersuchte Lipid-Protein-Komplex allein schon eine derart toxische Potenz aufweist, daß aber mit hoher Wahrscheinlichkeit in der verbrannten Haut noch andere toxische Substanzen entstehen können, sollte

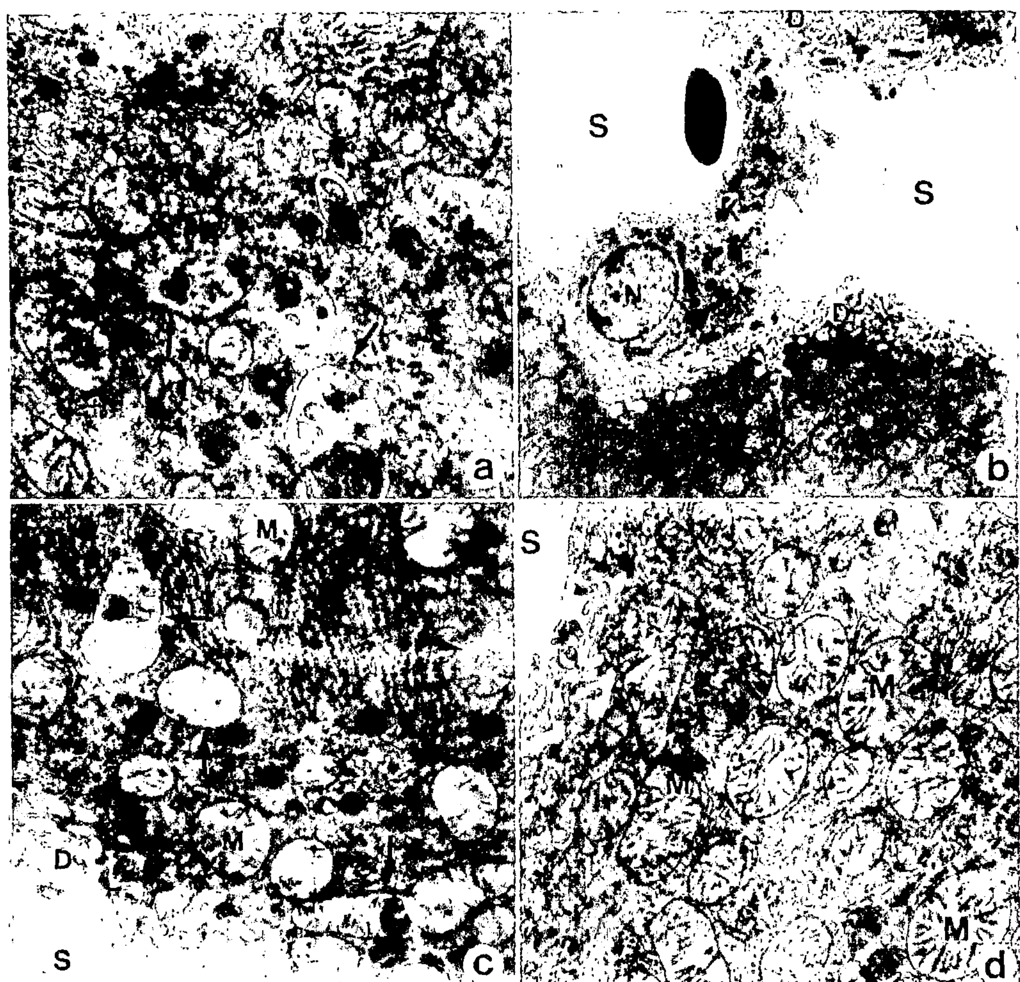

Abb. 9 a - d: TEM, Leber: Mitochondrienveränderungen fünf Tage
nach: a) Verbrennung (12.400 : 1); b) Verbrennung und antitoxi-
scher IgG-Therapie (5.700 : 1); c) Toxininjektion (9.500 : 1);
d) Toxininjektion und antitoxische IgG-Therapie (10.500 : 1)

der Verhinderung der Resorption derartiger toxischer Substanzen
in der Therapie der schweren Verbrennung sehr viel mehr Aufmerksamkeit geschenkt werden.

Abschließend einige Aspekte eines sich aus diesen Überlegungen
heraus ergebenden Therapiekonzeptes.

Eine Möglichkeit, die Resorption von Toxinen aus der verbrannten Haut zu verhindern, stellt sicherlich die Frühexzision der
tief zweitgradigen und drittgradigen Verbrennung dar. Die Ri-
siken dieses Verfahrens sind jedoch nicht unerheblich, die Diskussion darüber sicherlich noch nicht abgeschlossen, solange
der Begriff "Frühexzision" noch nicht einmal zeitlich einheitlich definiert wird (6, 25).

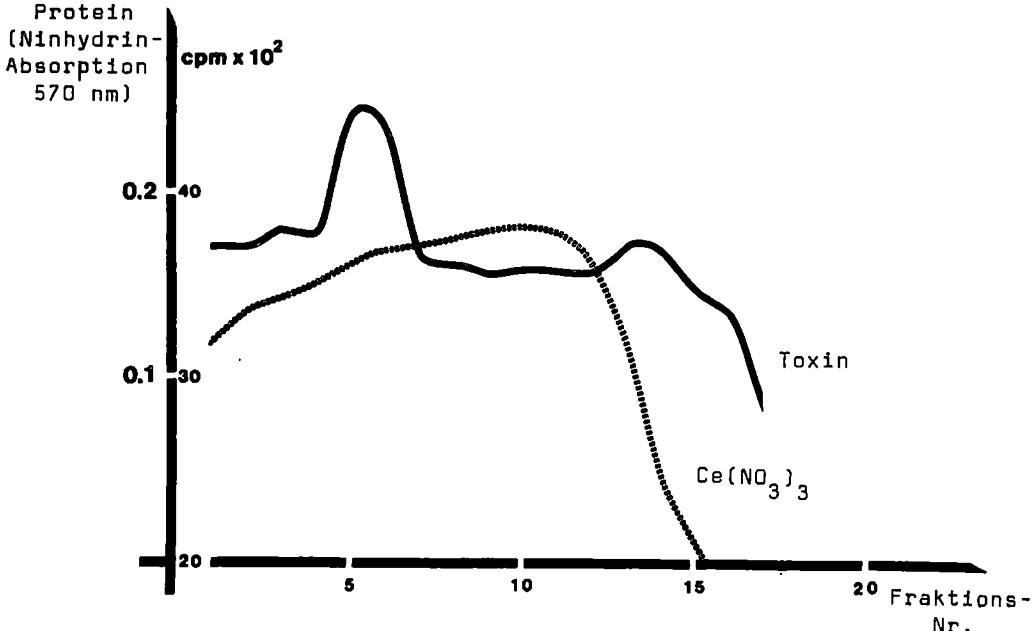

Abb. 10. Durchgezogene Linie: Ultrazentrifugation von Verbrennungstoxin, isoliert aus menschlicher Haut in einen Saccharose-Dichtegradienten.
Unterbrochene Linie: Ultrazentrifugation von radioaktiv markiertem Ceriumnitrat in einen Saccharose-Dichtegradienten

Eine weitere Möglichkeit bestände in der passiven Immuntherapie mit einem spezifischen, antitoxischen Antikörper. Durch Verbesserung der Isolierungstechnik des Verbrennungstoxins war es möglich, im Schaf und Kaninchen die Bildung eines spezifischen, antitoxischen IgG zu induzieren.

In einer weiteren Versuchsserie erhielten Mäuse analog des eingangs geschilderten Versuchsablaufs entweder eine standardisierte subletale Verbrennung oder Toxininjektion. Die Hälfte der Tiere wurde zusätzlich für drei Tage mit dem antitoxischen IgG passiv immunisiert.

Wie Abb. 9 a und c zeigen, verursachten Verbrennung und Toxininjektion ohne Immuntherapie die schon bekannten Mitochondrienveränderungen fünf Tage nach dem Trauma. Abb. 9 b und d machen dagegen deutlich, daß das antitoxische IgG die Tiere sowohl im Falle der Verbrennung als auch im Falle der Toxininjektion vor derartigen Veränderungen schützt. Nach weiteren Untersuchungen werden sich hier in naher Zukunft therapeutische Konsequenzen ergeben.

Ein dritter therapeutischer Ansatzpunkt ergibt sich aus der Möglichkeit, die Resorptionsfähigkeit toxischer Substanzen durch Bindung an nicht resorbierbare Komplexbildner zu verhindern. Abb. 10 zeigt die Verteilung radioaktiv markierten Ceriumnitrats in einem Saccharose-Dichtegradienten nach Ultrazentri-

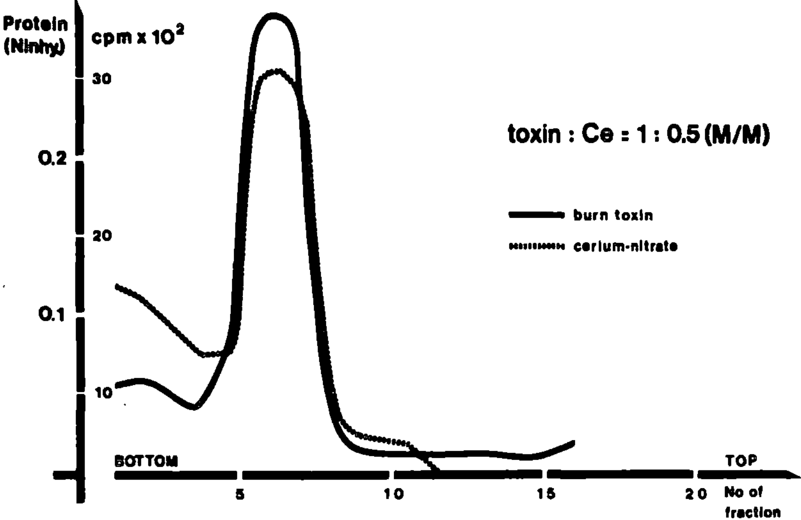

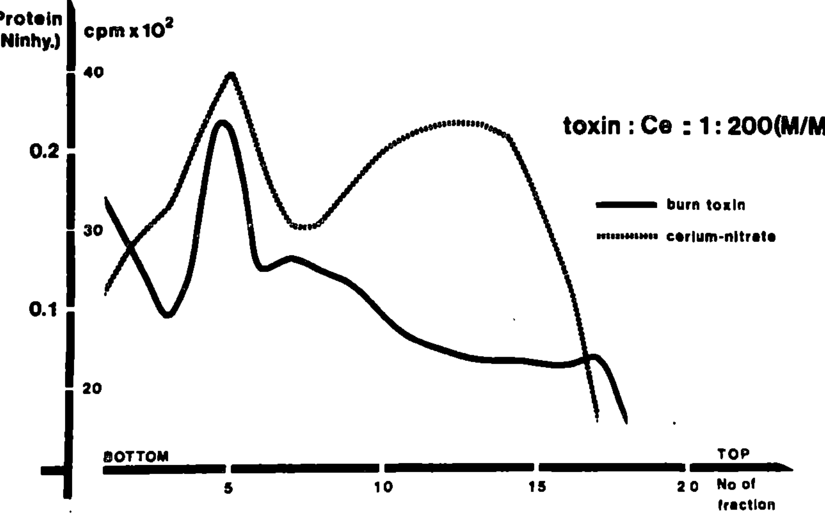

Abb. 11: Ultrazentrifugation von Toxin in einen Saccharose-Dichtegradienten, der durch vorangegangene Ultrazentrifugation mit radioaktiv markiertem Ceriumnitrat "beladen" worden war. Sich deckende Anreicherung von Radioaktivität = Cerium und Protein = Verbrennungstoxin. Bei einem Toxin-Cerium-Verhältnis von 1 : 200 deutlicher Ceriumüberschuß

fugation. Bis zu einer bestimmten Dichte findet sich dabei eine ziemlich gleichförmige Verteilung des Ceriums ohne eigentliche "Peak-Bildung". In die gleiche Abbildung ist die Ultrazentrifugation des toxischen Lipid-Protein-Komplexes projiziert, welche bei Fraktionsnummer 5 eine charakteristische Proteinanreicherung zeigt.

Abb. 11 gibt dagegen zwei Ultrazentrifugationen wieder, bei denen in verschiedenen molaren Verhältnissen Verbrennungstoxin in zwei Saccharose-Dichtegradienten zentrifugiert wurde, welche vorher uniform mit radiomarkiertem Ceriumnitrat "beladen" worden waren. Beide Ultrazentrifugationen zeigen einen sich jetzt deckenden Kurvenverlauf, d. h. dort, wo der der Dichte des Toxins entsprechende Toxinprotein-Peak zu finden ist, findet sich jetzt auch ein das Cerium repräsentierender Radioaktivitäts-Peak. Diese Resultate stützen die Arbeitshypothese, daß Ceriumnitrat Toxin bindet. Weitere Ergebnisse dieser Versuchsserie deuten darauf hin, daß bei einem molaren Verhältnis von Ceriumnitrat zu Toxin von z. B. 500 : 1 eine Zerstörung des toxischen Lipid-Protein-Komplexes resultiert mit Vorliegen denaturierter Untereinheiten.

Nach diesen vorläufigen Ergebnissen sind die guten, von MONAFO (16) und FOX (10) mitgeteilten klinischen Erfolge der Ceriumnitratbehandlung Schwerstverbrannter durchaus mit einer zweifachen Wirkung des Ceriums zu vereinbaren, nämlich einer bakteriziden bzw. bakteriostatischen und einer toxinkomplexbindenden Eigenschaft.

Zusammenfassung

Das Verbrennungstrauma induziert in der Haut die Bindung eines oder mehrerer Verbrennungstoxine. Der hier untersuchte toxische Lipid-Protein-Komplex wirkt einmal direkt immunsuppressiv (24, 26) und verursacht über eine zelluläre Schädigung der meisten Organe mit konsekutivem Energiedefizit der Zelle eine entscheidende Resistenzverminderung des Schwerverbrannten, die die Ursache für die meist letal endende Sepsis darstellt.

Als therapeutische Konsequenz ergibt sich die Notwendigkeit, die Wirkung bzw. die Resorption derartiger Toxine zu verhindern, entweder durch Frühexzision und/oder durch lokale Applikation selbst nicht resorbierbarer, proteinkomplexbindender Substanzen wie 0,02 - 0,04 molares Ceriumnitrat (10, 16).

Die vorliegenden experimentellen Ergebnisse weisen weiterhin auf die Möglichkeit hin, zirkulierendes Toxin in Zukunft durch passive Immuntherapie auszuschalten.

Literatur

1. ALLGÖWER, M., BURRI, C., CUENI, L., ENGLEY, M., GRUBER, U. F., HARDER, F., RUSSEL, R. G. G.: Study of burn toxins. Ann. N. Y. Acad. Sci. 150, 807 (1968)

2. ALLISON, A. C.: The role of microfilaments and microtubules in cell movement, endocytosis and exocytosis. In: Symposium on locomotion of tissue cells: Ciba Foundation Symposium. Allied Science Publ., Amsterdam 14, 109 (1973)

3. ASKO-SELJAVAARA, S., SUNDELL, B., RYTÖMAA, T.: The effect of early excision on bone-marrow cell growth in burned mice. Burns 3, 140 (1976)

4. BAXTER, C. R., MONCRIEF, J. A., PRAGER, M. D., COHEN, L. S.: A circulating myocardial depressant factor in burn shock. In: Research in burns (eds. P. MATTER, T. L. BARCLAY, Z. KONICKOVA), p. 499. Bern: Huber 1971

5. BOJAR, H., BALZER, K., REINERS, K., BASLER, M., REIPEN, W., STAIB, W.: Isolierung intakter Leberparenchymzellen durch eine modifizierte enzymatische Methode. Z. Klin. Chem. Klin. Biochem. 13, 25 (1975)

6. BURKE, J. F.: The benefits of prompt excision. J. Trauma 19, 924 (1979)

7. DE BRABANDER, M., BORGERS, M.: The formation of annulated lamellae induced by the desintegration of microtubules. J. Cell Sci. 19, 331 (1975)

8. FAULSTICH, H., WIELAND, Th., SCHIMASSEK, H., WALLI, A. K., EHLER, N.: Mechanism of phalloidin intoxication II. Binding studies. In: Membrane alterations as basis of liver injury (eds. H. POPPER, L. BIANCHI, W. REUTTER), p. 301. Lancaster/ England: MTP Press 1977

9. FEODOROV, N. A., MOVSHEV, B. E., NEDOSHIVINA, R. V., PETROV, V. N., AVERCHENKO, V. I.: Isolation and study of toxic fractions from burned skin. Vop. med. Khim. 20, 371 (1974)

10. FOX, C. L., MONAFO, W. W., AYVAZIAN, V. H., SKINNER, A. M., MODAK, S., STANFORD, J., CONDICT, C.: Topical chemotherapy for burns using cerium salts and silver sulfadiazine. Surg. Gynec. Obstet. 144, 668 (1977)

11. FRIMMER, M., PETZINGER, E.: Mechanism of phalloidin intoxication I: Cell membrane alterations. In: Membrane alterations as basis of liver injury (eds. H. POPPER, L. BIANCHI, W. REUTTER), p. 293. Lancaster/England: MTP Press 1977

12. GINN, F. L., SHELBURNE, J. D., TRUMP, B. F.: Disorders of cell volume regulation. I: Effects of inhibition of plasma adenosine triphosphatase with ouabain. J. Path. 53, 1041 (1968)

13. KREMER, B., ALLGÖWER, M., SCHEIDEGGER, A. M., SCHMIDT, K., SCHÖLMERICH, J., WÜST, B., SCHOENENBERGER, G. A.: Toxin-specific ultrastructural alterations of the mouse liver after burn injuries and the possibility of a specific anti-toxic therapy. Scand. J. plast. reconstr. Surg. 13, 217 (1979)

14. KREMER, B., ALLGÖWER, M., GRAF, M., SCHMIDT, K. H., SCHÖL-MERICH, J., SCHOENENBERGER, G. A.: The present status of research in burn toxins. Intens. Care Med. 7, 77 (1981)

15. MOATI, F., MOCZAR, E., MISKULIN, M., SEPULCHRE, C., ROBERT, A. M., MONTEIL, R., GUILBAUD, J.: Mise en évidence et caractérisation partielle de substances cardio-toxiques et neuro-toxiques dans le sérum de brûlés. Path.-Biol. 25, 225 (1977)

16. MONAFO, W. W., TANDON, S. N., AYVAZIAN, V. H., TUCHSCHMIDT, J., SKINNER, A. M., DEITZ, F.: Cerium nitrate: A new topical antiseptic for extensive burns. Surgery 80, 465 (1976)

17. ROSENTHAL, S. G., ZELMAN, D., VALENTI, C., SONG, I. C., BROMBERG, B. E.: In vitro evidence of a burn toxin. Plast. reconstr. Surg. 43, 397 (1969)

18. SCHÖLMERICH, J., KREMER, B., RICHTER, I. E., SCHMIDT, K., SETYADHARMA, H., SCHOENENBERGER, G. A.: Effects of a cutaneous human or mouse burn toxin on the metabolic function of isolated liver cells. Scand. J. plast. reconstr. Surg. 13, 223 (1979)

19. SCHOENENBERGER, G. A., CUENI, L. B., BAUER, U., EPPENBERGER, U., ALLGÖWER, M.: Isolation and characterization of a toxic lipid-protein-complex formed in mouse skin by controlled thermal energy. Biochim. biophys. Acta (Amst.) 263, 149 (1972)

20. SCHOENENBERGER, G. A., BAUER, U., CUENI, L. B., EPPENBERGER, U., STÄDTLER, K., ALLGÖWER, M.: Physical, chemical and biological properties of a specific toxic lipid-protein complex formed in thermally altered mouse skin. Biochim. biophys. Acta (Amst.) 263, 164 (1972)

21. SCHMIDT, K., SCHÖLMERICH, J., KREMER, B., HELLER, W., KOSLOWSKI, L.: Studies on the structure and biological effects of pyrotoxins purified from burned skin. World J. Surg. 3, 331 (1979)

22. SEPULCHE, Ch., MOATI, F., MISKULIN, M., HUISMAN, O., MOCZAR, E., ROBERT, A. M., MONTEIL, R., GUILBAUD, J.: Biochemical and pharmacological properties of a neurotoxic protein isolated from the blood serum of heavily burned patients. J. Path. 127, 137 (1979)

23. STÄDTLER, K., ALLGÖWER, M., CUENI, L. B., SCHOENENBERGER, G. A.: Pathophysiologische Untersuchungen an einem Verbrennungsmodell der Maus. Res. exp. Med. 158, 23 (1972)

24. STÄDTLER, K., ALLGÖWER, M., CUENI, L. B., SCHOENENBERGER, G. A.: Immuntherapeutische Untersuchungen mit Verbrennungstoxin am Modell der Maus. Res. exp. Med. 158, 34 (1972)

25. VISTNES, L. M.: Methods of excision. J. Trauma 19, 924 (1979)

26. WÜST, B.: Isolierung, physikalisch-chemische Charakterisierung, Immunologie und biologische Eigenschaften eines spezifischen cutanen Verbrennungstoxins und dessen Vorstufe beim Menschen. Dissertation, GTP-Verlag, Basel (1977)

Neuere Aspekte zur Autointoxikation nach schweren Verbrennungen

Von K. Schmidt, D. Kistler und G. Bruchelt

Obwohl der Gedanke einer Autointoxikation nach schweren Verbrennungen bereits seit mehr als 100 Jahren diskutiert wird
(7) und die wissenschaftliche Literatur zu diesem Fragenkom-
plex sehr umfangreich ist, besteht auch heute noch keine ab-
schließende Klarheit darüber, in welchem Umfang sich autoin-
toxikative Prozesse am klinischen Bild der Verbrennungskrankheit beteiligen. Wenngleich sich mit dem methodischen Fortschritt in den Grundlagenwissenschaften in Teilbereichen eine
Lösung abzeichnet, so gilt doch insgesamt noch immer die 1959
getroffene Feststellung von KOSLOWSKI (3):

"Für das Vorliegen einer Vergiftung durch körpereigene Substanzen ist eine so große Zahl von Beweisen erbracht worden,
daß es verwunderlich erscheint, sie auch heute noch gelegentlich in Abrede gestellt zu sehen. Doch liegt die Erklärung
hierfür einmal in der Schwierigkeit, die Gifte chemisch zu
identifizieren, zum anderen in den bisher bescheidenen Erfolgen einer entgiftenden Behandlung."

Sicher sind auch gewisse begriffliche Schwierigkeiten im Um-
gang mit dem Ausdruck "Autointoxikation" für die Tatsache verantwortlich zu machen, daß ein derartiger pathogenetischer Mechanismus noch nicht zum unumstrittenen Allgemeingut geworden
ist. Es ist dabei beispielsweise offengelassen, ob toxisch
wirkende Stoffe unter der Einwirkung der thermischen Energie
lediglich freigesetzt werden, ob sie auf physiologischen Reak-
tionswegen durch thermische Aktivierung in unphysiologischem
Ausmaß gebildet werden, oder ob es thermische Abbau- oder Auf-
bauprodukte sind, die im Organismus normalerweise nicht vorkommen.

Darüber hinaus ist die Bedeutung der Autointoxikation nach
schweren Verbrennungen auch deswegen kontrovers geblieben,
weil die Angriffspunkte und Wirkungsmechanismen der beteiligten toxischen Stoffe nur unzureichend bekannt sind. Ein interessanter gedanklicher Ansatzpunkt ist in diesem Zusammenhang die "biochemische Läsion" nach Verbrennung, die nicht von
einem spezifischen Verbrennungstoxin ausgeht, sondern die Gesamtheit der thermisch ausgelösten Veränderungen umfaßt, die
sich im Metabolismus, der Immunologie, ja der gesamten Homöostase des Organismus ergeben. Neben den unmittelbaren Zellun-
tergang in Form von Nekrose und Nekrobiose tritt die besonders durch Gewebshypoxie bedingte Autolyse. Hierbei kann die
Freisetzung hydrolytischer Enzyme sekundär zur Bildung toxischer Folgeprodukte führen.

In jüngster Zeit ist der autotoxische Mechanismus wieder mehr
ins Blickfeld getreten, da einerseits gewisse Fortschritte bei

der Aufklärung von Struktur und Wirkung der beteiligten Stoffe
erzielt wurden, zum anderen die konventionellen Therapiemaßnahmen, wie Flüssigkeitsersatz und Infektionsbekämpfung, sich
zunehmend als ungeeignet erwiesen haben, die Letalitätsraten
nach schweren Verbrennungen über das bisher erreichte Maß hinaus zu senken. Besondere Aufmerksamkeit in therapeutischer Hinsicht verdienen daher die Versuche, durch eine Lokaltherapie
die Entstehung, Verbreitung und Wirkung toxischer Gewebsbe-
standteile zu verhindern oder zu vermindern. Darüber hinaus
ergeben sich auch erste Möglichkeiten, das gestörte metabolische und immunologische Gleichgewicht durch gezielte Korrekturen wiederherzustellen.

Ehe wir uns mit diesen Therapiefragen beschäftigen, sei auf einige Mechanismen der Autointoxikation eingegangen, wozu unter
anderem auch der Nachweis der Intoxikation gehört.

Ein erster Hinweis auf einen toxischen Schädigungsmechanismus
ergibt sich aus der Tatsache, daß die Frühexzision der thermisch geschädigten Haut überraschend günstige Überlebenschancen auch bei Schwerverbrannten eröffnet. Leider ist es jedoch
in vielen Fällen im Frühstadium, d. h. in den ersten 8 h, nicht
möglich, die Exzision durchzuführen, da der schwere Schockzustand der Patienten das Risiko zu groß erscheinen läßt.

Im tierexperimentellen Modell läßt sich die Anwesenheit toxischer Stoffe in verbrannter Haut und ihre Verbreitung im Organismus elegant durch Parabioseversuche beweisen, bei denen die
Kreisläufe eines letal verbrannten Tieres und eines unverbrannten Geschwistertieres verbunden werden. Derartige experimentelle Anordnungen wurden bereits vor mehr als 50 Jahren zum
Studium toxischer Mechanismen angewandt (4). Noch unmittelba-
rer läßt sich eine toxische Ursache durch gekreuzte Transplantation der Haut verbrannter und unverbrannter Tiere nachweisen.

Abb. 1 zeigt die Versuchsanordnung, bei der die Haut einer in
vivo verbrannten Maus auf ein unverbranntes Tier übertragen
und gleichzeitig die exzidierte Haut der unverbrannten Maus
auf das verbrannte Tier transplantiert wird. Die verbrannte
Körperoberfläche wird so gewählt, daß eine letale Verbrennung
resultiert. In diesen Experimenten wurde das geringfügig modifizierte Verbrennungsmodell von STÄDTLER (6) angewandt.

Die Auswertung der Überlebensraten ergibt das unerwartete Bild,
daß nicht etwa die unverbrannten Tiere überleben, sondern die
letal verbrannten (Abb. 2). Daraus läßt sich unmittelbar her-
leiten, daß mit der Übertragung der verbrannten Haut auch die
letal wirkenden Stoffe transferiert werden.

Ein weiterer wichtiger Hinweis auf den Autointoxikationsmecha-
nismus ergibt sich aus Therapieversuchen und anschließender
Messung der Überlebensraten. In Abb. 3 sind die Ergebnisse eines derartigen Experiments dargestellt, bei dem der Versuch
unternommen wird, durch eine Gerbungsbehandlung der verbrannten Haut mittels Cer(III)nitrat die Resorption der toxischen
Stoffe zu vermindern. Dazu wird die verbrannte Haut vor der

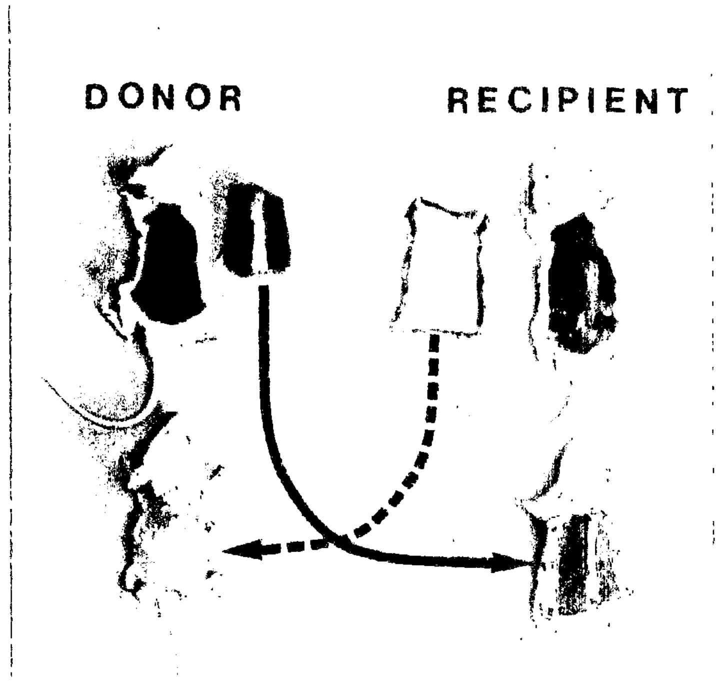

Abb. 1. Gekreuzte Transplantation verbrannter und unverbrannter Haut

Transplantation auf das unverbrannte Tier in eine wäßrige
0,04 M Ce(NO$_3$)$_3$-Lösung eingelegt. Als Kontrollen dienen verbrannte Transplantate, die vor der Übertragung auf das Empfängertier in physiologische Kochsalzlösung eingelegt wurden. Es zeigt sich, daß die Behandlung mit physiologischer Kochsalzlösung keine Veränderung in den Überlebensraten mit sich bringt, während die Gerbung mit Cer(III)nitrat zu einer hochsignifikanten Verbesserung führt, die man auf eine Fixierung der toxischen Stoffe in der Haut zurückführen kann. Diese Befunde korrelieren unmittelbar mit Ergebnissen am verbrannten Tier, wo die Gerbungsbehandlung ebenfalls einen positiven Effekt auf die Überlebensrate hat.

Natürlich sind Transplantationen verbrannten Hautgewebes und Messungen von Überlebensraten nur ein erster Schritt zur Aufklärung der Autointoxikation nach Verbrennungen. Die weiteren Bemühungen müssen darauf gerichtet sein, spezifischere Testsysteme für die toxischen Wirkungen zu erarbeiten und die Wirkstoffe mit Hilfe dieses Tests aus dem verbrannten Gewebe zu isolieren. Dazu bieten sich Experimente an isolierten Zellen, Organellen und Membranen an, mit deren Hilfe Wirkungen auf den

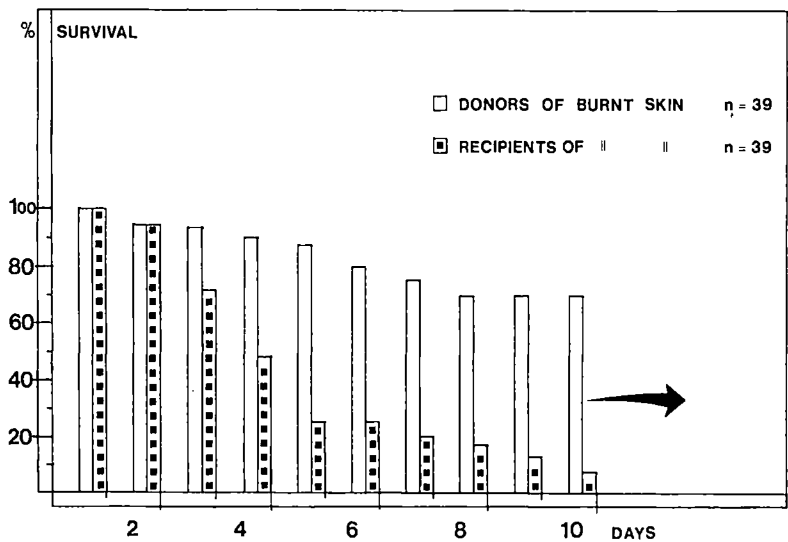

Abb. 2. Überlebensraten nach gekreuzter Transplantation verbrannter und unverbrannter Haut bei Mäusen

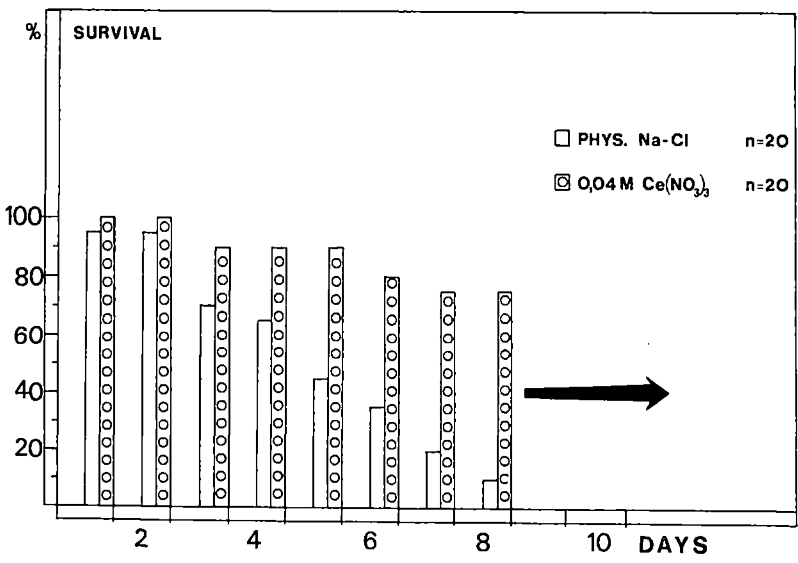

Abb. 3. Wirkung einer Gerbungsbehandlung mit Ce(NO$_3$)$_3$ auf die
Überlebensrate nach gekreuzter Transplantation

Metabolismus oder auf den Membrantransport untersucht werden
können. Die Untersuchung von Membrantransportprozessen erscheint
unter anderem deswegen besonders wichtig zu sein, da nach schweren Verbrennungen eine charakteristische Permeabilitätsstörung
der Zellmembranen nachweisbar ist, die klinisch durch die massiven Ödeme imponiert. Als Testsysteme eignen sich für derartige

Untersuchungen besonders künstliche Lipidmembranen, deren elektrische Leitfähigkeit unter der Einwirkung membranaktiver Stoffe sprunghafte Änderungen um mehrere Größenordnungen zeigen kann.

Als Testmodell für metabolische Veränderungen wurden isolierte Hepatozyten der Ratte sowie isolierte Lebermitochondrien verwendet. Auch bei der Auswahl dieses Testsystems gaben die nach schweren Verbrennungen auftretenden klinischen Zeichen der Leberfunktionsstörung den entscheidenden Fingerzeig. Von den zahlreichen untersuchten Funktionsleistungen blieben schließlich Atmungsmessungen an isolierten Lebermitochondrien und die Synthese von Ribonukleinsäure in Hepatozyten als zentrale Meßgröße übrig, an denen sich die toxischen Wirkungen demonstrieren lassen.

Die experimentelle Untersuchung der dritten schweren Funktionsstörung neben Permeabilität und Metabolismus, nämlich der Immunität, ist derzeit die aktuellste Forschungsrichtung. Bei der Komplexität des Immunsystems ist zu erwarten, daß eine klare Zuordnung von Funktionsstörungen zu bestimmten toxischen Stoffen schwierig ist. Immerhin zeichnet sich ab, daß die metabolisch aktiven Verbrennungstoxine auch Wirkungen im zellulären Schenkel des Immunsystems haben, wobei sich etwa eine Hemmung der Blastogenese von Lymphozyten nachweisen läßt. Daneben ergeben sich Zusammenhänge zwischen der Komplementaktivierung und den beobachteten Membranveränderungen.

Die Fraktionierung der verbrannten Haut zur Reinigung der aktiven Bestandteile kann nach verschiedenen Kriterien erfolgen. Wir haben uns bei den eigenen Studien in erster Linie auf eine Separation nach Molekülgröße, nach Löslichkeit und Flüchtigkeit festgelegt. Es zeigte sich, daß alle erhaltenen Fraktionen des Homogenats verbrannter Haut erhebliche, wenn auch unterschiedliche toxische Aktivität aufweisen.

Die hochmolekulare Proteinfraktion verbrannter Haut erweist sich als ein Agens hoher Membranaktivität, das bereits in sehr niedrigen Konzentrationen den Durchtritt von Ionen durch eine Lipidmembran begünstigt. Es ist zu erwarten, daß sich auf der Basis dieses Mechanismus ein Teil der Veränderungen nach schweren Verbrennungen erklären läßt. Auffällig ist dabei die Tatsache, daß die aktiven Substanzen in der hochmolekularen Fraktion enthalten sind. Die im Zusammenhang mit Permeabilitätsstörungen immer wieder ins Spiel gebrachten Metaboliten der Arachidonsäure sind im Gegensatz dazu niedermolekulare Mediatoren, über deren Bedeutung bei Membranveränderungen bereits von ARTURSON berichtet wurde.

Eine Beziehung der hochmolekularen, membranaktiven Stoffe in verbrannter Haut zum "Membrane-attack-complex" (MAC) des Komplements läßt sich herstellen. Die Analogie ist sowohl struktureller als auch funktioneller Natur. Auch der thermische Aktivierungsweg des Komplements ohne vorherige, auslösende Antigen-Antikörper-Reaktion paßt in das Gesamtbild eines toxischen Wirkungsmechanismus. Ein Komplementverbrauch ist nach schweren

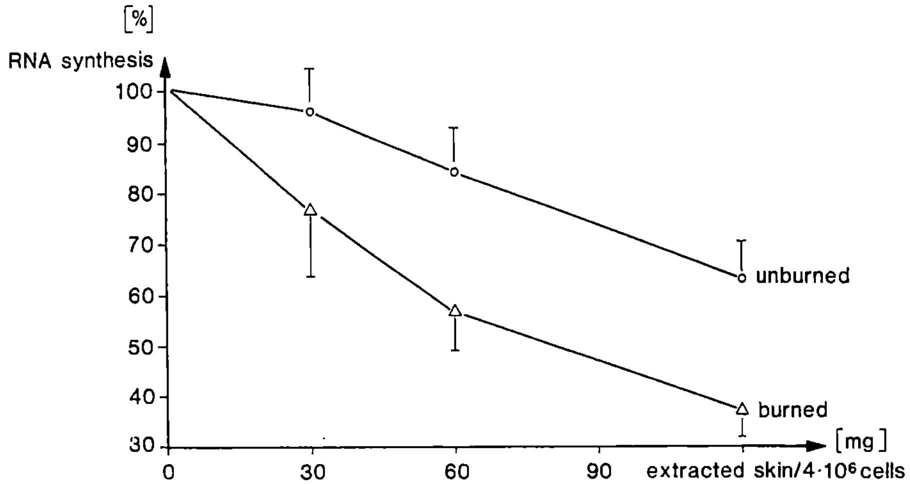

Abb. 4. Wirkung niedermolekularer, wasserlöslicher Extrakte
verbrannter und unverbrannter Haut auf die RNA-Synthese isolierter Hepatozyten

Verbrennungen seit langem bekannt und dürfte auch die regelmäßig auftretende Verbrauchsopsoninopathie begründen (2).

Die niedermolekulare, wasserlösliche Fraktion des Homogenats
verbrannter Haut zeigt spezifische toxische Wirkungen im Test-
system mit isolierten Hepatozyten. Besonders die Utilisation
radioaktiven Uridins bei der Synthese von Ribonukleinsäuremo-
lekülen ist nach Inkubation mit dieser Fraktion stark gehemmt
(Abb. 4). Eine reduzierte RNA-Synthese führt im Laufe weniger
Tage zu einer Verarmung der Zellen an Messenger-Molekülen, so
daß ein Proteinverlust und damit schließlich ein Funktionsver-
lust auftritt. Diese allmählich eintretende Funktionsminderung
bei zahlreichen Organen ist ein bekanntes Charakteristikum der
Verbrennungskrankheit. Es ist daher nicht auszuschließen, daß
ein wesentlicher pathogenetischer Mechanismus in der RNA-Syn-
thesehemmung zu sehen ist. Eine definitive Strukturaufklärung
der beteiligten Verbindungen steht allerdings noch aus.

Bei der niedermolekularen, flüchtigen und lipophilen Fraktion
ist eine strukturelle Charakterisierung zahlreicher Komponenten mit Hilfe der Gaschromatographie und Massenspektrometrie
gelungen. Einige der identifizierten Verbindungen können bereits aufgrund typischer Strukturmerkmale als toxisch angesehen werden (5). Als ein möglicher Mechanismus kommt die Lipid-
peroxidation in Betracht, die durch eine Reihe der identifizierten Verbindungen begünstigt wird und zu erheblichen Störungen im Zellstoffwechsel führen kann. Die zentrale toxische Wirkung dieser Fraktion scheint sich jedoch auf die mitochondriale
Atmung zu erstrecken. Dies ergibt sich eindeutig aus Untersuchungen an isolierten Mitochondrien der Rattenleber und korreliert mit Befunden, die nach schweren Verbrennungen erhoben
wurden (1). So sinkt beispielsweise der Atmungskontrollkoeffi-
zient der Lebermitochondrien nach Inkubation mit der toxischen

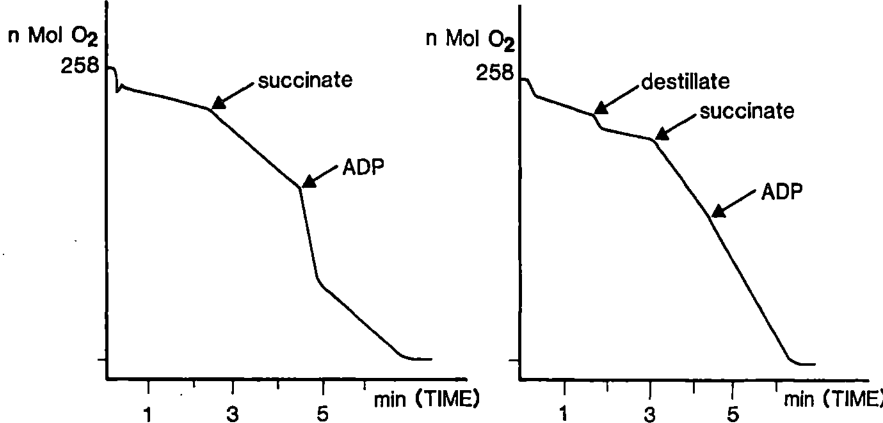

Abb. 5. Wirkung flüchtiger Reaktionsprodukte verbrannter Haut
auf die Atmungskurven isolierter Mitochondrien der Rattenleber

Fraktion aus verbrannter Haut signifikant ab. Die entsprechenden Atmungskurven sind in Abb. 5 dargestellt. Man erkennt, daß
nach Präinkubation der Mitochondrien mit der toxischen Fraktion eine Stimulation der Atmung durch ADP nicht mehr erfolgt.
Dieser Befund korreliert mit Resultaten aus in-vivo-Untersu-
chungen, wo nach Verbrennung ein reduzierter ATP-ADP-Quotient
nachgewiesen wurde.

Ein Aspekt, der sich bei den Untersuchungen herausstellt, ver-
dient Beachtung, daß nämlich sowohl bei den toxischen Wirkungen auf Membranen als auch bei der Wirkung auf die RNA-Synthese unverbranntes, analog aufgearbeitetes Material Aktivität
zeigt. Daraus ergibt sich, daß zumindest in diesen Fällen ein
Freisetzungsmechanismus oder Aktivierungsmechanismus in Frage
kommt. Es erscheint möglich, daß die mechanischen Homogenisa-
tionsschritte und die thermische Schädigung zu ähnlichen Frei-
setzungen von Substanzen aus den Zellkompartimenten führen.

Bei den Wirkungen auf die mitochondriale Atmung ist eine thermische Einwirkung auf das Gewebe erforderlich, so daß an eine
Neubildung thermischer Folgeprodukte gedacht werden muß.

Aus den dargestellten Zusammenhängen läßt sich ohne weiteres
schlußfolgern, daß autotoxische Mechanismen bei den meisten
klinischen Veränderungen nach schweren Verbrennungen beteiligt
sind. Die Schwerpunkte autotoxischer Wirkungen sind bei den
Permeabilitätsstörungen, den metabolischen Veränderungen und
der Abwehrschwäche zu sehen. Weitere Untersuchungen sind erforderlich, um die Details abzuklären.

Literatur

1. APRILLE, J. R., HOM, J. A., RULFS, J.: J. Trauma 17, 279
   (1977)

2. HEIDEMANN, M.: J. Trauma 19, 239 (1979)

3. KOSLOWSKI, L.: Autolysekrankheiten in der Chirurgie. Stuttgart: Thieme 1959

4. SAUERBRUCH, F., HEYDE, M.: Z. Exper. Path. Ther. 33 (1909)

5. SCHMIDT, K.: In: Burn injuries (eds. L. KOSLOWSKI, K. SCHMIDT,
   R. HETTICH). Stuttgart: Schattauer 1979

6. STÄDTLER, K., ALLGÖWER, M., CUENI, L. B., SCHOENENBERGER,
   G. A.: Res. exp. Med. 158, 23 (1972)

7. WERTHEIM, G.: Wien. med. Presse 9, 309 (1868)

Hämodynamische und Rheologische Veränderungen in der frühen Verbrennungsphase

Von H.-H. Mehrkens

Die vielfach geäußerte Ansicht, daß die Probleme der primären
Schockbehandlung von Brandverletzten im großen und ganzen als
gelöst zu betrachten seien, bedarf einer kritischen Überprü-
fung. Dazu erscheint es notwendig, insbesondere die hämodynamischen und rheologischen Veränderungen, die in der Folge eines schweren Verbrennungstraumas eintreten, näher zu beleuch-
ten.

Im Vordergrund aller pathophysiologischen Überlegungen steht
letztendlich das Ausmaß der primär oder sekundär beeinträch-
tigten Sauerstoffversorgung des Organismus.

ARTURSON hat die Bedingungen und Zusammenhänge der Sauerstoffversorgung im Gewebe in der Formel

$$\dot{V}_{\,}O_2 = \dot{Q} \times C\,O_{2\ cap} \times (S_aO_2 - S_{\bar{v}}O_2)$$

zusammengefaßt (3), d. h. der Sauerstoffverbrauch ist propor-
tional dem Herzzeitvolumen, der maximalen Sauerstoffbindungskapazität und der arteriovenösen Sauerstoffsättigungsdifferenz.

Die charakteristischen Veränderungen, die dieses Regulations-
gleichgewicht der Sauerstoffversorgung in der Folge eines Verbrennungstraumas treffen, sind (3):

1. Anstieg des Sauerstoffverbrauchs,
2. Abnahme des Herzzeitvolumens,
3. Abnahme der maximalen Sauerstoffbindungskapazität,
4. Abnahme der arteriellen Sauerstoffsättigung.

Aus diesen Gegebenheiten sind die wesentlichen therapeutischen
Ansätze abzuleiten. D. h. unter hämodynamischen Gesichtspunkten wird das vorrangige Ziel darin liegen müssen, das Herzzeitvolumen nicht nur zu normalisieren, sondern unter Umständen
noch über die Norm anzuheben.

Neben den genannten Voraussetzungen wird die Sauerstoffversorgung im Gewebe letzten Endes durch die Verhältnisse der mikrozirkulatorischen Strombahn bestimmt, die zugleich auch den
transkapillären Abtransport von Gewebsmetaboliten gewährleisten (12).

Die entscheidenden Faktoren, die die Kapillardurchblutung beeinflussen, sind (12):

1. der Kapillarquerschnitt,
2. der strömungswirksame Druckgradient,
3. der viskositätsbedingte Strömungswiderstand.

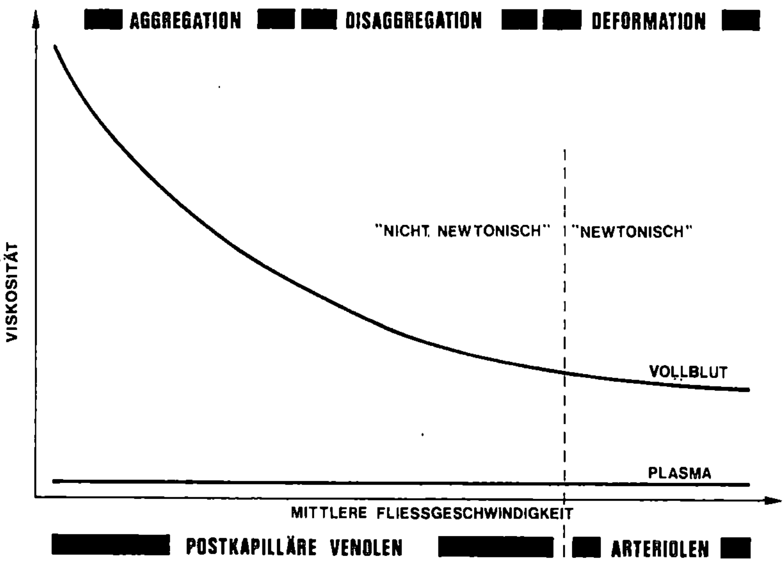

Abb. 1. Fließverhalten des Blutes (Nach 11)

Während Kapillarquerschnitt und Druckgradient im Zusammenwir-
ken von adrenergen nervösen Afferenzen auf die präkapillären
Sphinkter und dem Stromzeitvolumen gesteuert werden, ist der
Strömungswiderstand vor allem von der lokalen Blutviskosität
abhängig. Damit erlangt das Fließverhalten des Bluts in der
Kapillarstrombahn eine ganz entscheidende Bedeutung. Wie noch
gezeigt werden wird, spielt dieser Tatbestand gerade unter den
verbrennungsbedingten pathophysiologischen Veränderungen eine
wichtige Rolle.

Da von Viskosität und Fließverhalten des Bluts im Zusammenhang mit Verbrennungen zwar häufig die Rede ist, sich in der
Literatur zu diesem Thema aber so gut wie keine detaillierten
Untersuchungen finden, soll hier zunächst kurz auf einige Grund-
begriffe eingegangen werden.

Nach der Definition von Newton ist unter Viskosität einer Flüssigkeit der Quotient aus tangential einwirkender Kraft (= Scherkraft) und der in der Zeiteinheit erzielten Verschiebung einzelner Flüssigkeitsschichten (= Schergrad) zu verstehen. Vereinfacht ausgedrückt variiert die Scherkraft mit dem Druckgradienten und der Schergrad mit der mittleren Strömungsgeschwindigkeit.

Während sogenannte "einfache" oder "Newtonsche" Flüssigkeiten
(Beispiel: Wasser, Plasma) sich dadurch auszeichnen, daß die
Viskosität eine von der momentanen Strömungsgeschwindigkeit
unabhängige Konstante ist, stellt Blut eine "nicht Newtonsche"
Flüssigkeit dar, d. h. sobald eine kritische Fließgeschwindigkeit unterschritten wird, kommt es zu einem nahezu exponentiel-
len Anstieg der Viskosität aufgrund zunehmender Erythrozyten-
aggregationen, gleichzusetzen mit einer Verschlechterung der

Fließeigenschaften des Bluts. Bei Beschleunigung des Blutstroms können diese Aggregationen jedoch wieder völlig dispergiert werden, wobei die Erythrozyten eine zunehmende Deformation, d. h. Profilabflachung, erfahren (Abb. 1) (12).

Da speziell im Bereich der postkapillären Venolen diese kritische Fließgeschwindigkeit unterschritten wird und hier bereits physiologischerweise vorübergehende Stasen beobachtet werden, kommt diesem Gefäßabschnitt unter rheologischen Gesichtspunkten die größte Bedeutung zu.

Neben Aggregation und Deformation der Erythrozyten stellt der Begriff der "Fließschubspannung" das dritte rheologische Grundphänomen von Blut als nicht Newtonscher Flüssigkeit dar. Hierunter ist zu verstehen, daß in Stase befindliches Blut erst dann wieder zum Strömen gebracht werden kann, wenn die treibende Scherkraft, d. h. der herrschende Druckgradient, einen bestimmten kritischen Wert überschreitet. Wichtigste Einflußgröße aller drei genannten Faktoren ist der Hämatokrit (12).

Zusammengefaßt kann man sagen, daß das Fließverhalten des Bluts ausgedrückt in der Viskosität - neuerdings mehr gebräuchlich ist die Bezeichnung Fluidität als Reziprokwert der Viskosität (8) - im wesentlichen von den drei Größen bestimmt wird:

1. Strömungsgeschwindigkeit,
2. Hämatokrit,
3. Erythrozytenflexibilität.

Das Deformationsvermögen der Erythrozyten bildet dabei die Hauptdeterminante für die Kapillarpassage und den damit verbundenen Sauerstoffaustausch.

Trotz neuerer Forschungsergebnisse sind die klassischen schockspezifischen Störungen der Mikrozirkulation, wie sie von SUNDERPLASSMANN und MESSMER definiert wurden (11, 12), speziell auch für die schwere Brandverletzung keineswegs als überholt anzusehen.

Als gesichert kann gelten, daß es in der Folge eines Verbrennungstraumas zu einer kritischen Abnahme der nutritiven Kapillardurchblutung, begleitet von einer Dissoziation der Durchströmung, kommt. Diese Veränderungen werden hervorgerufen durch die traumatisch bedingte Verminderung des mikrozirkulatorischen Druckgradienten, die Abnahme der Strömungsgeschwindigkeit in Kapillaren und postkapillären Venolen, eine verminderte Erythrozytendeformation und schließlich eine gravierende Abnahme der Fluidität durch steigende Hämokonzentration und zunehmende Erythrozytenaggregation.

Gemeinsam bewirken diese Faktoren sowohl eine Einstrom- als auch eine Durchstrom- und Ausstrombehinderung im Bereich des Kapillarstrombettes, die ohne wirkungsvolle und adäquate therapeutische Maßnahmen unweigerlich die definitive Nekrose der betroffenen Gewebebezirke zur Folge hat.

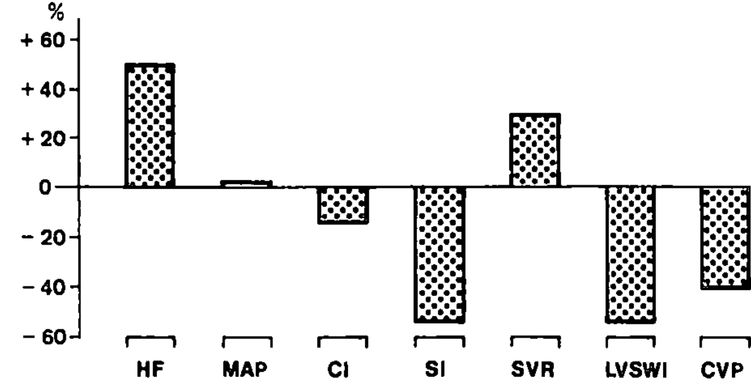

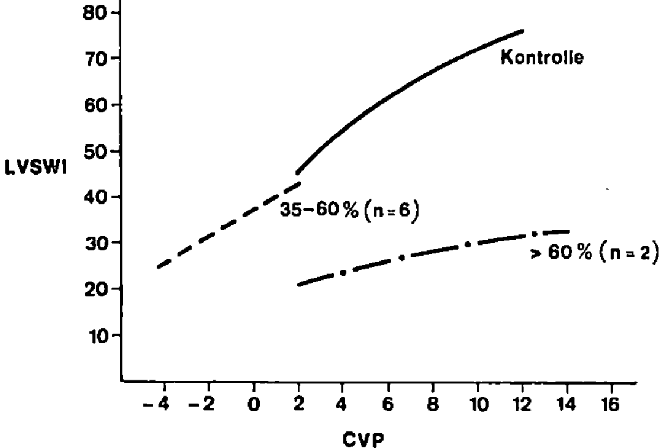

Abb. 2. Hämodynamische Veränderungen in der Frühphase nach Verbrennungen (n = 6, 35 - 60 % Verbrennung) (Nach 10)

In der Frühphase nach einem schweren Verbrennungstrauma lassen die hämodynamischen Kriterien ein weitgehend einheitliches Bild erkennen (Abb. 2).

Keine oder nur geringfügige Abweichung zeigt zunächst der mittlere arterielle Druck, während die Herzfrequenz mit einer kompensatorischen Tachykardie reagiert. Auch die Herzfrequenzsteigerung kann erst mit einer gewissen Latenzzeit einsetzen, so daß diese beiden klinischen Meßgrößen Pulsfrequenz und Blutdruck absolut keine Gradmesser in der Initialphase für die bereits eingetretenen Verluste sein können.

Negative Abweichungen zeigen dagegen der Herzindex und noch ausgeprägter der Schlagindex. Auch der linksventrikuläre Schlagarbeitsindex ist in gleicher Größenordnung wie der Schlagindex vermindert. Das Verhalten des zentralvenösen Drucks ist nicht einheitlich. Er kann einerseits hypovolämiebedingt erniedrigt sein, wird andererseits aber auch im Normbereich gefunden (2), was insbesondere für schwerere Verbrennungen zu gelten scheint. Eine ähnliche Aussage ist für das Verhalten des pulmonalkapillären Verschlußdrucks zu treffen. Die sympathikoadrenerge Gegenregulation findet ihren Niederschlag in einer deutlichen Erhöhung des totalen peripheren Widerstands (10).

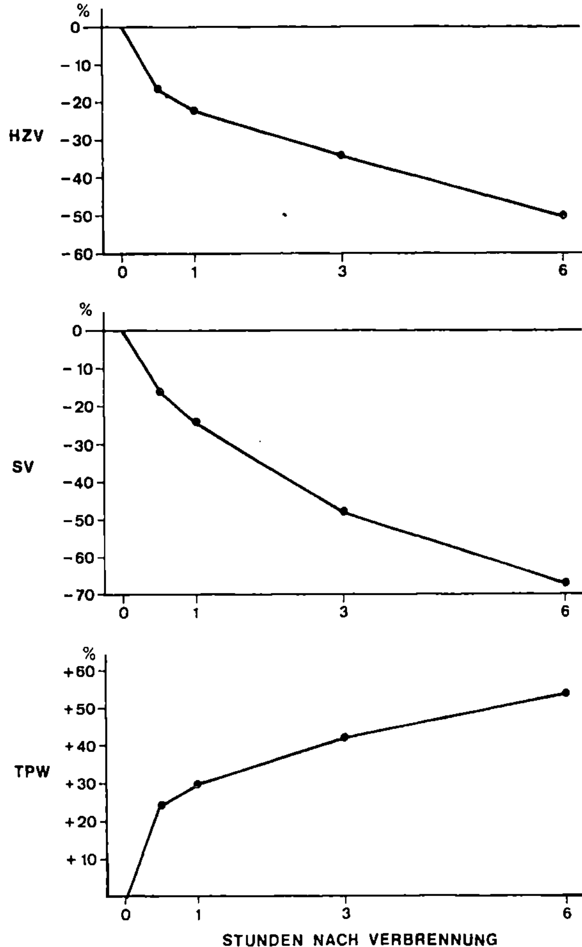

Abb. 3. Verbrennungsschockmodell - keine Infusion (n = 5, Mittelwerte): Herzzeitvolumen, Schlagvolumen, totaler peripherer Widerstand

Für differenzierte Studien der hämodynamischen Veränderungen nach schwerem Verbrennungstrauma und insbesondere zur Ermittlung geeigneter therapeutischer Ansatzpunkte sind standardisierte Untersuchungen am Tiermodell unerläßlich. Unsere Erfahrungen mit einer 50%igen Verbrühung bei Jungschweinen zeigen, daß dieses Modell große Übereinstimmung mit den vergleichbaren Verhältnissen beim Menschen aufweist, so daß trotz gewisser Einschränkungen Rückschlüsse aus den experimentell gewonnenen Daten auf die klinische Praxis zulässig erscheinen (7).

Trotz des schweren Traumas einer 50%igen Verbrühung (durch 20 s langes Eintauchen des Versuchstieres in 75 °C heißes Wasser) bleiben die einfachen klinischen hämodynamischen Meßdaten, Herzfrequenz und Blutdruck, während der ersten posttraumatischen Stunde weitgehend unverändert (Abb. 3). Sogar noch nach 3 h ist der Blutdruck der unbehandelten Versuchstiere erst um weniger als 10 % abgefallen.

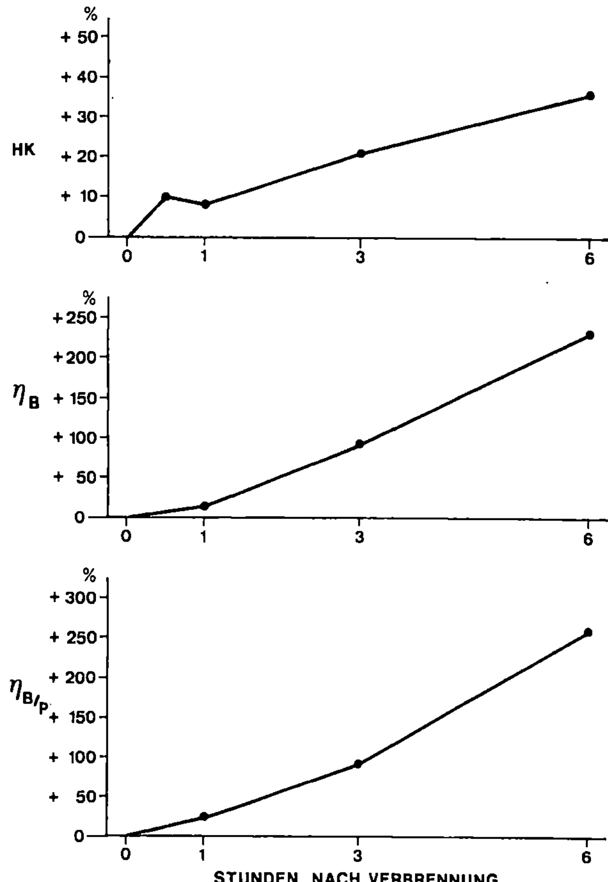

Abb. 4. Verbrennungsschockmodell - keine Infusion (n = 5, Mittelwerte): Hämatokrit, apparente Blutviskosität, relative apparente Blutviskosität

Im Vergleich dazu sind die Veränderungen von Herzzeitvolumen und Schlagvolumen sowie totalem peripherem Widerstand von Beginn an offensichtlich: Herzzeitvolumen und Schlagvolumen fallen bereits innerhalb der ersten Stunde um mehr als 20 % ab, wobei die negative Entwicklung nach 3 h beim Schlagvolumen am ausgeprägtesten ist (nur noch ca. 50 % des Ausgangswerts). Der Abfall von Herzzeitvolumen und Schlagvolumen ist begleitet von einem entsprechenden Anstieg des totalen peripheren Widerstands.

Der für die rheologischen Betrachtungen besonders wichtige Hämatokrit zeigt posttraumatisch den verbrennungstypischen hämokonzentrationsbedingten Anstieg (Abb. 4). Innerhalb der ersten Stunde sind die Hämatokritveränderungen noch relativ diskret, nach 3 h liegen sie um 20 % und nach 6 h um ca. 35 % über dem Ausgangsniveau.

Die apparente Blutviskosität bei niedriger Strömungsgeschwindigkeit - entsprechend den Verhältnissen im postkapillären Ve-

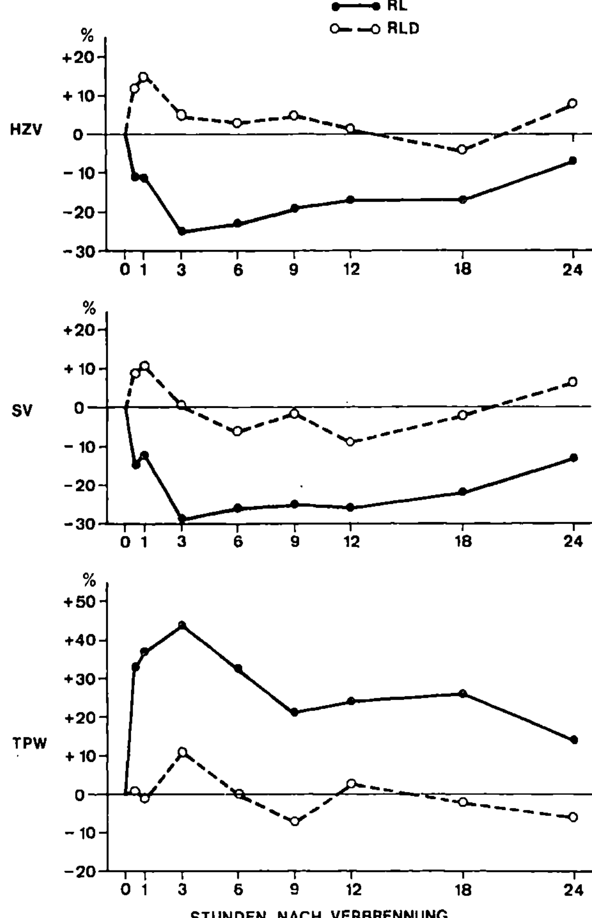

Abb. 5. Verbrennungsschockmodell - Infusion 3 ml/kg/% VKO +
Bolus (n = 8, Mittelwerte: Herzzeitvolumen, Schlagvolumen, totaler peripherer Widerstand

nolenbereich (dargestellt sind die Meßdaten bei einem Schergrad von 0,1/s) - sowie in gleicher Weise die relative apparente Blutviskosität (berechnet aus dem Quotienten von apparenter
Blutviskosität und apparenter Plasmaviskosität als Maß für die
Fluidität der Erythrozyten) nehmen im Vergleich zum Hämatokrit
bereits innerhalb der ersten Stunde um 15 bzw. 25 % zu und zeigen dann im weiteren Verlauf einen überproportionalen steilen
Anstieg auf ca. 250 % über dem Ausgangswert.

In absoluten Zahlen ausgedrückt bedeutet dies, daß ein Anstieg
des Hämatokrits um 6 Absolutprozente bereits eine 100%ige Zunahme der Viskosität bei niedriger Strömungsgeschwindigkeit
bewirkt.

An diesem Verbrennungsschockmodell wurde nun untersucht, in
welcher Weise die genannten hämodynamischen und rheologischen
Meßdaten unter einer üblichen Infusionstherapie, basierend auf
der Infusionsformel

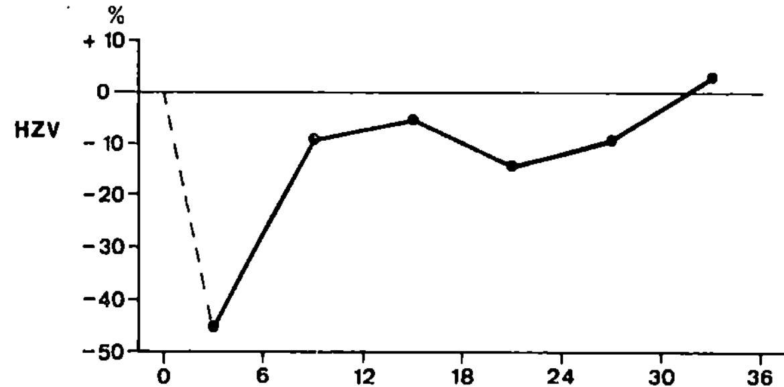

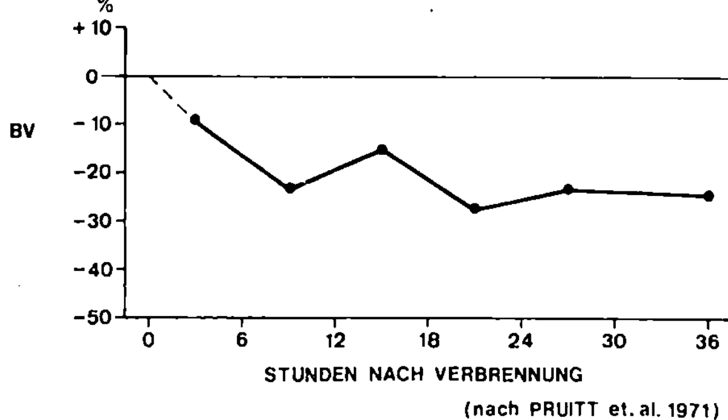

Abb. 6. Hämodynamische Veränderungen bei Schwerverbrannten
(Nach 9)

3 ml/kg KG/% verbrannte Körperoberfläche/erste 24 h
(davon die Hälfte in den ersten 8 h),

beeinflußt werden.

Obwohl mit der Zufuhr der Infusionslösungen unmittelbar nach
dem Verbrennungstrauma begonnen wurde, zeigte sich, daß insbesondere die negativen Veränderungen von Herzzeitvolumen und
Schlagvolumen in den ersten Stunden nicht ausgeglichen werden
konnten. Dies galt sowohl für eine reine Elektrolytlösung vom
Typ des Ringer-Laktats als auch für eine kombinierte Lösung
aus Ringer-Laktat und 5%igem Humanalbumin im Verhältnis 2 : 1
und darüber. hinaus auch für eine 5%ige Albuminlösung ohne Rin-
ger-Laktatzusatz (7).

Die hierin zum Ausdruck kommende offensichtlich unzureichende
Flüssigkeitssubstitution veranlaßte uns, in einem weiteren
Versuchsansatz unter Beibehaltung der Grundformel innerhalb
der ersten posttraumatischen Stunde eine zusätzliche Bolusinfusion von 500 ml zu verabfolgen. Dieses Infusionsregime wurde über 24 h an zwei Kollektiven durchgeführt: Eine Gruppe erhielt eine reine Vollelektrolytlösung vom Typ des Ringer-Laktats, die andere eine kombinierte Lösung aus Ringer-Laktat und

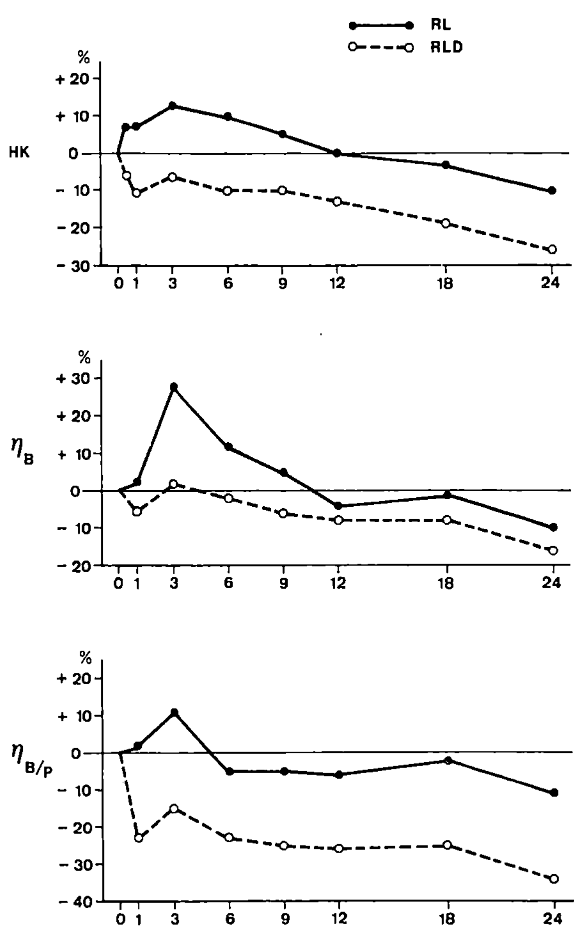

Abb. 7. Verbrennungsschockmodell - Infusion 3 ml/kg/% VKO +
Bolus (n = 8, Mittelwerte): Hämatokrit, apparente Blutviskosität, relative apparente Blutviskosität

6%iger Dextran-60-Lösung im Verhältnis 2 : 1. Als Bolusinfusion wurden jeweils entweder 500 ml Ringer-Laktat oder 500 ml
einer isoonkotischen Dextran-60-Lösung gegeben.

Die Ergebnisse zeigen deutlich, daß die Bolusinfusion des kolloidalen Volumenersatzmittels initial sogar zu einem Anstieg
des Herzzeitvolumens führt und insgesamt während der ersten
24 h das Ausgangsniveau praktisch nicht unterschritten wird
(Abb. 5). Andererseits kommt es unter der Ringer-Laktatzufuhr
trotz der initialen Bolusinfusion innerhalb der ersten 3 h zu
einem Absinken des Herzzeitvolumens um bis zu 25 %, und das Ausgangsniveau ist auch nach 24 h noch nicht wieder erreicht.
Außerdem bleibt der totale periphere Widerstand im Gegensatz
zur Vergleichsgruppe bei den nur mit Ringer-Laktat behandelten
Tieren über den gesamten Zeitraum deutlich erhöht.

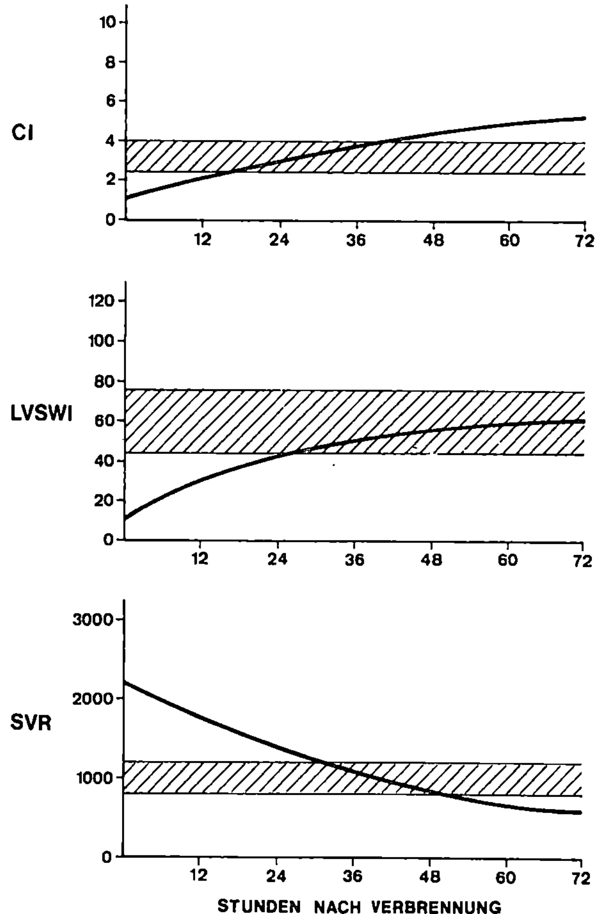

Abb. 8. Hämodynamische Veränderungen nach schweren Verbrennungen (n = 39) (Nach 2)

Der Verlauf des Herzzeitvolumens bei den nur mit der Elektrolytlösung behandelten Versuchstieren gleicht damit in auffallender Weise den Meßwerten, die PRUITT bei seinen Patienten unter der Zufuhr von ca. 4 ml/kg KG/% verbrannter Körperoberfläche ermittelt hat (Abb. 6) (9). Aus seinen Befunden zusätzlich erwähnenswert ist die Tatsache, daß trotz Normalisierung des Herzzeitvolumens nach ca. 36 h das Blutvolumen weiterhin um ca. 20 - 25 % vermindert ist.

Die Betrachtung der rheologisch bedeutsamen Meßwerte von Hämatokrit und Blutviskosität veranschaulicht, daß das Fließverhalten des Bluts unter der alleinigen Ringer-Laktatzufuhr gegenüber der Vergleichsgruppe mit der kombinierten Ringer-Laktat-Dextran-Lösung einen über den gesamten 24stündigen Beobachtungszeitraum bestehenden deutlich ungünstigeren Verlauf nimmt (Abb. 7). Insbesondere innerhalb der ersten 6 h kommt es bei den nur mit Ringer-Laktat behandelten Versuchstieren zu einem Anstieg der Blutviskosität um bis zu 30 %.

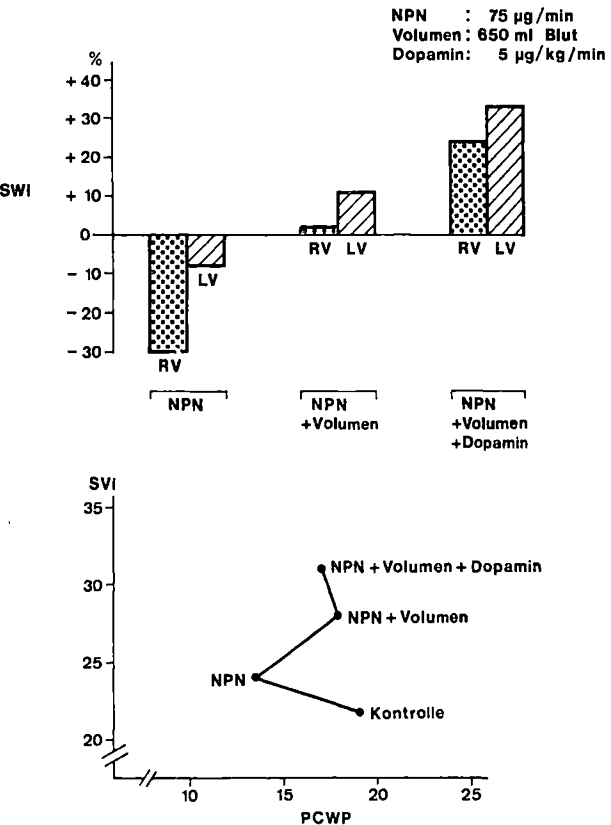

Abb. 9. Förderleistung des Herzens nach kardiochirurgischen Operationen (Nach 5)

Die vorgestellten experimentellen Meßdaten veranlassen zu der Schlußfolgerung, daß es mit einer rechtzeitigen und adäquaten Volumen- und Flüssigkeitszufuhr gelingen müßte, die hämodynamischen und rheologischen Veränderungen in der Frühphase nach einem schweren Verbrennungstrauma zu kompensieren bzw. gänzlich zu vermeiden. In der Praxis stellt sich jedoch das Problem, daß aufgrund der initial besonders hohen Verlustraten (1, 6) bereits vor Beginn einer entsprechenden Infusionstherapie erhebliche Alterationen eingetreten sind, die sich in ihrem Ausmaß primär nur sehr schwer abschätzen lassen.

Damit erhebt sich die Frage, ob es nicht notwendig und sinnvoll ist, die hämodynamische Situation durch zusätzliche medikamentöse Maßnahmen zu verbessern.

Dazu sollen noch einmal die wesentlichen Merkmale anhand der Meßdaten eines Kollektivs von 39 schwerverbrannten Patienten dargestellt werden (Abb. 8) (2). Kennzeichnend sind das verminderte Herzzeitvolumen und der herabgesetzte Schlagarbeitsindex des Herzens bei erheblich gesteigertem totalem peripherem Widerstand. Ob in dieser Situation zusätzlich eine eigenständige verminderte myokardiale Leistungsbreite die Hämodynamik negativ beeinflußt (4), ist nicht eindeutig zu beantworten. AIKAWA bejaht diese Frage, da die gleichzeitig gemessenen Füllungsdrücke des Herzens bei seinen Patienten im Normbereich lagen (2). Zumindest für schwerere Verbrennungen wird diese Ansicht durch die eingangs dargestellten Befunde von SHOEMAKER gestützt (10). Diesem Gedankengang folgend, konnte AIKAWA bei einzelnen Patienten eine signifikante Verbesserung der Pumpleistung des Herzens durch die Gabe von Dopamin erzielen.

Trotz gewisser Einschränkungen scheint daher das aus der Herzchirurgie bekannte moderne Therapiekonzept (Abb. 9), bestehend aus Senkung der Nachlast, Volumensubstitution und Kontraktilitätssteigerung (5), auch auf den Schwerverbrannten übertragbar.

Die durch Nitroprussidnatrium zu erzielende Senkung der Nachlast führt gleichzeitig zu einer Abnahme der Füllungsdrücke, die jedoch durch Volumensubstitution ausgeglichen wird. Dadurch kommt es zu einer Normalisierung des rechts- und linksventrikulären Schlagarbeitsindex, der dann durch die Gabe von Dopamin zusätzlich noch signifikant verbessert werden kann.

Zusammengefaßt ergibt sich damit die folgende Situationsbeschreibung für die hämodynamischen und rheologischen Verhältnisse nach einem schweren Verbrennungstrauma:

1. Das Stromzeitvolumen ist vermindert.
   Das Ausmaß der Verminderung ist nur sehr schwer abzuschätzen, da die einfachen Kreislaufgrößen (Blutdruck und Herzfrequenz) aufgrund der körpereigenen Gegenregulationsmechanismen primär keine oder nur geringfügige Veränderungen erkennen lassen.

2. Die Fluidität ist herabgesetzt.
   Das Fließverhalten des Bluts wird insbesondere im Bereich der postkapillären Venolen bereits durch geringfügige Hämatokritanstiege dramatisch verschlechtert.

3. Die Vorlast des Herzens ist unverändert oder herabgesetzt.
   Die Füllungsdrücke zeigen entweder eine volumenverlustbedingte Verminderung, sie können aber auch, und dies scheint insbesondere für schwerere Verbrennungen von mehr als 50 - 60 % zu gelten, Normalwerte aufweisen.

4. Die Pumpleistung des Herzens ist herabgesetzt.
   Sowohl rechts- als auch linksventrikuläre Schlagarbeitsindex sind deutlich vermindert. Dies ist primär durch den herrschenden Volumenmangel bedingt. Eine zusätzliche eigenständige myokardiale Depression ist darüber hinaus bei schwereren Graden von Verbrennungen zu diskutieren.

5. Die Nachlast des Herzens ist erhöht.
   Sowohl der pulmonale als auch der systemische Gesamtwiderstand sind deutlich erhöht.

Das therapeutische Grundprinzip basiert daher auf einer recht-
zeitigen adäquaten Volumensubstitution durch Kombination von
Vollelektrolytlösungen mit kolloidalen Volumenersatzmitteln.
In kritischen Fällen ist von einer zusätzlichen medikamentösen
Therapie mit Dopamin und Natriumnitroprussid aufgrund einer
Steigerung der Pumpleistung des Herzens und einer Verminderung
des systemischen Gesamtwiderstands eine Verbesserung der Hämo-
dynamik zu erwarten.

Literatur

1. AHNEFELD, F. W., HAUG, H. U.: Verbrennungsschock. Chirurg
   45, 106 (1974)

2. AIKAWA, N., MARTYN, J. A. J., BURKE, J. F.: Pulmonary artery
   catheterisation and thermodilution cardiac output determination in the management of critically burned patients.
   Amer. J. Surg. 135, 811 (1978)

3. ARTURSON, M. G. S.: Transport and demand of oxygen in severe
   burns. J. Trauma 17, 179 (1977)

4. BAXTER, C. R.: Management of fluid volume and electrolyte
   changes in the early postburn period. Geriatrics 30, 57
   (1975)

5. FRANKE, N., van ACKERN, K., PETER, K., REICHART, B. KREUZER,
   E.: Hämodynamische Wirkungen von Natriumnitroprussid und
   Dopamin nach cardiochirurgischen Eingriffen. Anaesthesist
   28, 154 (1979)

6. MEHRKENS, H.-H., KILIAN, J.: Prophylaxe und Therapie des
   Verbrennungsschocks. Dtsch. med. Wschr. 103, 1096 (1978)

7. MEHRKENS, H.-H.: Initialer Flüssigkeits- und Volumenersatz
   mit kolloidfreien und kolloidhaltigen Elektrolytlösungen
   nach standardisiertem Verbrennungstrauma. Habilitationsschrift. Ulm, 1980

8. MESSMER, K.: Warum sollte der Anästhesist etwas über Rheologie wissen? Vortrag Zentraleuropäischer Anästhesiekongreß.
   Berlin, September 1981

9. PRUITT, B. A., MASON, A. D., MONCRIEF, J. A.: Hemodynamic
   changes in the early postburn patient: the influence of fluid
   administration and of a vasodilator (Hydralazine). J. Trauma
   11, 36 (1971)

10. SHOEMAKER, W. C., VLADECK, B. C., BASSIN, R., PRINTEN, K.,
    BROWN, R. S., AMATO, J. J., REINHARD, J. M., KARK, A. E.:
    Burn pathophysiology in man. I. Sequential hemodynamic al-
    terations. J. surg. Res. 14, 64 (1973)

11. SUNDER-PLASSMANN, L., MESSMER, K.: Die Dynamik der Mikrozirkulation im Schock: Hämorheologische und hämodynamische Veränderungen. Z. prakt. Anästh. 7, 95 (1972)

12. SUNDER-PLASSMANN, L., KLOEVEKORN, W. P., MESSMER, K., BRENDEL, W.: Veränderungen der Hämodynamik und Fließeigenschaften des Blutes bei Anwendung künstlicher Kolloide. In: Akute Volumen- und Substitutionstherapie. Klinische Anästhesiologie (eds. F. W. AHNEFELD, C. BURRI, M. HALMAGYI), Bd. 1, p. 139. München: Lehmanns 1972

Disturbances of Renal Function after Major Burn Injury

By J. Eklund and P.-O. Järnberg

The clinical picture of the impact of burn trauma on renal
function covers all stages from a transient effect of dehydra-
tion on a normal kidney to an immediate shutdown due to occlusion of the nephron from hemoglobin or myoglobin. Consequently
the rôle of the kidney to the final outcome varies greatly. In
general it becomes critical in two stages of the course of
events. First if oliguria/anuria develops rapidly during the
early shock phase the immediate risk of acute renal failure
(ARF) is great, particularly if hemoglobin is present in urine.
Later on a slowly deteriorating renal function may be the final cause of death not because of its severity but because it
adds to the failure of other organ systems. This decline has
many causes like sequelae of the primary shock, sepsis or the
influence of other toxic agents. Even repeated episodes of
shock due to hypovolemia during reconstructive surgery sometimes contribute.

It is of vital importance that renal function is closely super-
vised during all stages of an acute burn injury and that rapid
and exact action is taken to combat all threats against it.

The clinical assessment of renal function (3, 5, 8)

The methods available for a clinical assessment of renal function may be separated in those giving information about renal
function per se (hemodynamics, glomerular filtration and tubular function) and those mainly reflecting the effects of a disturbed renal function on the internal environment. Most methods
are crude and their results subjected to errors. In fact the
difference to the controlled experimental situation is so large
that most experts warn against a thrust in too sophisticated
methods in the clinical situation (1, 15). However, as our know-
ledge must be brought beyond the level of measurements of urine
output and plasma creatinine concentrations, all available
methods must be evaluated and if found suitable utilized in
the routine. Some of these methods are presented here.

Urine output

No matter how important this parameter is as a guide to therapy
in the shock phase, one must remember that a seemingly adequate
urine production in no ways may be regarded a sign of good renal function. On the contrary high output renal failure is the
most common type of renal failure in a burns unit as it is in

critical care in general. Also several of the therapeutic measures taken in order to secure a good urine output in fact influence on renal function negatively. Naturally a persisting oliguria/anuria inspite of vigorous therapy is an ominous sign.

Renal blood flow (RBF)

Though of central importance, RBF and its intrarenal distribution is very difficult to study in an unsteady clinical situation. The results are often subjected to large errors and must be very critically scrutinized (1). For further details on available methods see EKLUND (9). Due to these difficulties most theories on the influence of hemorrhagic shock on renal blood flow are almost entirely based on experimental work (15). However, with acceptable results the para-aminohippuric acid clearance (C_{pah}) could be utilized (10, 12) especially if the degree of extraction is checked by the aid of a catheter in the renal vein.

Glomerular filtration rate (GFR)

Also the measurement of GFR is impaired by errors in the clinical situation. Nevertheless it is still necessary to obtain an estimate of the filtration rate in all serious attempts to study renal function. Probably inuline clearance (C_{in}) still is the most reliable clinical method which fairly easily could be applied in a critical care situation (10). Though definitely less accurate the routine calculation of the endogenous creatinine clearance (C_{cr}) is of value especially as a correlate to the parameters of tubular function.

Tubular function

As impaired concentrating capacity and diminished reabsorption of sodium and water are the main clinical signs of renal dysfunction after trauma (3, 5, 8, 13) studies of these parameters will give most information. Just by comparing urine and plasma osmolality one is able to establish whether the kidney is under the influence of the antidiuretic hormone or not. The total reabsorption of water is assessed by the ratio between urine and plasma inulin (or creatinine) concentrations (U/P_{in}, U/P_{cr}). This ratio is normally around 90 and falls when tubular function deteriorates. The concentrating capacity should be described either directly by the value of urine osmolality (U_{osm}) or by the ratio between urine and plasma osmolality (U/P_{osm}). The free water clearance (C_{H_2O}) is often seen used as such a measure but as it is a function not only of the concentrating capacity but also of the osmotic flow through the nephron C_{H_2O} may vary considerably though the concentrating capacity is constant. Related to the GFR the osmolal clearance ($C_{osm}/C_{in}\%$) reflects the size of the osmotic flow and the free water clearance ($C_{H_2O}/C_{in}\%$) the flux of free water and is an illustration of the renal influence on the fluid balance.

The reabsorption of sodium must be assessed by establishing
the ratio between the sodium clearance and the inuline clearance (C_{Na}/C_{in}%). This is the excreted fraction of filtered
sodium and is normally below 0.5 %. Without this correlation
isolated values of sodium excretion are without meaning.

Assessment of hormonal influence

Both renin and the antidiuretic hormone (ADH) (14) may be assessed by sensitive methods. However, for a number of reasons
it is difficult to establish a satisfactory relation between
the found concentrations and the actual influence on the kidney.
This is due to fact that the target organ itself already has a
disturbed function due to direct effects of both the trauma and
the therapy. Thus an increased secretion of aldosterone does
not diminish the fractional excretion of sodium if there is a
tubular lesion and even in intense antidiuresis the concentration of urine cannot be higher than that of the renal papillae.

Pathophysiology

There are four proposed principal mechanisms behind the development of renal insufficiency in acute renal failure (ARF). They
are based on data obtained from several experimental models.
These mechanisms comprise persistent renal vasoconstriction
with decreased renal blood flow, decreased glomerular filtration coefficient (K_f), tubular leakage and tubular obstruction.
The degree to which these factors contribute to renal insufficiency varies with the cause and phase of ARF.

Reduction of renal blood flow and glomerular filtration undoub-
tedly plays a significant rôle in many cases of ARF. These reduction often persist although cardiac output and intravascular
pressures are restored to normal levels after a shock. There is
an increased renal vascular resistance. Proposed explanations
to this increase include activation of the renin-angiotensin
system, a deficient synthesis of renal vasodilators such as
prostaglandins of the E-type or kallikrein, a formation of mi-
croemboli and possibly other tubulo-glomerular feed back mechanisms still of obscure nature.

Decrease of the filtration coefficient (K_f) are thought to be
caused by direct toxic injury to glomerular cells and/or reduced
capillary surface area in constricted vessels.

Recent investigations have established that the tubule becomes
abnormally permeable in ARF. The degree of permeability probably
varies with the stage of the lesion and with differences in the
tubular hydrostatic pressure secondary to concomitant tubular
obstruction. However, the quantitative contribution of this
passive loss of the filtrate is uncertain.

Finally tubular obstruction is an important and well established mechanism in the development of ARF. It has even been suggested that tubular obstruction causes vasoconstriction through a tubulo-glomerular feedback.

A variety of metabolic abnormalities have been described in ARF. The most prominent seem to be disturbances of the oxidative phosphorylation and a loss of Na-K-ATPase activity in all parts of the nephrone.

STEIN et al. (15) have evaluated the findings from various experimental models and tried to correlate them to different clinical situations. The models were renal artery clamping, vasoconstriction elicited by norepinephrine, intra-arterial glycerol injection, uranium and mercuric chloride administration. Of these the first three may be regarded as hemodynamic and the others as nephrotoxic models. Their synthesis was that in a hemodynamic model the effect of an acute circulatory shutdown is a persistent increase of the renal vascular resistance reflected in a diminished GFR. In the nephrotoxic models the changes of RBF were more variable. Nevertheless these authors hold renal ischemia as a central factor in the development of ARF. In our opinion this seems less likely but naturally regional hypoxia may develop in states of severe shock. Of greater importance is probably the influence of various toxic agents. However, it is reasonable to accept the pathophysiological course of events suggested by these authors. Initial renal ischemia and nephrotoxic agents (endo- or exogenous) produce cellular insults, prolonged vasoconstriction, tubular leakage of filtrate, tubular obstruction and a decreased glomerular permeability. This description also fits well with the clinical picture of renal function in burned patient.

Clinical picture

Though highly variable the clinical picture of renal function after burn injury has rather few fairly well recognized patterns covering the whole spectrum from an almost normal function down to complete anuria (2, 3, 5, 6, 8, 13).

The strained normal kidney

This pattern may be seen during the initial shock phase and as long as a formerly normal kidney can preserve its capacity. Due to the disturbed hemodynamic situation GFR falls giving a diminished tubular flow. As the concentrating capacity and the reabsorption of sodium is intact final urine will show a high osmolality and a low fractionate excretion of sodium. This is also a reflection of the enhanced activity of ADH and aldosterone. Urine output is low and if fluid resuscitation is not adequate anuria may develop. In general this pattern should be regarded as a favorable physiological reaction if a satisfactory urine output is secured.

The "posttraumatic" kidney

If tubular function becomes defect the concentrating capacity (U/P_{osm}) starts to decline together with the total water re-absorption (U/P_{in}). The excreted fraction of sodium rises $(C_{Na}/C_{in}\%)$. However, as the kidney almost always is under ADH influence U_{osm} is higher than P_{osm}. Usually the total osmotic drive $(C_{osm}/C_{in}\%)$ is increased leading to a normal or even increased urine output. The excretory power of the kidney is usually satisfying (normal levels of P_{cr}), but often there are considerable losses of electrolytes.

In this situation there is also a major influence of extra-renal changes of the traumatized organism and of different therapeutic measures. Thus an uncontrolled catabolism may add to the osmotic flow through the accumulation of low-molecular weight nitrogen compounds. The administration of diuretics will have the same effect. Both these factors will produce a further fall of the concentrating capacity and of the sodium reabsorption. Thus the signs of renal failure may be obscured and must be closely followed. Unfortunately our possibilities to obtain more accurate measures are limited, as we for example cannot challenge a kidney in this state with thirst in order to establish its maximal concentrating capacity. On the other hand a maximal ADH-activity can almost always be assumed to exist.

Renal failure - non oliguric renal failure

A rise of the concentration of various nitrogen compounds (urea, creatinine) still represents the ultimate sign of renal failure even if urine output is maintained. When other laboratory parameters are evaluated it becomes evident that non-oliguric renal failure is just a continuous deterioration of the earlier described state, the post-traumatic kidney. The concentrating capacity is further depressed down to iso-osmolality (isosthenuria), and $C_{Na}/C_{in}\%$ is markedly increased. As a matter of fact the tubule seems to have lost most of its activities and acts just as a transport system for a small glomerular filtration. GFR is usually below 20 ml/min, U/P_{in} below 10, U/P_{osm} equals 1 and $C_{Na}/C_{in}\%$ well above 2 %. Nevertheless how serious and difficult this state may be to reverse it is still favorable compared to oliguria/anuria, and the urine production should be maintained at all costs.

Renal failure - anuria

The nature of anuric or oliguric renal failure is well known, with a low urine output, isosthenuria and increased fractional losses of sodium. Its treatment in patients suffering from severe burns is extremely difficult.

Aspects on therapy

The shock phase

In the acute phase urine output should, if possible, be kept
above 50 ml/h. Naturally the bladder should be emptied on ad-
mission to the ward. An early sample must be analysed for hemo-
globin/myoglobin even if the urine appears normal. Usually an
adequate fluid resuscitation is sufficient to maintain the
urine output above 50 ml/h. Concerning the efficiency of various
resuscitation protocols there is hardly any comparisons made,
but there is no evidence that any of the current formulae dif-
fers significantly from the others. However, it seems essential
to guarantee a supply of alkaline solutions (sodium bicarbonate)
in order to if possible transfer the pH of urine above 7 thus di-
minishing the formation of hemoglobinic casts. This effect may
be further promoted by administration of a carbonic anhydrase
inhibitor like acetazolamide (500 mg daily). Theoretically the
use of hypertonic sodium solutions offers advantages to the
kidney as they may elicit a natriuresis and thus act as a rather
physiological osmotic diuretic.

If oliguria persists inspite of a seemingly adequate fluid resuscitation two major etiological factors must be considered,
the formation of tubular casts and a continuing renal vasoconstriction due to the shock. The casts can only be removed by
an increased tubular flow which in turn must come from an in-
creasing filtration rate and a normalized renal perfusion.
Though difficult the restoration of the central and renal circulation is mandatory to a successful outcome of the renal function. In this situation an evaluation of the hemodynamic situation by the aid of a Swan-Ganz flow-guided thermistor catheter
is of great value. The measurements of cardiac output and intravascular pressures form a secure base for decisions about the
therapy that often is essential. Most often the findings will
indicate that the patient is still hypovolemic, with low central
filling pressures (diminished preload) and a high peripheral
resistance (afterload). The first therapeutic goal must then
be an optimizing of the circulatory situation with continuing
volume replacement to acceptable levels of the pulmonary capillary
wedge pressure (> 10 mm Hg) combined with afterload reductions
utilizing vasodilators like phentolamine, nitroprusside or
nitroglycerine.

In this situation an oliguria should be treated with an osmotic
diuretic like mannitol (15 - 20 g in bolus). Dopamine in the
dose range of 2 - 5 µg/kg BW/min intravenously is also effective
in combination with the other measures. If the dopamine infusion
rate is increased the specific renal "dopaminergic" action is
superveened by an alpha-adrenergic activity. This therapy is
then continued as long as the situation is unstable.

The use of loop diuretics (furosemide) in order to secure a
urine output in the shock phase of a major burn injury should
in our opinion be highly restricted to cases in evident cardiac

failure with elevated filling pressures and imminent pulmonary
edema. The oliguria of hypovolemic shock should, on the contrary, be regarded as a contraindication (11). Repeated clinical observations have shown that even small doses of a loop
diuretic given immediately after the injury may lead to uncon-
trollable losses of sodium and water through urine, which may
even threat the effect of the shock therapy. Naturally loop
diuretics could be used as a last resource in anuria when the
above mentioned measures have proved useless, but the results
of the administration of loop diuretics are then also discourag-
ing. The indications for dialysis are discussed later on.

<u>The edema phase</u>

Normally the situation improves slightly after the first 24 h.
Still, however, the therapy must be guided by vital signs. The
urine output should be maintained above 50 ml/h preferably by
the continuous support of fluid replacement. Still hypovolemia
is the most likely cause of oliguria and thus mannitol and
dopamine are the drugs of choice. However, as soon as the circulation seems stabilized (after 36 - 48 h) the fluid intake
should be decreased and particularly the ingestion of sodium
should more or less stop.

At this stage the typical posttraumatic renal function usually
develops. The urine volumes increase spontaneously, the osmotic
load (C_{Na}/C_{in}%) increase, too. This load is mostly made up from
low molecular weight breakdown products, while the electrolytes
often are retained if renal function allows aldosterone to act
properly. The starting mobilisation of the edema fluid then may
be cautiously accelerated by the use of small doses of furosemide,
but only if the circulation is stable without signs of hypovolemia.

From this stage on relatively little can be done in order to
improve renal function. By far we must accept the diminished
concentrating capacity and the impaired reabsorption of sodium
leading to increased losses of water and electrolytes. However,
in the course of a burn injury this causes relatively small
problems, there is a lot of edema fluid to excrete!

<u>The stage of resorption</u>

After four or five days the picture of an uncomplicated burn
injury is characterized by a prominent spontaneous diuresis.
As this is caused by an increased osmotic load the urine is
only moderately concentrated, has a large osmotic content and
there are considerable amounts of sodium in urine. Small doses
of a loop diuretic (furosemide) given at this point often have
a surprisingly large effect as they promote the mobilization
of edema fluid. If this is not the case particularly if the
lung function is jeopardized due to interstitial edema a combined therapy with mannitol and furosemide is often successful.

From this stage onwards the fate of renal function is very much
dependent on the clinical course. Usually there is a slow steady
improvement during the entire healing period and the end result
is often satisfactory even if there has been a considerable
degree of malfunction. However, there are several threats to this
optimal course.

Various complications

Repeated hypovolemic episodes during operations, septicemia or
release of toxic substances are the most common causes of deterioration of renal function. Toxic effects of various drugs
like aminoglycosides are also contributing in a minor number
of cases. A continuous close supervision of the renal function
is thus unavoidable. Sudden changes of the urine output, urine
osmolality and its content of sodium just as of the plasma levels of nitrogen compounds are important ominous signs.

Hyperosmolality is another symptom often related to a slow deterioration of renal function. Though sometimes easily reversed
this state often is best described as a beginning of the final
derangement of the internal environment (4, 7).

Another particular disorder of the fluid balance sometimes ob-
served in the treatment of burns is the so-called inappropriate
antidiuretic activity where a dilutional hypo-osmolality is ex-
plained by such activity. As reabsorption of water is one of
the basic prerequisites for human life, we prefer to relate
this iatrogenic disorder to an unwise choice of infusion fluids·
or simply to overhydration.

The treatment of renal failure

The ultimate sign of renal failure is an accumulation of nitrogen compounds in the blood. Despite the size of urine output a
rising plasma creatinine and urea concentration is such a sign.
Most commonly it is a matter of a slow deterioration of from
the normal posttraumatic reaction into a manifest non-oliguric
failure. In this course of event anuria is normally only a ter-
minal sign (3).

In the early shock phase acute renal failure (ARF) may develop
also in patients suffering from moderate injuries if the shock
therapy is delayed or if the nephrones are obliterated by casts.
The approach to therapy is here of course active. Peritoneal
or hemodialysis should be started early and continued until
the kidney is once more able to regulate the fluid balance.
There are especially great risks of hyperkalemia and severe
uremia in these cases due to the intense catabolism.

Also in cases developing non-oliguric renal failure dialysis
is indicated if there is an considerable uremia.

When renal failure develops later in the course of a major burn injury the situation is usually completely different. Most often a multiple organ failure has become manifest with cardio-pulmonary insufficiency, severe metabolic disorders and infections. When also renal function starts to deteriorate, the changes for survival are extremely poor. Active measures are then often rejected. If, however, a sudden ARF could be related to an isolated episode of shock, toxemia or septicemia, hemo- or peritoneal dialysis should of course be begun.

Summary

Some degree of renal dysfunction is always seen after a major burn injury. Usually there is a diminished GFR, a lowered concentrating capacity and an increased fractionate excretion of sodium. In most cases these disorders are reversed without problems, but complications such as repeated hypovolemia, septicemia or toxemia may lead to the development of oliguric or non-oliguric renal failure. Also the cases with non-oliguric failure may be healed without any other therapy than the ordinary burn treatment, but there is a definite risk of further deterioration. If anuria develops during the early phase of a burn injury of moderate size active therapy in the form of hemodialysis is indicated but in most cases where ARF develops slowly the prognosis is extremely poor.

Literatur

1. AUKLAND, K.: Intrarenal distribution of blood flow. Are reliable methods available for measurements in man? Scand. J. clin. Invest 35, 481 (1975)

2. BARISONI, D., BERTOLINI, D.: Kidney function in the extensive burn. Burns 7, 361 (1980)

3. DAVIES, D. M., PUSEY, C. D., RAINFORD, D. J., BROWN, J. M., BENNETT, J. P.: Acute renal failure in burns. Scand. J. plast. reconstr. Surg. 13, 189 (1979)

4. EKLUND, J.: Renal regulation of body osmolal balance in burns. Acta chir. scand., Suppl. 140 (1970)

5. EKLUND, J., GRANBERG, P.-O., LILJEDAHL, S.-O.: Studies on renal function in burns I. Acta chir. scand. 136, 627 (1970)

6. EKLUND, J.: Studies on renal function in burns II. Early signs of impaired renal function in lethal burns. Acta chir. scand. 136, 735 (1970)

7. EKLUND, J.: Studies on renal function in burns III. Hyperosmolal states. Acta chir. scand. 136, 741 (1970)

8. EKLUND, J.: Renal function in burns. In: Treatment of burns
   (eds. J. DONATI, J. BURKE, A. BERTELLI), p. 83. Padua/Italy:
   Piccin Medical Books 1976

9. EKLUND, J.: Measurement of renal blood flow in anesthesia
   and intensive care. Acta anaesth. scand., Suppl. 70, 21 (1978)

10. JÄRNBERG, P.-O., EKLUND, J., GRANBERG, P.-O.: Acute effects
    of furosemide and mannitol on renal function in the early
    postoperative period. Acta anaesth. scand. 22, 173 (1978)

11. JÄRNBERG, P.-O.: Acute effects of furosemide and mannitol
    on central hemodynamics in the early postoperative period.
    Acta anaesth. scand. 22, 184 (1978)

12. LUNDBERG, S.: Renal function during anaesthesia and open-
    heart surgery in man. Acta anaesth. scand., Suppl. 27 (1967)

13. MONAFO, W. W.: Renal function after thermal trauma: the
    effects on renal blood flow and sodium and water excretion.
    Surgery 79, 342 (1976)

14. MORGAN, R. J., JEEVENDRA MARTYN, J. A., PHILBIN, D. M.,
    COGGINS, C. H., BURKE, J. F.: Water metabolism and anti-
    diuretic hormone response following thermal injury. J.
    Trauma 20, 468 (1980)

15. STEIN, J. H., LIFSCHITZ, M. D., BARNES, L. D.: Current con-
    cepts on the pathophysiology of acute renal failure. Amer.
    J. Physiol. 234, F 171 (1978)

Experimentelle Untersuchungen über Ursachen der Oligo-Anurie nach Verbrühung

Von D. Loew

Einleitung

Zu den frühen Komplikationen nach ausgedehnten thermischen
Hautschädigungen zählen unter anderem der Anstieg harnpflichtiger Substanzen und das Nierenversagen. Die Aufklärung von re-
nalen Funktionsstörungen ist problematisch, da die üblichen
Diurese- und Clearance-Untersuchungen durch die in der akuten
Schockphase einsetzende Anurie kaum durchgeführt werden können.
Experimentell lassen sich dagegen mit der Methode der direkten
Tubuluspunktion glomeruläre und tubuläre Funktion der Niere
selbst bei kompletter Anurie (11) bestimmen. Mit dieser Unter-
suchungstechnik wollen wir klären, ob die Anurie durch das
vollständige Versiegen der glomerulären Filtration oder durch
eine komplette Rückresorption des Primärharns zustande kommt
und welche therapeutischen Maßnahmen sinnvoll erscheinen.

Methode

Die auf 20 % der Körperoberfläche geschorene Rückenpartie von
175 - 185 g schweren mit Äther narkotisierten männlichen Ratten vom Stamm Wistar wurden 60 s lang in ein Wasserbad von 70 °C
eingetaucht. Die Kontrolltiere wurden ebenfalls narkotisiert
und geschoren, aber nicht verbrüht. Die Mikropunktion wurde
2 - 3 h nach dem Verbrühen, d. h. in der anurischen Phase, durchgeführt. Hierzu wurden die Tiere erneut mit Inactin narkotisiert, tracheotomiert und für die Mikropunktion vorbereitet
(11). Die Kontrollen und unbehandelten Schocktiere erhielten
von der 80. - 180. min 0,01 ml/min einer 0,9%igen NaCl-Lösung,
mit der das für die Bestimmung der Filtrationsrate notwendige
^{14}C-Inulin (100 μCi/h) i.v. zugeführt wurde. Die behandelte Gruppe erhielt dagegen 0,075 ml/min einer 0,9%igen NaCl-Lösung (4).

Zur Bestimmung der Stromstärke, der glomerulären Filtrationsrate (GFR) des Einzelnephrons und der frühdistalen Na^+-Konzen-
tration wurde Tubulusflüssigkeit unter mikroskopischer Beobachtung der Nierenoberfläche mit Glaskapillaren von 5 - 15 μ Spitzen-
durchmesser, die durch einen Mikromanipulator geführt wurden,
quantitativ gesammelt (1, 11).

Aus dem gesammelten Volumen (V), der Inulinkonzentration der
Tubulusflüssigkeit und des Plasmas wurde die GFR des Einzelnephrons, die tubuläre Nettoresorption (GFR-V) sowie die prozentuale, auf die GFR bezogene fraktionale Flüssigkeitsresorption berechnet. Die Bestimmung der lokalen isotonen Flüssigkeitsresorption J_V erfolgte mit der Methode des gespaltenen
Öltropfens nach Gertz unter Verwendung doppelläufiger Glaskapillaren von 12 - 15 μ Durchmesser. Zur Ermittlung des Tubu-

lusradius wurden photographische Aufnahmen der Nierenoberfläche auf eine Mattscheibe projiziert und mit einer Schieblehre
ausgemessen. Die Bestimmung der linearen Fließgeschwindigkeit
im proximalen Konvolut und der Henleschen Schleife erfolgte
durch die Messung der Passagezeit mit Lissamingrün (9).

Ergebnisse

Die GFR des Einzelnephrons ist in der anurischen Schockphase
von 18,6 auf 6,7 x 10^{-6} ml/min, d. h. auf ca. 35 %, abgesunken
und kann durch intensive NaCl-Infusion weitgehend normalisiert
werden. Im gleichen Ausmaß wie die GFR sind auch endproximale
Stromstärke und Nettoresorption von Tubulusflüssigkeit im proximalen Konvolut vermindert. Die fraktionale, auf die GFR bezogene tubuläre Flüssigkeitsresorption bleibt deshalb unverändert. Demnach ist in der anurischen Phase die glomerulotubu-
läre Balance und damit die Anpassungsfähigkeit der tubulären
Resorption an die Veränderung der GFR noch voll erhalten. Für
eine weitgehend ungestörte tubuläre Resorptionsleistung spricht
auch die normale isotone Flüssigkeitsresorption J_V (Abb. 1).
Folge der ausgeprägten Filtrationsminderung ist die mit Lissamingrün gemessene Verlangsamung der linearen Fließgeschwindigkeit
im proximalen Konvolut und im Bereich der Henleschen Schleife.
Diese Verlangsamung normalisiert sich ab der 48. h nach Verbrühung (Abb. 2). Der Tubulusradius ist im proximalen Konvolut
bei den verbrühten Tieren signifikant kleiner als bei den Kontrollen. Die Na^+-Konzentration im frühdistalen Tubulus ist in
der Anuriephase gegenüber den Kontrollen stark erhöht. Der Kon-
zentrationsgradient von Tubulusflüssigkeit und Plasma (TF/P)
steigt von 0,38 auf 0,80 an (Abb. 1). Alle diese Veränderungen
lassen sich durch intensive intravenöse Infusion von NaCl-Lösung verhindern (5). Versuche mit Diuretika und physiologischer
NaCl-Lösung zeigen, daß die Reaktionsbereitschaft der Niere
in der akuten Anuriephase noch erhalten ist. Die Harnnatriumaus-
scheidung nimmt unter Furosemid zwar am stärksten zu, die Azot-
ämie aber wird nicht beseitigt, der Harnstoff steigt im Gegenteil weiter an und liegt nach 24 h deutlich über den Werten
der verbrühten Kontrolltiere. Bei den intensiv infundierten
Tieren besteht eine nur geringfügige Harn- und Natriumausscheidung, die Serumharnstoffwerte liegen jedoch signifikant unter
den Werten der verbrühten Kontrolltiere.

Diskussion und Zusammenfassung

Hauptursache der Anurie nach einer 60 s langen Verbrühung von
20 % der Körperoberfläche bei 70 °C ist die Senkung der glomerulären Filtrationsrate des Einzelnephrons auf 35 % der Norm.
Als Folge der Filtratminderung werden Stromstärke und lineare
Fließgeschwindigkeit der Tubulusflüssigkeit herabgesetzt, der
Tubulusradius wird kleiner und die tubuläre Nettoresorption
regulativ vermindert. Da im proximalen und distalen Tubulus
noch Flüssigkeit fließt und gesammelt werden kann, entsteht
die Anurie letztlich durch die komplette Rückresorption des
verminderten Filtrates. Wie aus den Split-drop-Untersuchungen

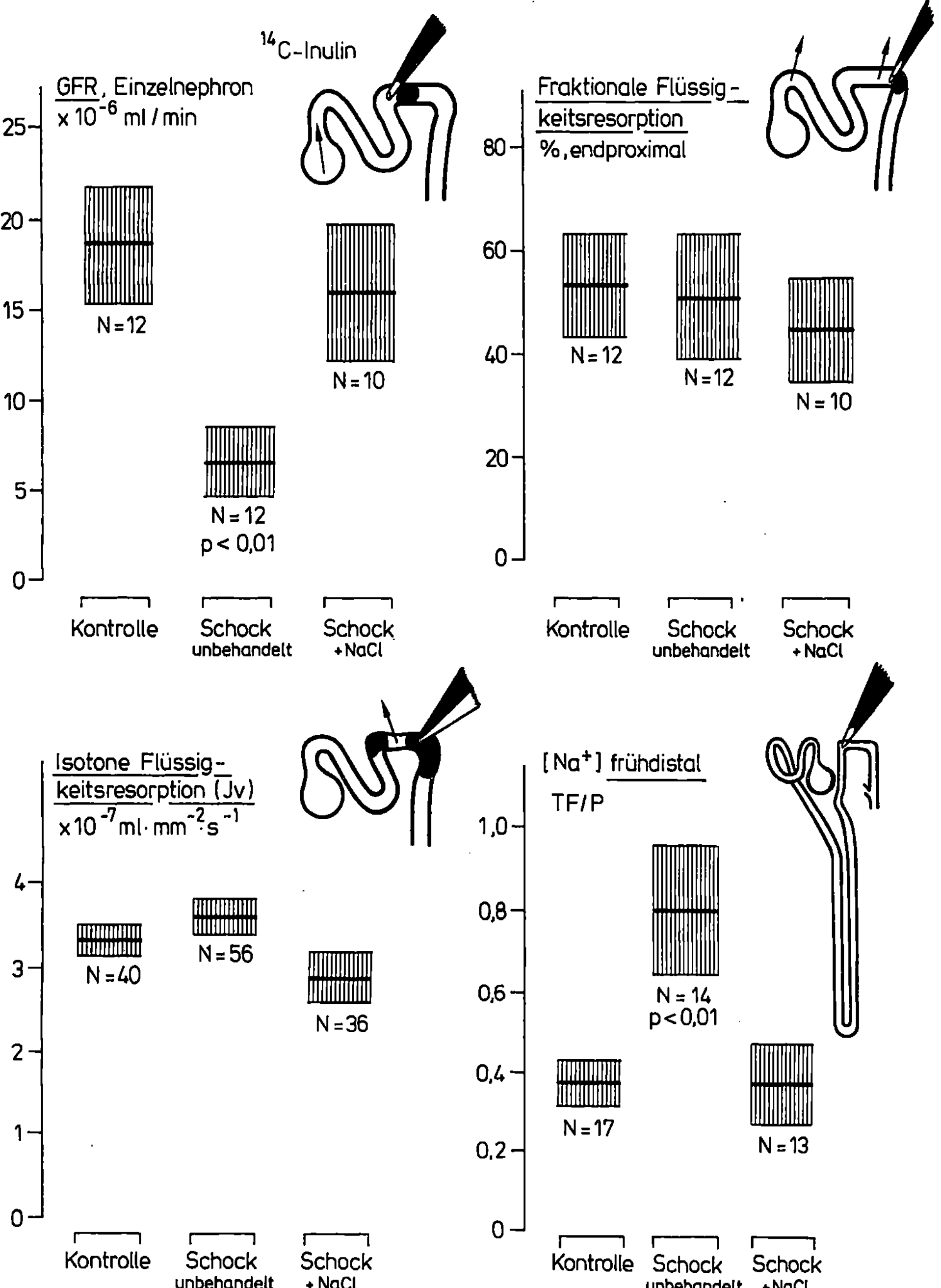

Abb. 1. Glomeruläre Filtrationsrate des Einzelnephrons, fraktionale Flüssigkeitsresorption, isotone Flüssigkeitsresorption J_V und Natriumkonzentration der am Anfang des distalen Konvoluts abgesaugten Tubulusflüssigkeit. Dargestellt sind die Mittelwerte sowie die Konfidenzbereiche bei p = 0,05 von Kontrolltieren, unbehandelten und behandelten Schocktieren

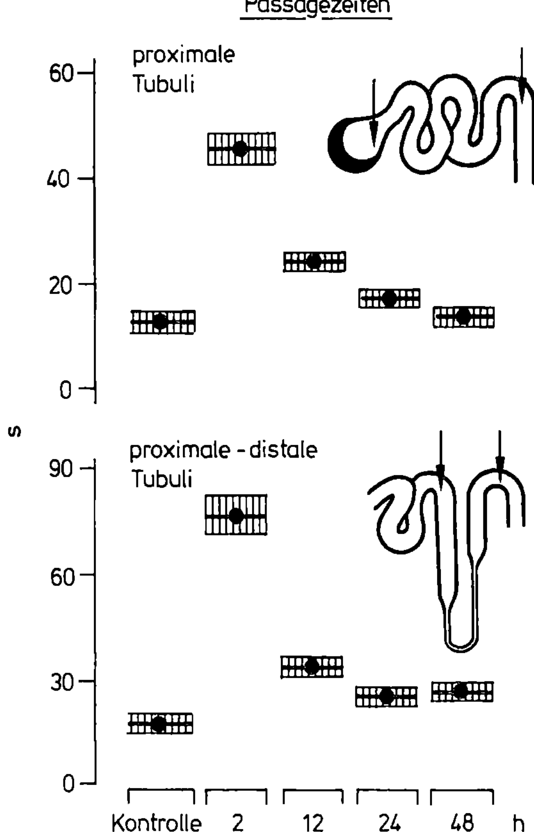

Abb. 2. Passagezeiten im proximalen Konvolut und in der Henleschen Schleife bis zu 48 h nach Verbrühung

hervorgeht, ist die Tubulusfunktion in der akuten anurischen
Phase noch intakt. Die weitgehend normale Tubulusleistung äußert
sich unter anderem in der erhaltenen glomerulotubulären Balance,
die z. B. auch nach einer durch Aortenkonstriktion erzeugten
temporären Ischämie bei verminderter GFR nachgewiesen wurde (2).
Zu den bedeutendsten Veränderungen gehört der Anstieg der frühdistalen Na$^+$-Konzentration, weil nach der Theorie der tubulo-
glomerulären Rückkopplung das in den Macula-densa-Zellen gebil-
dete Renin die GFR regulieren soll. Ähnliche Ergebnisse wurden
auch nach temporärer renaler Ischämie und hämorrhagischer Hypotension (7) beobachtet. Warum die frühdistale Na$^+$-Konzentration
ansteigt, ist noch ungeklärt. Vermutlich wird durch die bei
fast allen Schockformen nachgewiesene intramedulläre Mikrozir-
kulationsstörung der besonders sauerstoffempfindliche Na$^+$-Trans-
port im aufsteigenden Schenkel der Henleschen Schleife derart
beeinträchtigt, daß er die Fähigkeit verliert, die Na$^+$-Konzen-
tration der Tubulusflüssigkeit unter die des Plasmas zu senken
(3, 5, 7, 8).

Bei der Oligo-Anurie in den ersten Stunden nach der Verbrühung
handelt es sich demnach nicht um ein echtes Nierenversagen,
sondern eher um den Ausdruck einer erhöhten Resorptionsleistung,

um den Organismus vor weiteren Wasser- und Elektrolytverlusten zu schützen. Deshalb sind Diuretika in dieser Phase wenig sinnvoll, da sie die normalen intrarenalen Schutzmechanismen negativ beeinträchtigen.

Literatur

1. ANDREUCCI, V. E., HERRERA-ACOSTA, J., RECTOR, F. C., SELDIN, D. W.: Measurement of single-nephron glomerular filtration rate by micropuncture: Analysis of error. Amer. J. Physiol. 221, 1551 (1971)

2. BARTOLI, E., EARLY, L. E.: Effects of saline infusion on glomerulo-tubular balance. Kidney int. 1, 67 (1972)

3. DEETJEN, P.: Intrarenale Hämodynamik im hämorrhagischen Schock. In: Akutes Nierenversagen (eds. H. SARRE, K. ROTHER), p. 61. Stuttgart: Thieme 1962

4. MENG, K., LOEW, D.: Mikropunktionsversuche über die Ursachen des akuten Nierenversagens beim experimentellen Verbrühungsschock. Langenbecks Arch. Chir. 333, 245 (1974)

5. REUBI, F., VORBURGER, C., SANER, R.: Nierendurchblutung und renale Cr^{51}-EDTA- und Na^{24}-Verteilungsräume bei der akuten Anurie des Menschen. In: Die Niere im Kreislauf (eds. K. KLÜTSCH, E. WOLLHEIM, H. J. HOLTMEIER), p. 86. Stuttgart: Thieme 1971

6. RODICIO, J., HERRERA-ACOSTA, J., SELLMAN, J. C., RECTOR, F. C., SELDIN, D. W.: Studies on glomerulo-tubular balance during constriction, ureteral obstruction and venous occlusion in hydropenic and saline-loaded rats. Nephron 6, 437 (1969)

7. SCHNERMANN, J., NAGEL, W., THURAU, K.: Die frühdistale Natriumkonzentration in Rattennieren nach renaler Ischämie und hämorrhagischer Hypotension. Pflügers Arch. ges. Physiol. 287, 296 (1966)

8. SELKURT, E. E.: Renal blood flow and renal clearance during hemorrhagic shock. Amer. J. Physiol. 145, 699 (1945)

9. STEINHAUSEN, M.: Eine Methode zur Differenzierung proximaler und distaler Tubuli der Nierenrinde von Ratten in vivo und ihre Anwendung zur Bestimmung tubulärer Strömungsgeschwindigkeiten. Pflügers Arch. ges. Physiol. 277, 23 (1963)

10. THURAU, K., SCHNERMANN, J.: Die Natriumkonzentration an den Macula densa-Zellen als regulierender Faktor für das Glomerulumfiltrat. Klin. Wschr. 43, 410 (1965)

11. ULLRICH, K. J., FRÖMTER, E., BAUMANN, K.: Micropuncture and microanalysis in kidney physiology. In: Laboratory techniques in membrane biophysics (eds. PASSOW, STÄMPLI), p. 106. Berlin, Heidelberg, New York: Springer 1969

Die Verbrennungskrankheit als Eigenständiges Krankheitsbild

Von F. W. Ahnefeld und H. Wollinsky

In den vorausgegangenen Beiträgen wurden die pathogenetischen
und pathophysiologischen Grundlagen vermittelt, die als Ursachen für die Verbrennungskrankheit von vordergründiger Bedeutung erscheinen.

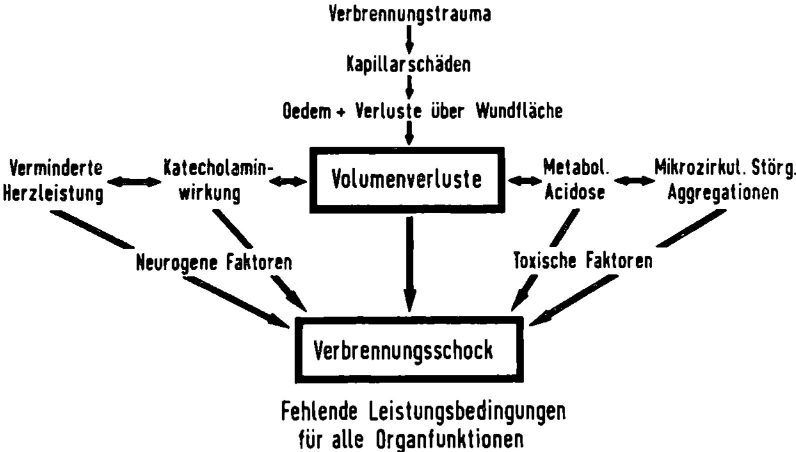

Abb. 1. Entstehung des Verbrennungsschocks

Bei der Entstehung des Verbrennungsschocks und damit der Verbrennungskrankheit können wir primär wirksame von sekundär ausgelösten und mitwirkenden pathogenetischen Faktoren unterscheiden. Daraus ließe sich die Annahme ableiten, daß der weitere
Verlauf der Verbrennungskrankheit maßgeblich vom therapeutischen Erfolg oder Mißerfolg der auf die primär verantwortlichen
Faktoren ausgerichteten Behandlung bestimmt wird.

In unserem Beitrag möchten wir uns, um Bezüge zur Klinik her-
zustellen, vordergründig mit dem Problem der Hämodynamik und
des Stoffwechsels beschäftigen und die übrigen im Ablauf der
Verbrennungskrankheit eintretenden systemischen und organspe-
zifischen Veränderungen weitgehend ausklammern, denen wir in
gleicher oder ähnlicher Weise nach großen Eingriffen oder schweren Traumen in der Intensivmedizin gegenüberstehen, die also
nicht verbrennungsspezifisch sind. In den Entstehungsmechanis-
men mögen graduelle Unterschiede bestehen, die Erscheinungsbil-
der sind jedoch weitgehend identisch. Für die Therapie gelten
kaum spezifische, sondern fast ausschließlich allgemein gülti-
ge Regeln. Eine Ausnahme bildet lediglich die Verbrennungswunde.
Auswirkungen und therapeutische Konsequenzen, die sich daraus
ergeben, werden gesondert abgehandelt.

Tabelle 1

Verbrennungskrankheit

I Definition

Die Verbrennungskrankheit wird durch
ein thermisches Trauma ausgelöst und
bei der Entstehung und im weiteren
Verlauf von der örtlichen Schädigung
maßgeblich beeinflußt. Unabhängig davon
bewirken die sofort und/oder in der
Folgezeit an allen Organen und
Funktionssystemen entstandenen Schäden
und Reaktionen ein schweres Krankheitsbild, das einen eigengesetzlichen,
von Organ- und Funktionsinsuffizienz
bestimmten Ablauf nimmt, da die
notwendigen Leistungsbedingungen nicht
oder nicht in ausreichendem Umfange
bereitgestellt werden können.

Als Vorgabe für die folgenden Erörterungen möchten wir zwei
Aussagen voranstellen.

1. Den Versuch der Definition der Verbrennungskrankheit: Die
   Verbrennungskrankheit wird durch ein thermisches Trauma ausgelöst und bei der Entstehung und im weiteren Verlauf von
   der örtlichen Schädigung maßgeblich beeinflußt. Unabhängig
   davon bewirken die sofort und/oder in der Folgezeit an allen
   Organen und Funktionssystemen entstehenden Schäden und Reaktionen ein schweres Krankheitsbild, das einen eigengesetzlichen, von Organ- und Funktionsinsuffizienz bestimmten Ablauf nimmt, da die notwendigen Leistungsbedingungen nicht
   oder nicht in ausreichendem Umfange bereitgestellt werden
   oder bereitgestellt werden können.

2. Die sich daraus ergebenden Schlußfolgerungen für die Therapie:
   Die Therapie der Verbrennungskrankheit muß von Anfang an nicht
   nur auf das primäre pathogenetische Geschehen (Wunde, Flüssigkeitsverluste) ausgerichtet sein, die Diagnostik darf sich
   nicht nur auf die Normalisierung der Hämodynamik konzentrieren. Es muß vielmehr versucht werden, durch prophylaktische
   und adjuvierende Maßnahmen Sekundärschäden zu vermeiden, einzuschränken oder die Auswirkungen auf andere Organe und Funktionen zu vermindern.

Unter Beachtung dieser Definitionen ergibt sich die erste und
entscheidende Frage: Ist das Problem der Therapie des Verbrennungsschocks gelöst? Die Aufgabe läßt sich leicht formulieren,
aber schwer realisieren:

Tabelle 2

Verbrennungskrankheit

II Therapie

**Die Therapie der Verbrennungskrankheit
muß von Anfang an nicht nur auf das
primäre pathogenetische Geschehen
(Wunde, Flüssigkeitsverluste) ausgerichtet sein, die Diagnostik darf
sich nicht nur auf die Normalisierung
der Hämodynamik konzentrieren. Es muß
vielmehr versucht werden, durch
prophylaktische und adjuvierende
Maßnahmen Sekundärschäden zu vermeiden,
einzuschränken oder die Auswirkungen
auf andere Organe und Funktionen zu
vermindern.**

Die Infusionstherapie soll quantitativ und qualitativ dem aktuellen Bedarf angepaßt sein. In diesem Zusammenhang ergeben
sich weitere Fragen:

1. Welche Verlustquoten, bezogen auf die Zeit, sind zu erwarten?

2. Wie setzen sich die Verluste zusammen?

Von vielen Autoren wurde versucht, auf diese Fragen eine Antwort zu finden. Ist dann jedoch das entscheidende Problem gelöst, sind daraus verläßliche Rückschlüsse auf die erforderliche Substitutionstherapie zu ziehen? Die in der Literatur vorhandenen Aussagen lassen starke Zweifel aufkommen, da die aus
den Einzelergebnissen mit unterschiedlichen Methoden abgelei-
teten quantitativen und qualitativen Empfehlungen immer noch
weit auseinanderklaffen, und zwar
a) in bezug auf die notwendige Flüssigkeitsmenge in den einzelnen Zeitabschnitten und
b) vor allem in der Zusammensetzung der Flüssigkeit, nicht nur
   in bezug auf den Salzgehalt, sondern insbesondere ausgerichtet auf die Frage, Kolloide ja oder nein, vor allem wann?

Jede Seite legt überzeugende Befunde für die eine oder andere
Therapieform vor und versucht mit unzähligen Einzelbefunden
diese oder jene Auffassung zu stützen (4, 5, 9).

Welche Kriterien werden für die Beurteilung des Effekts herangezogen? Einmal die Überlebensraten, zum anderen die üblichen,
bei jeder Schocktherapie gültigen Meßgrößen, angefangen von
der Urinausscheidung über den Hämatokritwert bis zum zentralvenösen Druck. Daraus ergibt sich die für jede objektive Beurteilung wichtige weitere Frage: Ist die Behandlung des Verbrennungsschocks der eines Schocks anderer Genese gleichzusetzen?

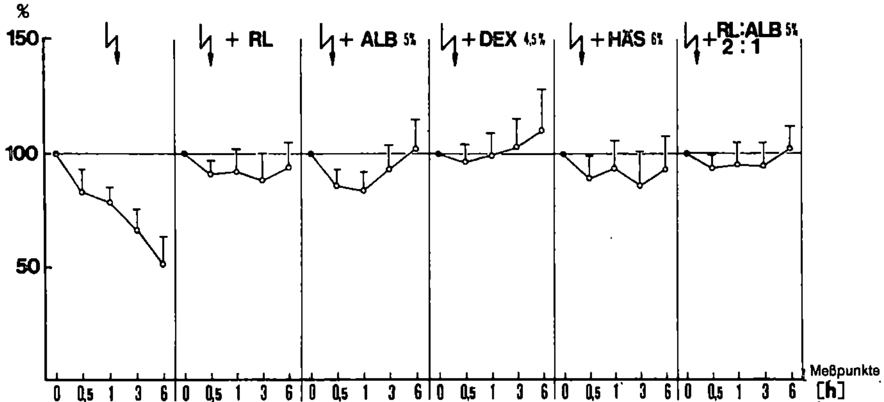

Abb. 2. Verbrennung: Infusionstherapie der Intitialphase - Herz-zeitvolumen -

Bei jedem hämorrhagischen oder traumatischen Schock handelt es sich in bezug auf die Verluste um ein zeitlich begrenztes Ereignis, die Substitutionstherapie führt relativ bald zu einer Stabilisierung der Hämodynamik. Schon der Polytraumatisierte stellt uns jedoch nicht nur wegen anhaltender Verluste, sondern wegen des ausgedehnten Gewebetraumas an sich, besonders aber wegen der in der Schockphase entstandenen hypoxisch bedingten Gewebeschäden und der zusätzlich notwendigen reparativen Vorgänge vor schwer oder gar nicht lösbare Probleme. Der Bedarf an Sauerstoff und Energie steigt erheblich an und erreicht oder überschreitet die Grenzen der körpereigenen Kompensationsmöglichkeiten, falls wir nicht von Anfang an durch zahlreiche adjuvierende intensivmedizinische Maßnahmen eingeschränkte oder aufgehobene Organfunktionen unterstützen, aber auch andere an Funktionssystemen entstandene Defekte ausgleichen.

Daraus ist abzuleiten: So wichtig die Abschätzung der bei einer Verbrennung eingetretenen Verluste unter quantitativen oder qualitativen Aspekten und der zeitgerechte Ersatz sein mögen, es ist damit immer nur eine Teilaufgabe gelöst.

Wählen wir zur Kennzeichnung der Problematik nur einige Angaben aus der Literatur:

1. MEHRKENS (7) hat in tierexperimentellen Untersuchungen nachgewiesen, daß

a) die Verlustquoten in den ersten Stunden nach dem Trauma am größten, die Veränderungen der hämodynamischen Meßwerte am stärksten sind;

b) es auch bei einer unverzüglich nach dem Trauma einsetzenden Substitutionstherapie, in Abhängigkeit von der ausgewählten Flüssigkeit (Menge und Zusammensetzung) relativ lange dauert, bis eine Stabilisierung der gemessenen hämodynamischen Werte eintritt, d. h. bis wieder sogenannte Normwerte erreicht werden;

c) sich bei Verwendung einer initialen Bolusinfusion die Stabilisierung am schnellsten herbeiführen ließ.

Diese Ergebnisse lassen keinen Schluß darüber zu, ob es sich
dabei um die Deckung von Verlusten und/oder die Deckung eines
gesteigerten Bedarfs handelt.

Tabelle 3. Volumenverluste nach Verbrennungen - einfache Mittelwerte - je zehn Patienten

	Ausdehnung der Verbrennung in %	Volumendefizit in ml	in %	Blutdruck	Puls
1. Stunde	22,4	894	18,3	128/ 90	96
2. Stunde	27,3	1.265	24,6	130/100	110
3. Stunde	26,4	1.580	29,7	124/ 95	116

2. Wir haben bereits vor 15 Jahren mit der Doppelisotopenmetho-
de (^{131}J-Albumin und ^{51}Cr) versucht, das intravasale Volumen-
defizit am Ende der ersten, zweiten und dritten Stunde bei unbehandelten, nur mittelschweren Verbrennungen zu messen.

Auch unter kritischer Bewertung dieser Methodik läßt sich doch
erkennen, daß bei relativ stabilen Kreislaufverhältnissen in
dem initialen Zeitraum bereits 20 - 30 % des Sollvolumens im
intravasalen Raum fehlen. Diese Untersuchungen sagen nichts
über das Defizit in den übrigen Flüssigkeitsräumen und auch
nichts über das tatsächliche Defizit, wenn man einen erhöhten
Bedarf voraussetzt. Sie lassen andererseits erkennen, daß ein
Defizit trotz der auf klinische Meßgrößen ausgerichteten Flüssigkeitssubstitution über Stunden weiterbestehen kann. Dieser
Zustand muß zwangsläufig reversible, eventuell auch irreversible Zellschäden bewirken.

3. MUIR (8) hat gerade ein neues, nunmehr innerhalb von 20 Jahren zum dritten Mal deutlich modifiziertes Schema vorgelegt,
bei dem er für die dargestellten Zeiteinheiten jeweils gleiche
Mengen an Flüssigkeit vorsieht, und zwar ausschließlich Kolloide.
Dieses Schema ist aufgrund klinischer und hämodynamischer Kriterien erstellt und bewußt, wie MUIR betont, auf die eintretenden Verluste ausgerichtet.

Diese wenigen Beispiele, die sich beliebig ergänzen ließen,
dürften die ungelöste Problematik verdeutlichen.

Wir haben bisher in unzureichender Weise den durch ein Trauma
veränderten Bedarf beachtet. Dieser Bedarf bezieht sich auf das
Volumen der Flüssigkeitsräume, insbesondere des intravasalen
Raums, der fraglos ansteigt, er bezieht sich auf den O_2-Bedarf,
schließlich aber auch auf den Bedarf an Energie und nicht zuletzt an Eiweiß. Das Erreichen von hämodynamischen Normwerten
sagt nichts oder zumindest nicht alles über den aktuellen Be-

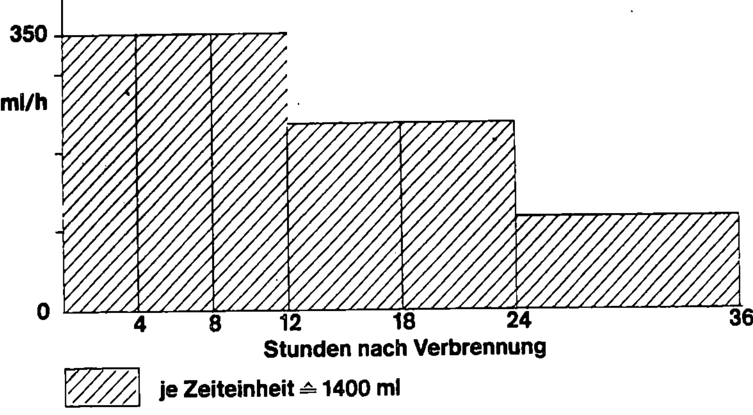

Abb. 3. Verbrennungen. Verlust- und Substitutionsquoten/Zeit.
Beispiel: 40 % verbrannte K. O., 70 kg KG (Nach J. MUIR: Intens.
Care Med. 7, 49 (1981)

darf, der in den unterschiedlichen Phasen und beeinflußt von
unterschiedlichen Komplikationen stark variiert. In der Schockphase einer Verbrennung geht es demnach nicht nur um die Erfül-
lung der üblichen Aufgabenstellung einer Schocktherapie, es
geht von Anfang an um die Behandlung der Verbrennungskrankheit,
die sofort und nicht erst mit der Beendigung der Schockphase
einsetzt. Anders ausgedrückt: Eine in der Schockphase durchgeführte Flüssigkeitssubstitution kann hämodynamische Meßgrößen
normalisieren, ohne die unentbehrlichen Grundlagen für die Aufrechterhaltung der physiologischen Voraussetzungen zu schaffen.

Ergänzen wir diese Betrachtungen noch durch Ergebnisse der neue-
ren Schockforschung, die insbesondere die Arbeitsgruppe um SHOE-
MAKER (10) vorgelegt hat und aus denen die wesentlich erschei-
nenden, mit umfangreichen Meßdaten belegten Fakten dargestellt
werden sollen.

1. Mit dem Einsetzen des Traumas wird korrelierend zur Schwere
eine sympathikoadrenerge Reaktion ausgelöst. In dieser Phase
besteht noch nicht ein "Low-flow-syndrome", sondern normo- oder
hyperdyname Formen beherrschen für unterschiedlich lange Zeit-
räume das Bild, bis eine entsprechende intravasale Verlustquote
oder eine mangelnde Kompensationsmöglichkeit, z. B. bei kardialen Vorerkrankungen, eine Umschaltung bewirkt. Bereits in der
ersten Phase kommt es, trotz eines noch nicht vorhandenen intravasalen Volumenmangels und trotz einer im Normbereich oder darüber liegenden Herzleistung, wegen massiver Verteilungsstörun-
gen zu einer inadäquaten Perfusion in Teilbereichen des Kreislaufs. Die Stimulierung des kardiorespiratorischen Systems und
die gleichzeitig bestehende Verteilungsstörung werden in der
Folgezeit nicht mehr nur durch die sympathikoadrenerge Reaktion, sondern zusätzlich durch vasoaktive Stoffe, zelluläre Metaboliten etc. beeinflußt. Die nachzuweisende sympathikoadrenerge Reaktion beeinflußt aber nicht nur die Hämodynamik, sondern, wie noch zu zeigen ist, auch den Stoffwechsel im Sinne
einer maximalen Stimulierung.

2. Es ist daraus zu folgern, daß schon bei einer Normovolämie
Schäden möglich sind, die sich aus
a) einem verminderten Antransport und
b) einem vermehrten Bedarf an Sauerstoff und Energie ergeben.
Die verschiedenen Organe vermögen das Mißverhältnis teilweise
durch Autoregulationen zu kompensieren. Bei stärkeren Störungen der Homöostase werden jedoch zentrale nervale und humorale
Steuermechanismen die Führung übernehmen. Es ist zu vermuten,
daß die Autoregulation dennoch nicht ganz aussetzt, die zentralen Regelmechanismen also fördernd oder hemmend auf die organ-
spezifischen Kompensationsmechanismen einwirken können. Dies
erklärt die teilweise überschießenden und langanhaltenden, sich
dadurch deletär auswirkenden Funktionseinschränkungen einzelner
Organe, trotz scheinbarer Normalisierung aller Meßgrößen. Das
vorliegende Problem ist nicht allein mit der Sicherung der Perfusion zu lösen. Die Bereitstellung energetischer Substrate und
vor allem die Umwandlung in verwertbare Energie, also ATP, entscheiden über die Erhaltung der zellulären Strukturen.

WOLFF (15) hat aufgrund eingehender Untersuchungen an Polytraumen festgestellt: Die optimale Größe des Herzzeitvolumens ist
keine Konstante, sondern muß den jeweiligen Stoffwechselbedin-
gungen angepaßt werden.

Die arteriovenöse Sauerstoffdifferenz soll 3 ml pro 100 ml nicht
übersteigen. Daraus ergibt sich ein Bedarfsherzindex, der bei
Polytraumen um ca. 50 % über der Norm, also bei 4,5 $1/min/m^2$
liegt.

Von zentraler Bedeutung dürfte daher neben der Sicherung der
Leistungsbedingungen, also der Bereitstellung der richtig zu-
sammengesetzten Flüssigkeitsmenge, die aufgrund körpereigener
Mechanismen oder durch eine Therapie dem Bedarf angepaßte Herzleistung sein.

In Abb. 4 sind die Faktoren aufgeführt, die immer wieder für
eine Verminderung der Herzleistung angeführt werden. Eine zentrale Bedeutung nehmen dabei kardiotoxische Substanzen, insbesondere der viel zitierte "Myocardial depressing factor" ein.
PRUITT (9) stellt zwar fest, daß die Verminderung des Herzzeitvolumens, die insbesondere in den ersten Stunden nach dem Trauma beobachtet wird, in keiner direkten Beziehung zu dem nachweisbaren Blutvolumen steht, bezweifelt aber dennoch das Vorhandensein eines spezifisch toxischen Faktors. MARTYN (6) findet in seinen Untersuchungen keinen Anhalt für eine Leistungs-
einschränkung des linken Ventrikels, weist aber darauf hin, daß
bei der geforderten Leistungssteigerung für den rechten Ventri-
kel Probleme entstehen können, die sich aber wiederum nicht aus
dem Vorhandensein eines spezifischen Faktors ableiten lassen.
Er vermutet, daß die Widerstandserhöhung der Lungengefäße, die
kurze Zeit nach einem Verbrennungstrauma nachweisbar ist, zu
einer Einschränkung der Funktion des rechten Herzens führen
kann und zieht daraus den Schluß, daß bereits in der Frühphase
die Volumensubstitution mit der Verabreichung positiv inotro-
per Substanzen kombiniert werden sollte. Gehen wir davon aus,
daß das Bedarfsvolumen aufgrund der dargestellten hämodynami-

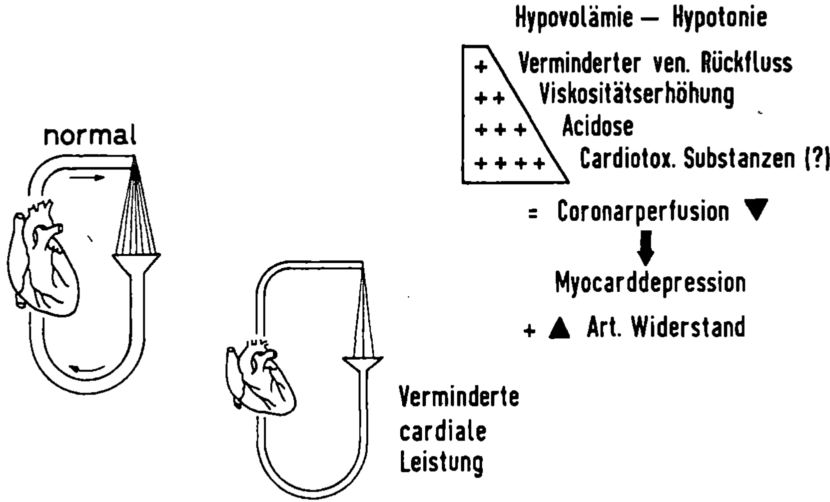

Abb. 4. Hypovolämie = Kardiale Leistungsbehinderung

Tabelle 4. Verbrennungen - Erhöhung des Bedarfs an Sauerstoff
(Nach WILMORE)

---

1. Stark vermehrte Syntheseleistung
   a) Energie
   b) Protein

2. Vermehrter Bedarf in den Wundflächen, Organen und Geweben
   (reparative Vorgänge)

3. Vermehrter Wärmebedarf (Verdunstung Wundflächen)

4. Vermehrte Transportarbeit

5. Vermehrte mechanische Arbeit (Atmung, Herz)

---

schen Umstellungsvorgänge bereits in der Frühphase um 20 oder
30 % ansteigt, dann dürfte es sich für das Herz primär um das
Fehlen von Leistungsbedingungen, nicht um eine Einschränkung
der Leistungsfähigkeit handeln. Ergänzen wir die bisherigen
Feststellungen durch die umfangreichen Untersuchungen von WIL-
MORE (11), so ergibt sich aus seinen Untersuchungen, daß

1. der Sauerstoffverbrauch bei einer Verbrennung, die 50 % der
   Körperoberfläche betrifft, um ca. 100 % gesteigert ist,

2. die Erhöhung des Bedarfs an Sauerstoff sofort nach dem Trauma einsetzt und über einen längeren Zeitraum aus den in der
   Tabelle 4 dargestellten Gründen bestehen bleibt,

3. zwangsläufig mit dem vermehrten Sauerstoffbedarf, wiederum
   bezogen auf eine 50%ige Verbrennung, der Cardiac index um
   100 % und mehr ansteigen muß, um allein den Sauerstoffbedarf
   erfüllen zu können.

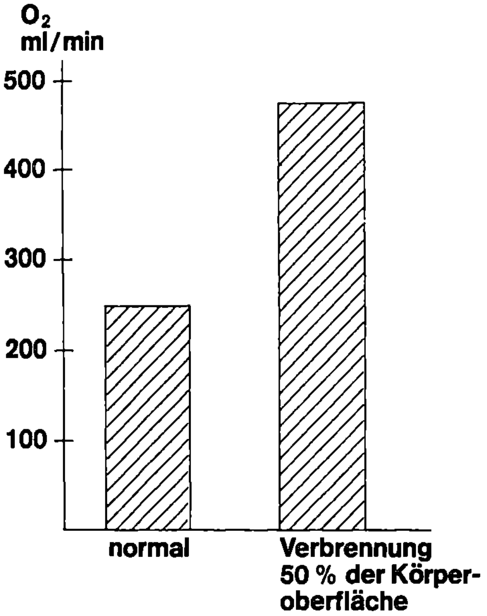

Abb. 5. Verbrennung - Sauerstoffverbrauch (Nach 12)

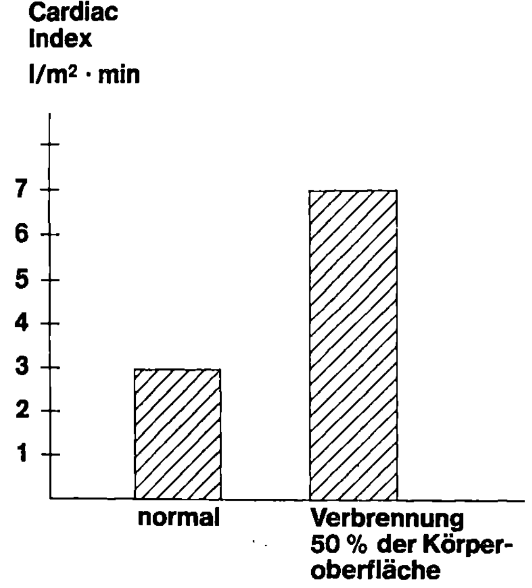

Abb. 6. Verbrennung - Cardiac index (Nach 12)

Daraus ergibt sich: Nicht nur die Normalisierung der Hämodynamik, sondern die Adaptation an die veränderten Voraussetzungen
stellt das zu lösende Problem dar. Diese Problematik führt uns
zwangsläufig in die Resultante aller vitalen Funktionen, den
Stoffwechsel. Das Trauma bewirkt nicht nur augenblicklich eine
sympathikoadrenerge Reaktion mit den dargestellten hämodynami-

Tabelle 5. Postaggressionsstoffwechsel

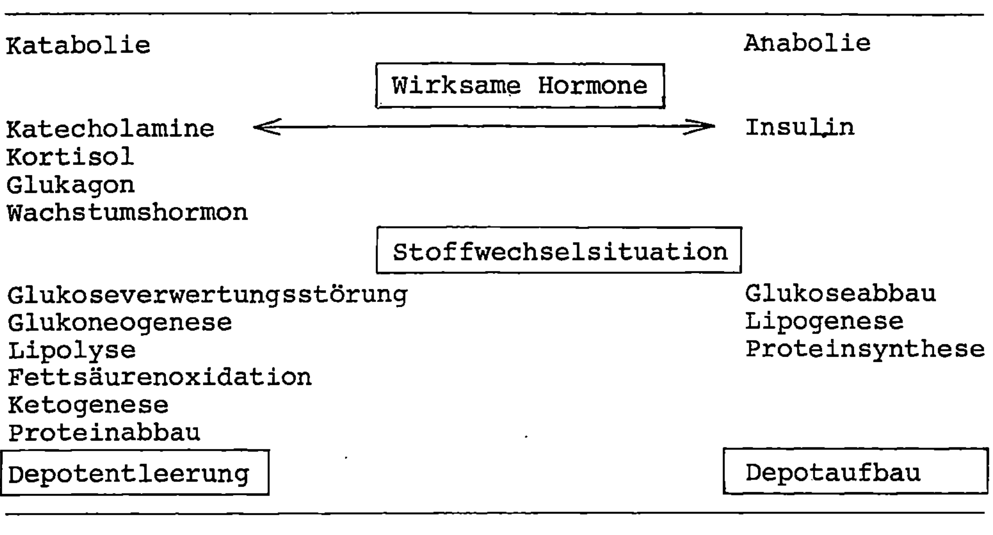

Tabelle 6. Postaggressionskrankheit. Sauerstoffverbrauch bei der Substratoxidation

1 g Glukose benötigt	750	ml O_2
$\triangleq$	187,5	ml O_2/kcal
1 g Palmitat benötigt	2.010	ml O_2
$\triangleq$	223,3	ml O_2/kcal

schen Umstellungen, sondern in gleicher Weise einen schwerwiegenden Eingriff in die Homöostase des Stoffwechsels. Das Resultat wird heute als Postaggressionssyndrom gekennzeichnet.

Gerade das thermische Trauma führt in einem Ausmaß wie keine andere Verletzung unmittelbar nach dem Geschehen, von peripheren Nerven perzipiert und über afferente Bahnen zum Gehirn geleitet, zu einer hypothalamisch-hypophysären Reaktion, die mit der Freisetzung der Effektoren Katecholamine, Glukagon, Glukokortikoide und Wachstumshormon zu kennzeichnen ist. Bei dem Gesamtbild der Verbrennungskrankheit haben wir uns also mit den Folgen des unspezifischen Postaggressionssyndroms und der spezifischen lokalen und systemischen Reaktionen zu befassen.

Die sich daraus in unterschiedlichem Ausmaß ergebende, vom physiologischen Zustand quantitativ abweichende Stoffwechselsituation ist in Schlagworten mit einer Glukoseverwertungsstörung, einer Glukoneogenese, Lipolyse, Fettsäurenoxidation, einer Ketogenese und einem Proteinabbau zu kennzeichnen. Die Depotentleerung, wahrscheinlich mit dem übergeordneten Ziel einer ausreichenden Energiebereitstellung durch die katabolen Hormone ausgelöst, bestimmt generell gesehen das Geschehen. Ohne hier in Einzelheiten eingehen zu können, ist festzustellen, daß aus

Einflüsse auf den Stoffwechsel

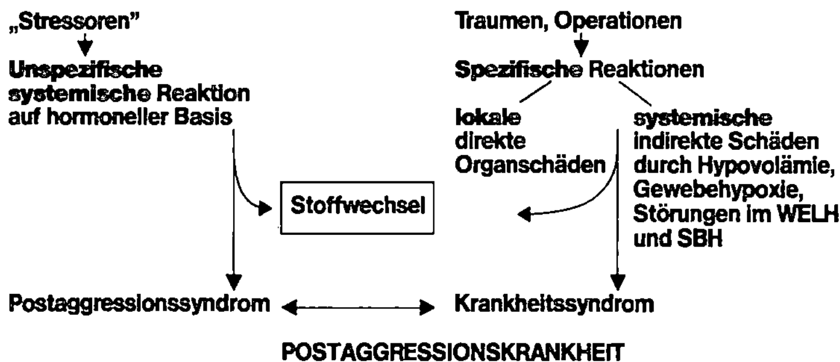

Abb. 7

der Utilisationseinschränkung für die Glukose in insulinabhängigen Geweben einerseits, vor allem der vermehrten Neubildung andererseits eine mehr oder weniger ausgeprägte Hyperglykämie resultiert. Sie charakterisiert das Paradoxon, daß in dieser Phase bei einer zum Teil extrem erhöhten Glukosekonzentration die Energiebereitstellung für den Organismus fast ausschließlich über die Oxidation von Fettsäuren erfolgt (5, 13, 14).

Aus der Sicht der notwendigen Bereitstellung von Energie könnte es zunächst gleichgültig sein, woher der Organismus die Energie bezieht. Für das Überleben bzw. die ungestörte Zell- und Gewebefunktion ist lediglich der Bedarf zu sichern. Unter diesen Bedingungen wäre zu fordern, daß Hyperglykämien kontrolliert und gegebenenfalls mit Insulin therapiert werden müssen. Vergessen wird, daß nicht die Bereitstellung von energetischem Substrat, sondern ausschließlich die Bereitstellung von verwertbarer Energie, also ATP, für den Zellstoffwechsel von Bedeutung ist. Bei einer Verbrennung kann der Energieumsatz auf das Zwei- bis Dreifache ansteigen. Von der Bereitstellung der Substrate her gesehen erscheint dieses Problem lösbar. Die für die Energiegewinnung notwendige Bereitstellung des Sauerstoffs ist aber zumindest zeitweise in den Teilkreisläufen in Frage zu stellen. Dies um so mehr, da für die Fettsäurenoxidation der Sauerstoffbedarf wesentlich höher liegt. Der Organismus befindet sich unter diesen Voraussetzungen zumindest in einer Energiekrise, die jederzeit in einen Energiemangel übergehen kann.

Die zitierten Untersuchungen von SHOEMAKER (10) weisen darauf hin, daß gerade nach schweren Traumen, besonders nach Verbrennungen, trotz einer klinisch als adäquat angesehenen Substitutionstherapie vorübergehend oder auch länger anhaltend Perfusionsstörungen, eine Hypoxämie, Störungen des Wasser-Elektrolyt- und speziell des Säuren-Basen-Haushalts bestehen können.

Die Abb. 8 kennzeichnet die Auswirkungen, die sich alleine aus einer pathologischen Veränderung im Säuren-Basen-Haushalt ergeben. Wir können daher nicht davon ausgehen, daß sich an der Zelle nur die unspezifischen, hormonell ausgelösten Veränderungen abspielen, sondern diese Veränderungen werden beeinflußt

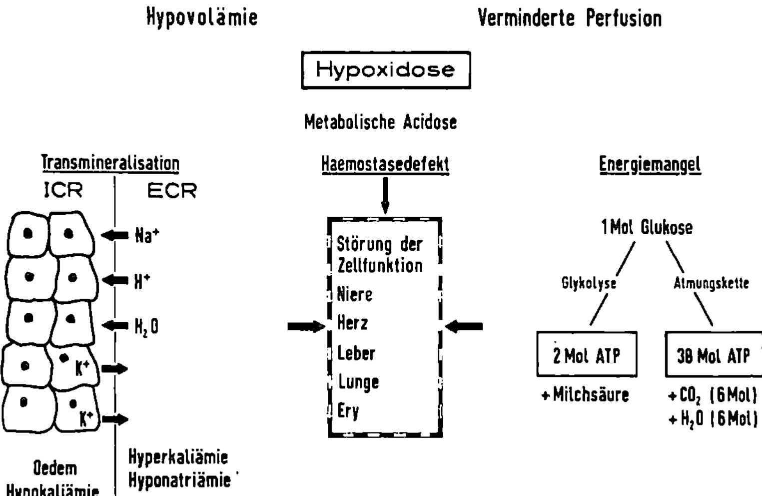

Abb. 8. Verbrennungen - Azidose

durch mehr oder weniger ausgeprägte Störungen des inneren Milieus, aber auch durch die ebenfalls beschriebene Konkurrenz
zwischen örtlichen und übergeordneten Adaptationsmechanismen.
Sie können damit Ursache sein für Schädigungen der Zellmembranen oder auch der inneren Strukturen.

Damit sollte auf die engen Zusammenhänge zwischen Hämodynamik
und Stoffwechsel hingewiesen werden, die gerade bei der initialen Therapie einer Verbrennungskrankheit von entscheidender Bedeutung sind, da sie fraglos auch die Spätschäden maßgeblich
beeinflussen oder vorprogrammieren.

Welche Schlußfolgerungen lassen sich für die Entstehung, den
Ablauf und die Therapie der durch ein thermisches Trauma ausgelösten Verbrennungskrankheit unter vordergründiger Betrachtung der kardiozirkulatorischen und metabolischen Veränderungen ziehen?

1. Das Problem der quantitativen und qualitativen Bemessung der
Infusionstherapie bei einem Verbrennungstrauma ist bisher nicht,
zumindest nicht in den hier dargestellten Teilaspekten gelöst.
Die mit klinischen Meßgrößen bestätigte Normalisierung der Hämodynamik sagt nichts oder nicht alles über die Sicherung des
Bedarfs aus, der über das Stoffwechselgeschehen, aber auch über
die Zellfunktion und das Ausmaß der kompensierenden bzw. reparativen Prozesse und damit über die Sekundärerkrankungen entscheidet, der selbstverständlich auch das Ausmaß des sekundären örtlichen Verbrennungsschadens bestimmt.

Im weiteren Verlauf der Verbrennungskrankheit sichtbar werden-
de Schäden an den Organen oder Funktionssystemen sind Ausdruck
einer unzureichenden oder im Einzelfall auch, trotz Einsatz aller intensivmedizinischen Verfahren, einer nicht den Erfordernissen adaptierbaren Therapie.

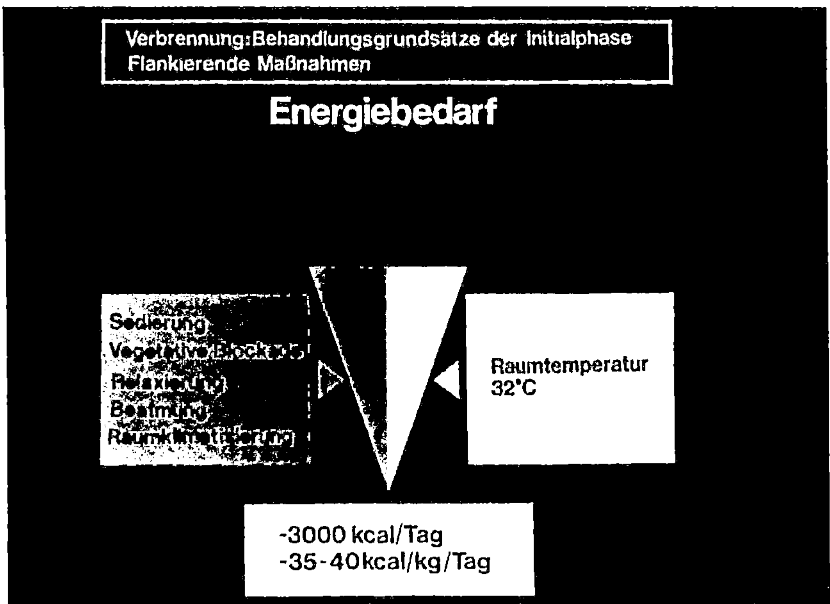

Abb. 9

2. Bei der Abschätzung der Verlustquoten sind nicht nur quantitative und qualitative Aspekte von Bedeutung. Der vermehrte Bedarf in den Flüssigkeitsräumen, insbesondere dem intravasalen Raum als Voraussetzung für die Sicherung des Bedarfs, die Adaptation an den aktuellen, d. h. gesteigerten Bedarf in der Frühphase sind von gleicher Wichtigkeit und dürften auch die Auswahl der Zusammensetzung der infundierten Lösungen maßgeblich beeinflussen.

3. Die Herzleistung bzw. die Möglichkeit der dem Bedarf angepaßten Steigerung wird, abgesehen von kardialen Vorerkrankungen, primär durch fehlende Leistungsbedingungen bestimmt, wahrscheinlich nur sekundär durch toxische oder andere Faktoren beeinflußt.

4. Die Verbrennungskrankheit ist von Anfang an und für einen langen Zeitraum im Stoffwechselgeschehen durch eine Energiekrise gekennzeichnet, die von sich aus neben und zusammen mit einem Sauerstoffmangel über die Reversibilität von Zellschäden entscheidet. Sauerstoff und Energiebedarf bestimmen die individuell und in Teilkreisläufen benötigte Perfusion. Neben der Sicherung des Bedarfsvolumens und der Sauerstofftransportkapazität ist von Anfang an und über einen längeren Zeitraum die Bereitstellung der Substrate erforderlich, die in dieser Situation in verwertbare Energie, also ATP, umzuwandeln sind und die für die Erhaltung der Zellstrukturen (Eiweiß und Fett) benötigt werden.

5. Für die Allgemeintherapie einer Verbrennung ergibt sich daraus, daß insbesondere in der ersten kritischen Phase, in der Spätschäden vorprogrammiert werden, alle intensivmedizinischen Methoden zur Anwendung kommen müssen, die geeignet sind, den Bedarf zu reduzieren und/oder dem Bedarf zu entsprechen. Dazu gehören im einzelnen eine bessere Überwachung der Hämodynamik, eine Auswahl der Flüssigkeitsmenge und -zusammensetzung, die den hier dargestellten Problemen gerecht wird, eine Adaptation der Herzleistung, die Schaffung günstiger klimatischer Umweltbedingungen, der Einsatz flankierender Maßnahmen zur Reduzierung des Energie- und O_2-Bedarfs sowie eine sofort einsetzende optimale Ernährungstherapie, schließlich eine auf den Allgemeinzustand des Patienten abgestimmte Behandlung der Verbrennungswunden.

Diese speziellen Fragen werden in den folgenden Beiträgen abgehandelt. Uns kam es darauf an, zwei eng verbundene Funktionskreise, den kardiozirkulatorischen und den metabolischen, in ihrer Bedeutung für die Entstehung und den Verlauf der Verbrennungskrankheit herauszustellen. Von der Aufrechterhaltung oder Störung dieser Funktionen wird es abhängig sein, in welchem Ausmaß sich Zweitkrankheiten ausbilden können und ob sie mit der Therapie reversibel zu gestalten sind.

Literatur

1. AHNEFELD, F. W.: Die initiale Phase der Verbrennungskrankheit. Entstehung, Diagnostik und Therapie. Wehrdienst und Gesundheit, Band XIII. Darmstadt: Wehr und Wissen Verlagsgesellschaft 1966

2. AHNEFELD, F. W.: Pathophysiologie und Klinik der Verbrennungen in heutiger Sicht. Hippokrates 43, 323 (1972)

3. AHNEFELD, F. W., HAUG, H. U.: Verbrennungsschock. Chirurg 45, 106 (1974)

4. BAXTER, C.: Fluid resuscitation, burn percentage, and physiologic age. J. Trauma 19, Suppl., 864 (1979)

5. BURKE, J. F., WOLFE, R. R., MULLANY, C. J., MATHEWS, D. E., BIER, D. M.: Glucose requirements following burn injury. Ann. Surg. 190, 274 (1979)

6. MARTYN, J. A. J., SNIDER, M. T., SZYFELBEIN, S. K., BURKE, J. F., LAVER, M. B.: Right ventricular dysfunction in acute thermal injury. Ann. Surg. 191, 330 (1980)

7. MEHRKENS, H. H., AHNEFELD, F. W.: Volume and fluid replacement in the early post-burn period: an animal experimental study. Burns 5, 113 (1978)

8. MUIR, I.: The use of the Mount Vernon formula in the treatment of burn shock. Intens. Care Med. $\underline{7}$, 49 (1981)I)

9. PRUITT, B. A.: Fluid and electrolyte replacement in the burned patient. Surg. Clin. N. Amer. $\underline{58}$, 1291 (1978)

10. SHOEMAKER, W. C.: Comparison of the relative effectiveness of whole blood transfusions and various types of fluid therapy in resuscitation. Crit. Care Med. $\underline{4}$, 71 (1976)

11. WILMORE, D. W.: Hormonal responses and their effects on metabolism. Surg. Clin. N. Amer. $\underline{56}$, 999 (1976)

12. WILMORE, D. W., AULICK, L. H., MASON, A. D. jr., et al.: The influences of the burn wound on local and systemic response to injury. Ann. Surg. $\underline{186}$, 444 (1977)

13. WOLFE, R. R.: Burn injury and increased glucose production. J. Trauma $\underline{19}$, Suppl., 898 (1979)

14. WOLFE, R. R., DURKOT, M. J., ALLSOP, J. R., BURKE, J. F.: Glucose metabolism in severely burned patients. Metabolism $\underline{28}$, 1031 (1979)

15. WOLFF, G.: Die Klinik des akuten progressiven Lungenversagens. In: Akutes Lungenversagen. Klinische Anästhesiologie und Intensivtherapie (eds. F. W. AHNEFELD, H. BERGMANN, C. BURRI, W. DICK, M. HALMAGYI, G. HOSSLI, E. RÜGHEIMER), Bd. 20, p. 89. Berlin, Heidelberg, New York: Springer 1979

Zusammenfassung der Diskussion zum Thema:
„Pathophysiologische und therapeutische Grundlagen"

FRAGE:
Anhand welcher Kriterien läßt sich der Behandlungserfolg von
Brandverletzten messen, und gibt es Hinweise für entscheidende
Fortschritte der Therapie in den letzten Jahren?

ANTWORT:
Nach der größten Übersichtsstatistik über Verbrennungen von
FELLER (6) ist die Letalitätsrate nach schweren Verbrennungen
in den letzten 20 Jahren nicht zurückgegangen. Allenfalls kann
von einer Senkung der Frühmortalität gesprochen werden, da sich
der Häufigkeitsgipfel der Letalität zu späteren Stadien verschoben hat (er liegt nach dieser Statistik am 23. posttraumatischen Tag). Die wesentlichsten Säulen der Therapie - Flüssigkeitssubstitution und Hauttransplantationen - haben also lediglich zu einer Morbiditätsverlängerung, nicht aber zu einer Verbesserung der Überlebensrate geführt. Die zentralen Probleme
bei der Behandlung von Brandverletzten
1. Kapillarpermeabilitätsschädigung,
2. Katabolie,
3. Immunitätsschwäche
müssen nach wie vor als ungelöst betrachtet werden.

Die größten therapeutischen Schwierigkeiten ergeben sich bei
der Beeinflussung der Kapillarpermeabilitätsschäden. Hierbei
sollte geprüft werden, inwieweit die lokale Hypoxie von Bedeutung ist und ob nicht z. B. durch Substitution mit einem sauer-
stoffübertragenden Blutersatzstoff aufgrund einer Verbesserung
der Fluidität ein Fortschritt erreichbar ist. Noch am ehesten
erfolgversprechend anzugehen ist die Katabolie durch eine aggressive nutritive Therapie. Dabei wäre interessant, etwas über
die Möglichkeiten einer hormonellen Unterstützung, z. B. durch
die Gabe anaboler Steroide oder von 17-Ketosteroiden, zu erfahren, wenngleich auch darauf hinzuweisen ist, daß die Behandlung
mit Steroiden heute bei der Therapie von Verbrennungen nahezu
als Kunstfehler gilt. Zur Verbesserung der geschwächten Immuni-
tätslage bieten sich einmal die Plasmapherese zur Entfernung
zirkulierender Immunkomplexe oder immunsuppressiver Substanzen
an sowie zum anderen auf zellulärer Ebene die Anwendung von
Immunmodulatoren bzw. Inhibitoren von Suppressor-T-Zellen. Alle
diese Verfahren liegen aber erst im Ansatz vor, es müssen therapeutische Konzepte erarbeitet werden und zur Anwendung kommen, erst dann sind Schlußfolgerungen möglich.

FRAGE:
Hat die von DOMRES vorgeschlagene Nomenklatur der Tiefeneintei-
lung einer Verbrennung klinische Bedeutung im Hinblick auf un-

ser therapeutisches Vorgehen in der Erstphase bzw. in der Phase der Hauttransplantation?

ANTWORT:
International wird unterschieden zwischen der epidermalen, dermalen (oberflächlich und tief) und subdermalen Verbrennung:

Typ I - epidermale Verbrennung:
Schädigung im Stratum corneum; die Schädigungen in tieferen Schichten sind nur funktioneller Art wie Hyperämie und Ödem (vollständige spontane Regeneration).

Typ II - dermale Verbrennung:
a) oberflächlich: partielle Schädigung im Bereich der Coriumschicht; Spitzen der epidermalen Papillen bleiben erhalten, von denen eine Regeneration ausgehen kann (vollständige spontane Regeneration möglich).

b) tief: tiefreichende partielle Schädigung im Bereich der Coriumschicht mit Zerstörung der epidermalen Papillen; eine teilweise Regeneration ist nur mehr von Epithelinseln um die Talgdrüsen und Haarfollikel möglich (unvollständige spontane Regeneration möglich).

Typ III - subdermale Verbrennung:
Vollständige Zerstörung der Coriumschicht bis in die subdermalen Gewebe (Fett, Muskel) hinein; eine spontane Regeneration ist unmöglich.

Konsequenzen für das therapeutische Vorgehen ergeben sich insofern, als man bei der tief dermalen Verbrennung (Typ II b) nur kleine Areale unversorgt lassen darf, größere Bezirke müssen in jedem Fall transplantiert werden. Die oben genannte Einteilung der Verbrennung ist primär für die lokale Therapie von Bedeutung, weniger für die Infusionstherapie. Zu Beginn der Behandlung stehen die unmittelbaren Auswirkungen des thermischen Traumas absolut im Vordergrund. Im weiteren Verlauf wird der zusätzliche hypoxische Schaden, durch das Verbrennungsödem und die Mikrozirkulationsstörungen bedingt, das primär thermische Trauma vergrößern. Die Beurteilung der Tiefe einer Verbrennung kann sehr schwierig sein und nur retrospektiv erfolgen. Eine definitive Aussage läßt sich oftmals erst nach ca. zehn bis 14 Tagen treffen, wenn erkennbar wird, inwieweit eine spontane Regeneration verbrannter Areale stattfindet oder nicht. Daraus ergibt sich, daß die primäre Dokumentation nach etwa 14 Tagen zu wiederholen ist, um Aussagen über die Schädigung, aber auch über den therapeutischen Erfolg machen zu können.

FRAGE:
Welche Methoden stehen uns zur Vitalitätsprobe des betroffenen Gewebes zur Verfügung?

ANTWORT:
Eine exakte Vitalitätsbestimmung verbrannten Hautgewebes ist
äußerst schwierig. Die immer wieder diskutierte Hautbiopsie
krankt in ihrer Aussage daran, daß man stets nur den Zustand
der Biopsie beurteilen kann, ohne sicher zu sein, daß direkt
in der Nachbarschaft genau dieselben Verbrennungsschäden bestehen. Es lassen sich aus der Biopsie also keine sicheren therapeutischen Konsequenzen ziehen. So ist z. B. anhand der Biopsie
nicht die Frage zu beantworten, ob es sich um eine reversible
oder irreversible Schädigung des Gewebes handelt.

Vitalitätsproben mittels verschiedener Färbungsmethoden sind
problematisch. Alle Vitalfarbstoffe hemmen das RES, ihre Anwendung verbietet sich daher beim Verbrennungsverletzten (8).
Eine exakte Grenzziehung, vor allem Aussagen, ob eine reversible oder irreversible Schädigung vorliegt, sind nicht möglich.

Für tierexperimentelle Untersuchungen steht die in Tübingen entwickelte Methode zur Messung der Zellabsterberate zur Diskussion.
Hierbei wird die DNS vor der Verbrennung mit Jod-Desoxyuridin
markiert. Aus der Abnahme des Jod-Desoxyuridin-Gehalts der Haut
wird dann auf die Absterberate der Zellen rückgeschlossen. Diese Methode hat jedoch ausschließlich wissenschaftliche Bedeutung.

FRAGE:
Welche Rolle spielt die Höhe der Temperatur bei einer Verbrennung?

ANTWORT:
Bei langanhaltender Temperatureinwirkung ist es möglich, hohe
Temperaturen in jeder Tiefe der Haut zu erreichen. Es besteht
jedoch immer ein Temperaturgefälle zur nächsttieferen Gewebe-
schicht. Insofern schützt die Haut sich selbst durch eine gute
Isolation. Bei Kleiderbränden, speziell wenn sie mit brennba-
ren Flüssigkeiten getränkt sind, können die Temperaturen durchaus so lange einwirken, daß in allen Hautschichten die kritische Temperatur von 100 °C überschritten wird.

FRAGE:
Welche Bedeutung hat bei einer Verbrennung der Wärmestau? Wie
lange muß mit erhöhten Temperaturen in der Haut gerechnet werden?

ANTWORT:
Die Haut ist ein sehr guter Isolator, die Luft ein schlechter
Wärmeleiter, d. h. daß die Abkühlung der Haut zur Raumluft hin
sehr langsam vonstatten geht. Da Wasser ein guter Wärmeleiter
ist, bietet sich die Kaltwasseranwendung zur raschen Tempera-
tursenkung der Haut an. Nach tschechoslowakischen Arbeiten (Zitiert nach SØRENSEN) ist die Temperatur nach Verbrennungen über
einen sehr langen Zeitraum erhöht. Das bedeutet, daß die Kalt-

wasseranwendung entsprechend lange durchgeführt werden muß, zumindest so lange, bis Schmerzlinderung eintritt.

FRAGE:
Entsteht das von der Baseler Gruppe nachgewiesene Verbrennungstoxin erst bei Verbrennungen mit Temperaturen von 250 °C? Ist unter Berücksichtigung der guten Isolation der Haut zu erwarten, daß diese Temperatur in der Haut tatsächlich erreicht wird?

ANTWORT:
Nach Meinung von DOMRES entstehen die Toxine nicht erst bei einer Temperatur von 250 °C im Gewebe, sondern immer dann, wenn die Temperaturen über 100 °C ansteigen. Bei einem weiteren Temperaturanstieg ist im Gegenteil aufgrund der Verkohlung der Haut mit einer Zerstörung des Toxins zu rechnen. Toxine werden nur wirksam, solange noch Wasser in der Zelle ist.

FRAGE:
Welche Rolle spielen Toxine in der Pathophysiologie einer Verbrennung?

ANTWORT:
Grundsätzlich ist davon auszugehen, daß es irreführend ist, von einem einzelnen "Verbrennungstoxin" zu sprechen. Es handelt sich vielmehr um eine große Zahl "toxischer Substanzen", von denen nach Verbrennungen schon viele im geschädigten Hautgewebe nachgewiesen werden konnten. Diese Aussage gilt allerdings nur für "Verbrennungen", nicht jedoch für "Verbrühungen" (Zitiert nach KREMER).

Es scheint im Prinzip alles darauf anzukommen, den Kontakt zwischen der verbrannten Haut und dem Kreislauf zu unterbrechen, um die Resorption toxischer Substanzen zu verhindern. Hier könnte auch ein Effekt der Kaltwasserbehandlung gesehen werden, die den Stoffwechsel in der verbrannten Haut senkt und die biochemische Läsion vermindert. Ebenso könnte die Gerbung auch durch Ausfällung von bisher noch unbekannten Substanzen wirken und damit deren Resorption verhindern.

FRAGE:
Sind die diskutierten Toxine überhaupt von klinischer Relevanz? Sind Frühexzision und Gerbung nicht lokale therapeutische Maßnahmen, die völlig unabhängig von der Diskussion um Toxine durchgeführt werden?

ANTWORT:
SØRENSEN führt als Hinweis auf die nicht allzu große klinische Bedeutung des Toxins an, daß es bei einer vergleichenden Studie völlig identische Resultate gegeben hat, gleichgültig, ob eine Exzision der betroffenen Hautareale sofort oder erst nach 14 Ta-

gen erfolgt war (22). Er führt die Komplikationen mehr auf die
frühzeitig stattfindende Infektion der Hautareale zurück. Dagegen stehen die Beobachtungen von KOSLOWSKI, wonach die Verbrennungskrankheit nicht entsteht, wenn die betroffenen Hautareale frühzeitig exzidiert werden. Letzterer führt dies auf
die ausbleibende Wirkung der Toxine zurück, durch die Frühexzision sei die thermisch-toxische in eine lediglich mechanische Läsion der Haut verwandelt worden. Diese Ansicht wird gestützt durch Untersuchungen von BURKE (2, 3, 4), in denen die
Resultate nach Frühexzision von Verbrennungsarealen deutlich
besser waren.

An der Existenz von Toxinen gibt es heute kaum mehr ernsthafte
Zweifel, wie auch die Ergebnisse der Kreuztransplantationen
(Siehe Beitrag SCHMIDT et al.) eindeutig unterstreichen. Dennoch betont SØRENSEN, daß er sein chirurgisches Vorgehen unabhängig vom Toxinnachweis wählt. Er geht unter rein klinischen
Gesichtspunkten von dem Grundsatz aus, daß eine "Nekrose" exzidiert und eine "Wunde" geschlossen werden muß. Dabei räumt
er "Toxinen" keine Bedeutung ein.

FRAGE:
Sind Methoden vorstellbar, mit denen die Toxine aus dem Organismus entfernt werden könnten, neben der diskutierten Gerbung
und Frühexzision?

ANTWORT:
In Tübingen wurden Versuche unternommen, die Toxine durch Hämofiltration zu eliminieren. Bisher sind die Ergebnisse jedoch
nicht ermutigend. Rein klinisch hatte man nicht den Eindruck,
daß sich der Zustand der Patienten gebessert hätte. Es muß dabei allerdings auch beachtet werden, daß die Konzentration der
im Blut zirkulierenden Toxine zu gering ist, als daß diese Therapie einen Erfolg haben könnte. Es ist davon auszugehen, daß
in den verbrannten Hautarealen ein großes Depot an Toxinen besteht, andererseits eine unbekannte Menge bereits an den Ziel-
organen fixiert ist. Beide Komponenten können jedoch durch eine Dialyse nicht mehr entfernt werden. Auch die Versuche, durch
Filtration die Katecholaminkonzentration zu senken, waren nicht
erfolgversprechend (21).

Schließlich ist zu diskutieren, inwieweit Schwermetalle zur
Komplexbildung herangezogen werden können; die Schwierigkeit
besteht nur darin, daß diese Substanzen häufig toxisch sind.
Zur Diskussion steht zur Zeit nur noch das Cerium; die Untersuchungen von MONAFO (15, 16, 17) haben ergeben, daß diese Substanz praktisch nicht resorbiert wird und damit keine Auswirkungen auf den Gesamtorganismus hätte.

FRAGE:
Haben die Toxine nur eine auslösende oder auch eine über einen
längeren Zeitraum fortdauernde Wirkung?

ANTWORT:
Toxine sind wahrscheinlich nur Wegbereiter für die im weiteren
Verlauf auftretenden Störungen. Autoradiographisch konnten KRE-
MER und Mitarbeiter die Toxine in allen Organen nachweisen,
d. h. daß ihre Wirkung unspezifisch ist. Die Schädigung betrifft alle Zellen, sie sind weiteren pathologischen Einflüs-
sen gegenüber erhöht anfällig.

So zeigen z. B. die Experimente von NINNEMANN, daß die Blastogenese von Lymphozyten durch das "Baseler Toxin" unterdrückt
wird. Diese Substanz hat demnach direkt immunsuppressive Wirkungen; ein Teil der beobachteten Immunsuppression nach Verbrennungen könnte mit der Wirkung dieses Toxins zusammenhängen.

Es ist zu vermuten, daß es sowohl einen Release-Mechanismus,
d. h. die einfache Freisetzung von stoffwechselaktiven Substanzen aus der verbrannten Haut nach Einwirkung eines thermischen
Traumas, als auch die Neuentstehung von Verbindungen unter der
Einwirkung von hohen Temperaturen gibt. Beide Möglichkeiten
stehen wahrscheinlich gleichwertig nebeneinander.

FRAGE:
Die Toxine werden im Körper relativ schnell gebunden und sind
im Blut nur in Spuren nachweisbar. Ist unter diesen Umständen
überhaupt ein Unterschied zwischen der Früh- oder Spätexzision
im Hinblick auf die Toxinwirkung zu erwarten?

ANTWORT:
Wahrscheinlich erfolgt der Transport der Toxine über Erythro-
zytenmembrane und nicht in freier Form im Plasma. Insofern ist
ein Nachweis im Plasma nicht zu erwarten. Eine Aussage über
die Zeitdauer einer Toxinfreisetzung ist zur Zeit nicht möglich, da eine quantitative Bestimmung der zirkulierenden Toxine
nicht möglich ist.

In erster Linie scheint von Bedeutung zu sein, die Zirkulation
zwischen der verbrannten Haut und dem übrigen Organismus zu unterbrechen. ZELLWEGER stellt in diesem Zusammenhang ein von ihm
durchgeführtes Verfahren bei Schwerstverbrannten vor, mit dem
er eventuell die Toxinwirkung ausschalten kann: Bei schwersten
subdermalen (drittgradigen) Verbrennungen exzidiert er die Haut,
entfernt das Unterhautfettgewebe und retransplantiert die so
behandelte Haut anschließend wieder. Dieses Verfahren führt er
bis zu einem Blutersatz von zehn Konserven durch. Der postoperative Verlauf ist wesentlich komplikationsärmer als bei her-
kömmlicher Vorgehensweise. In dieser Methode wird eine gute
Wundabdeckung gesehen, obwohl es sich im Grunde genommen um
"tote" Haut handelt. Weiterhin wird beobachtet, daß hierdurch
der Flüssigkeitsbedarf reduziert wird, was auf die eingeschränkten Möglichkeiten einer Ödementstehung zurückzuführen sei. Er
beschränkt dieses Verfahren auf Patienten, bei denen über 80 %
der Körperoberfläche verbrannt sind, eine autologe Hauttransplantation also primär gar nicht möglich ist.

Die Technik der Fettentfernung ist insofern ein interessanter
Ansatz, als es sich bei den Verbrennungstoxinen um hydrophobe
Proteine handelt. Die Proteine werden in ihrer Speicherform in
Fettdepots gehen, d. h. das Fett unter der verbrannten Haut
könnte das Depot sein, aus dem die Toxine sich im Laufe der
Zeit über den ganzen Organismus verbreiten. Eventuell ist die
Entfernung dieses Fettdepots wesentlich wichtiger als die Ent-
fernung der verbrannten Haut.

FRAGE:
Welche Bedeutung hat die Kaltwasseranwendung in der Erstbehandlung von Verbrennungspatienten? Welche Erklärungen über die
Wirkungsweise können gegeben werden? Wie lange soll sie angewendet werden?

ANTWORT:
Wenn die Haut erst einmal hohe Temperaturen besitzt, wirkt sie
wie ein Speicher. Die Kaltwasseranwendung muß daher sehr lange
erfolgen, d. h. durchaus bis zu 1 h. Experimentelle Untersuchungen haben gezeigt, daß durch die Kaltwasseranwendung die
Ausdehnung einer Hautschädigung nach Verbrennung wesentlich reduziert werden konnte (9). Das "Weiterbrennen im Gewebe" wird
durch die Kaltwasseranwendung gestoppt.

Diese Behandlung ist auch aus der Sicht der Hämostaseologie
sehr sinnvoll. Nach der Verbrennung sind die Gefäße maximal erweitert, es besteht eine erhöhte Aggregation, thromboplastische
Faktoren werden freigesetzt; das plasmatische und thrombozytäre
Gerinnungssystem werden aktiviert, was z. B. an Rhesusaffen gezeigt werden konnte (11).

Das Kriterium für die Dauer der Kaltwasseranwendung ist der
Schmerz. Treten die Schmerzen bei Unterbrechung der Kaltwasser-
anwendung wieder auf, ist die Behandlung erneut fortzuführen.
Richtungsweisend sind also die Angaben des Patienten.

Die Verhinderung einer sekundären Schädigung benachbarter Ge-
webeareale durch interne Wärmeleitung ist ein weiterer therapeutischer Angriffspunkt. Außerdem spielt auch die Senkung des
Sauerstoffverbrauchs im umgebenden Gewebe durch die Unterkühlung eine Rolle.

FRAGE:
Gibt es Untersuchungen darüber, inwieweit der Umfang eines Ödems
im Verbrennungsareal die Überlebensrate der geschädigten Zellen
beeinflußt?

ANTWORT:
Untersuchungen von HETTICH scheinen zu zeigen, daß das Ödem per
se noch keine negativen Auswirkungen zu haben braucht. Es scheint
aber eine kritische Grenze des Ödems zu geben, ab der die Zellen
wegen der Zunahme der Diffusionsstrecke nicht mehr ausreichend

mit Sauerstoff versorgt werden. Diese Frage muß deshalb geklärt werden, weil davon der Erfolg einer Frühexzision bzw.
der nachfolgenden Hauttransplantation abhängig ist. Das Haut-
transplantat muß ja zumindest über 24 h per diffusionem ernährt
werden. Bei stark ausgeprägtem Ödem sollten daher keine autologen Transplantate verwendet werden.

FRAGE:
Nach Aussage von ZELLWEGER ist bei Patienten nach alleiniger
Ringer-Laktat-Infusionstherapie früher eine Exzision und anschließende Transplantation möglich als nach einer Plasmatherapie. Wie kann diese Beobachtung erklärt werden?

ANTWORT:
Prinzipiell ist zu beachten, daß zwei Ursachen zur Ödembildung
führen: das Verbrennungstrauma selbst und die Infusionstherapie. Die Infusionsbehandlung sollte so durchgeführt werden, daß
die Flüssigkeitsbelastung so gering wie möglich ist. Die Erfahrungen von ZELLWEGER sprechen dafür, daß das Ödem nach Ringer-
Laktatbehandlung zwar stärker ausgeprägt ist, aber andererseits
auch deutlich rascher resorbiert wird, so daß die Transplantate
eher und besser anheilen als nach einer Plasmatherapie. Hierbei
handelt es sich um klinische Beobachtungen. Aus tierexperimentellen Untersuchungen geht eindeutig hervor, daß die negativen
rheologischen Veränderungen, aber auch das Herzzeitvolumen nur
zu normalisieren sind, wenn bereits in der Frühphase auch Kolloide verwendet werden (Siehe Beitrag MEHRKENS).

FRAGE:
Es ist bekannt, daß unterschiedliche Ansichten über die Zusammensetzung der primären Infusionstherapie, insbesondere in bezug auf den Kolloidgehalt, bestehen. Welche Argumente lassen
sich für die verschiedenen Therapieformen anführen?

ANTWORT:
Bei der Beurteilung dieser Frage muß zweierlei beachtet werden:

1. Nach den Untersuchungen von ARTURSON und BERGER (1) besteht
   kein Zweifel daran, daß sowohl Kolloide als auch Ringer-Laktat aufgrund der Permeabilitätsschädigung die Kapillaren im
   Verbrennungsgebiet verlassen.

2. Die entscheidende Frage ist jedoch, in welchem Umfang infundierte Kolloide den intravasalen Raum verlassen und ob sie
   überhaupt einen meßbaren therapeutischen Effekt im intravasalen Raum bewirken.

Bei den tierexperimentellen Untersuchungen von MEHRKENS ergibt
sich aus den Analysen der Verbrennungsblasenexsudate dazu die
Aussage, daß mit einer Albumininfusion einerseits die Serum-
proteinkonzentration deutlich angehoben werden kann und zum anderen die Verlustrate der zugeführten Kolloide in das Verbren-

nungsblasenexsudat relativ gesehen nicht größer ist als unter
einer reinen Ringer-Laktatinfusion, da der Quotient der Proteinkonzentration aus Verbrennungsblasenexsudat und Serum mit
0,8 identisch ist. Aus diesen Ergebnissen läßt sich schließen,
daß das Abströmen von Kolloiden durch die Therapie mit Ringer-
Laktatlösung keinesfalls verhindert werden kann. Spätestens an
diesem Punkt der Überlegung ist jedoch zu berücksichtigen, daß
durch die Therapie mit Kolloiden ohne Zweifel die hämodynamischen Parameter besser stabilisierbar sind als mit einer alleinigen Ringer-Laktattherapie.

Untersuchungen von PRUITT (20) haben mit Hilfe der Echokardio-
graphie eindeutig ergeben, daß die sofortige Gabe von Kolloiden
nach Verbrennungstrauma im Vergleich zum Ringer-Laktat eine signifikant bessere Steigerung der Herzleistung ergibt.

Untersuchungen von LINDERKAMP et al. mit intravenös injizier-
tem ^{125}Jod-Albumin (10) haben ergeben, daß der Albuminschwund
vor allem am ersten Tag erhöht ist, und zwar in Abhängigkeit
vom Ausmaß der Verbrennung, nicht jedoch in Abhängigkeit von
der Menge des infundierten Albumins.

Betrachtet man die unterschiedlichen empfohlenen Infusionsformeln, so zeigt sich, daß alle Autoren spätestens nach Ablauf
der ersten 24 h die Substitution mit Kolloiden für notwendig
erachten. Für die frühzeitige Verwendung von Kolloiden spricht
jedoch, daß diese die Hämodynamik, die Sauerstoff- und Energie-
versorgung gerade in den ersten 12 h entscheidend stabilisieren; nach den Beobachtungen von ZELLWEGER ist die Gewichtszunahme der Patienten nach einer Plasmatherapie zwar weniger ausgeprägt, dafür aber bedeutend länger anhaltend als nach alleiniger Ringer-Laktatzufuhr. Bei Verwendung hyperosmolarer Elektrolytlösungen ist die Gewichtszunahme in der Frühphase erheblich geringer als nach Ringer-Laktat (Zitiert nach HETTICH).

Bei der Entscheidung, ob Kolloide und Elektrolytlösungen oder
Elektrolytlösungen allein gegeben werden können, steht also die
Frage der hämodynamischen Stabilisierung ganz im Vordergrund.
Sie ist Voraussetzung für die Sauerstoffversorgung des Organismus, die lediglich durch ein ausreichendes Herzzeitvolumen si-
cherzustellen ist. Ein länger bestehendes Ödem im Verbrennungsareal ist dafür in Kauf zu nehmen. Die Notwendigkeit einer Stabilisierung der Kreislauffunktion läßt die Befürworter eines
frühzeitigen Kolloideinsatzes die reine Elektrolyttherapie ab-
lehnen.

FRAGE:
Wie werden die unterschiedlichen Behandlungsstrategien in den
verschiedenen Verbrennungszentren beurteilt?

ANTWORT:
SØRENSEN verwendet in den ersten 24 h ausschließlich Ringer-
Laktatlösung. Seine Patienten erhalten 4 ml/kg KG/% verbrann-
ter Körperoberfläche und dürfen zusätzlich unlimitiert trinken.

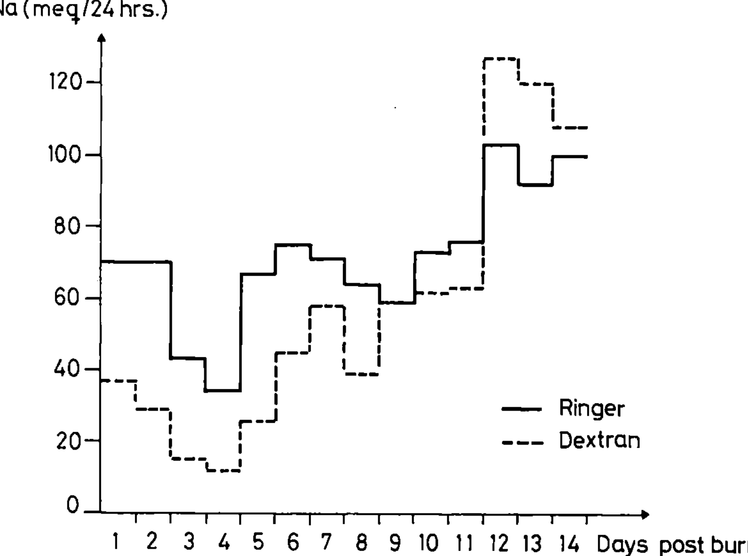

Abb. 1. Natriumausscheidung im Urin bei unterschiedlichem Infusionsregime

Sie kommen dabei auf eine orale Flüssigkeitsaufnahme von 8 -
10 1 pro Tag. In einer vergleichenden Studie gab er einer zweiten Gruppe von Patienten 120 ml/% verbrannter Körperoberfläche
Dextran 70 6%ig in 0,9%iger Kochsalzlösung. Die Natriumausscheidung lag in der Ringer-Laktatgruppe von Anfang an im Normbereich,
dagegen fanden sich in der dextranbehandelten Gruppe eine stark
reduzierte Natriurese und massiv ausgeprägte Ödeme im Verbrennungsareal (7).

Die Hämatokritwerte der Patienten waren ebenfalls sehr auffällig: In der Ringer-Laktatgruppe zeigte sich eine starke Hämokonzentration; von 86 untersuchten Patienten hatte nur einer
einen erniedrigten Wert. Die dextranbehandelte Gruppe wies diese Hämokonzentration nicht auf.

Bezüglich der Fage, wo das infundierte Ringer-Laktat dann geblieben ist, wies MOORE schon vor langer Zeit darauf hin, daß
in den ersten 24 h nur etwa 10 % der infundierten Menge als
Urinausscheidung erwartet werden könne (18).

ZEKERT befürwortet dagegen einen möglichst frühzeitigen Beginn
der Albuminsubstitution, da sich in seinen Untersuchungen zeigte, daß es ohne Albuminsubstitution sehr rasch zu einem drasti-
schen Abfall der Albuminkonzentration im Serum bis auf Werte
kommt, die eigentlich mit dem Leben nicht mehr vereinbar sind.

SPIJKER sieht die wichtigste infusionstherapeutische Komponente
in der Natriumzufuhr. Erst in zweiter Linie sei die Frage nach

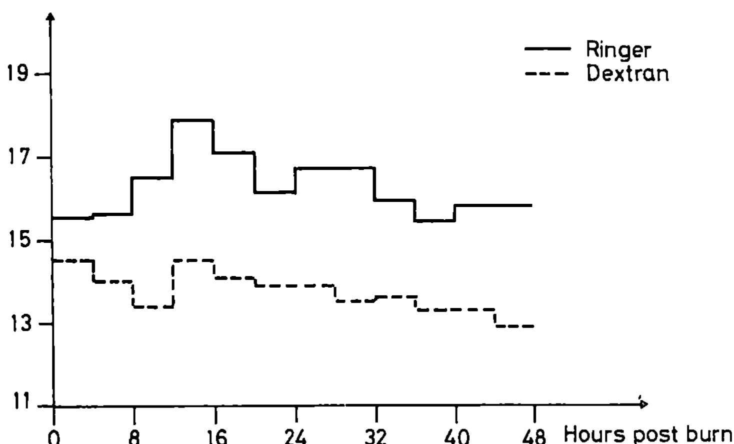

Abb. 2. Hämatokrit bei mit Ringer-Laktat bzw. Dextran behandelten Patienten

einer notwendigen Albuminsubstitution zu beantworten. Auffällig sei weiterhin, daß alle angegebenen Infusionsformeln zwar im Wassergehalt sehr stark differieren, im Natriumgehalt jedoch nahezu identisch sind. Er sieht die Vorteile einer Albuminsubstitution in der Normalisierung des Herzzeitvolumens. Diese Normalisierung sei jedoch in den ersten Stunden nach dem Verbrennungstrauma durch keine Therapieform zu erreichen, als nachteilig sei zudem die Ablagerung des Albumins im Ödemgebiet hervorzuheben. Da ein albuminbedingtes Ödem nur verzögert und wesentlich schlechter rückresorbiert wird als ein Ödem nach reiner Elektrolyttherapie, befürwortet SPIJKER die Infusion einer gepufferten Elektrolytlösung mit möglichst wenig Wasseranteil und empfiehlt Albumin den Fällen vorzubehalten, bei denen eine Stabilisierung des Herzzeitvolumens unumgänglich ist.

ZELLWEGER bevorzugt eine ausschließliche Ringer-Laktat-Infusionstherapie (4 ml/kg/% verbrannter Körperoberfläche in den ersten 24 h), da die so behandelten Patienten trotz anfänglich ungünstigerer Werte gegenüber Patienten mit einer Ringer-Laktat- und Plasmainfusion insgesamt klinisch im weiteren Verlauf jedoch stabiler erscheinen.

EKLUND unterstreicht die Bedeutung der Normalisierung der hämodynamischen Parameter insbesondere während der ersten 8 h nach dem Verbrennungstrauma. Dies sei nur durch eine entsprechend hohe Infusionszufuhr zu erreichen. Die Gefahr eines Lungenödems sei dabei gering. Im Hinblick auf die Frage Kolloide ja oder nein sollte beachtet werden, daß nicht exzessive Dosen kolloidhaltiger Lösungen gegeben werden, wie sie z. B. MUIR empfiehlt (19). Dann ist die negative Auswirkung auf das Ödem natürlich zu erwarten.

HETTICH deckt den unzweifelhaft hohen Natriumbedarf der Verbrennungspatienten mit hyperosmolaren Lösungen (insgesamt in den ersten 24 h nicht über 20 mval/kg KG). Kreislaufdepressive Patienten erhalten zusätzlich Kolloide wegen der bekannten Verluste in den ersten Stunden nach einem Verbrennungstrauma, jedoch möglichst erst nach 12 - 24 h. Die Therapie orientiert sich an den engmaschig kontrollierten Meßgrößen und ist nicht auf bestimmte Formeln ausgerichtet. Es wird die Festlegung bestimmter Grenzwerte befürwortet, deren Überschreiten verhindert werden sollte (z. B. Hämatokrit 50 %, Natrium 150 mval/l).

LOEW hält aufgrund seiner eigenen tierexperimentellen Untersuchungen gleichfalls die Behandlung mit einer hyperosmolaren Natriumlösung (1,2%ig) in der Frühphase nach einer Verbrennung für angezeigt. Auf diese Weise kann das Natriumdefizit rasch ausgeglichen werden. Gleichzeitig fand er einen massiven Kaliumanstieg. Er hält die reine Elektrolytsubstitution für besser als die Kombination mit Kolloiden, da letztere sich negativ auf die Nierenfunktion auswirken können (12, 13, 14).

FRAGE:
Läßt sich die Dauer der kapillären Permeabilitätsstörung exakt definieren?

ANTWORT:
Die Untersuchungen von ARTURSON weisen darauf hin, daß es 12 h nach der Verbrennung zu einer Stabilisierung der Kapillarmembran kommt und damit die Verluste von Albumin in das interstitielle Gewebe geringer sein werden. Ab diesem Zeitpunkt scheint demnach die Albuminsubstitution nicht mehr mit der Gefahr des Abwanderns in das interstitielle Gewebe belastet zu sein. CARVAJAL (5) fand in seinen Untersuchungen eine Bindung des Albumins im Verbrennungsödem über einen Zeitraum von 24 h, das Albumin wurde nur sehr langsam wieder in den Kreislauf mobilisiert, er konnte zugleich aber auch zeigen, daß die Albuminverluste posttraumatisch nur für ca. 6 - 8 h beobachtet werden. Die Dauer der Permeabilitätsstörung der Kapillaren scheint also wesentlich kürzer zu sein, als bisher allgemein angenommen wurde. Dies wird auch durch die Untersuchungen von MEHRKENS unterstützt (Siehe Beitrag MEHRKENS).

FRAGE:
Ist etwas bekannt über das Schicksal der Proteine, die in das Gewebe abwandern? Werden sie unverändert resorbiert oder unterliegen sie einer Proteolyse?

ANTWORT:
Exakte Befunde liegen darüber nicht vor. Es ist jedoch klar, daß Albumin, das in ein später nekrotisch werdendes Gewebe abgewandert ist, ebenfalls einer Proteolyse unterliegt. Keine Angaben können gemacht werden, inwieweit Albumin aus einem resorbierten Ödem in seinen Eigenschaften unverändert bleibt.

FRAGE:
Gibt es spezielle Untersuchungen über den Nachweis hypoxischer
Gewebeschäden?

ANTWORT:
Um die Gefahren einer allgemeinen Hypoxie zu vermeiden, empfiehlt
sich grundsätzlich im Zweifelsfall die frühzeitige Intubation
und künstliche Beatmung. Messungen über eine Gewebehypoxie nach
einem Verbrennungstrauma liegen bisher nicht vor. Ein normaler
PO_2-Wert in der arteriellen Blutgasanalyse stellt keinesfalls
sicher, daß im Gewebe der PO_2 ebenfalls normal sein wird. Wichtig sind in diesem Zusammenhang die Untersuchungen von WILMORE
(Siehe Beitrag AHNEFELD), wonach die Sauerstoffaufnahme bei Verbrennungspatienten stark erhöht ist. LARSSON berichtet deswei-
teren über Ergebnisse von Muskelbiopsien, die im Verlauf von
Verbrennungsbehandlungen entnommen wurden; in keinem Fall konnten an den Muskelzellen Schädigungen im Sinne einer Hypoxie gefunden werden.

FRAGE:
Mit welchen Störungen der Gerinnung muß im Verlauf von Verbren-
nungserkrankungen gerechnet werden?

ANTWORT:
In Untersuchungen an Rhesusaffen wurden die Auswirkungen einer
Verbrühung auf das Gerinnungssystem überprüft. Es wurden untersucht die Adhäsivität nach Hellem, der Aggregationstest nach
Breddin, die T_4-Zeit, die PTT, die Thrombozytenzahl, Fibrinogen, Faktor V und Faktor VIII. Bereits 15 - 30 min nach dem
Verbrühungstrauma war ein massiver Anstieg der Adhäsivität und
der Aggregabilität der Thrombozyten zu beobachten; die T_4-Zeit
und die Gerinnungszeit zeigten eine erhöhte Aktivität, weiterhin war ein massiver Abfall der Thrombozyten zu beobachten,
außerdem ein Abfall von Fibrinogen, Faktor V und besonders Faktor VIII (11).

In Abhängigkeit vom Ausmaß der Verbrennung tritt sehr rasch eine Hyperkoagulabilität auf; die Faktoren hierfür sind
1. das Gewebsthromboplastin,
2. die Arachidonsäure aus dem Zellzerfall,
3. das Thromboxan und
4. die Katecholamine.
Letztere sind der stärkste Anreiz für eine Aggregation, den wir
kennen.

Aufgrund der Thrombozytenaggregation kommt es frühzeitig zu ausgeprägten Mikrozirkulationsstörungen. Aufgrund der Tatsache,
daß die Dextrane die Adhäsivität der Thrombozyten zu senken vermögen, bietet sich deren Verwendung durchaus an. Befunde von
ZEKERT an Verbrennungspatienten zeigen einen Anstieg des Fibri-
nogengehalts nach mehreren Tagen.

FRAGE:
Welche therapeutischen Empfehlungen im Hinblick auf die Gerinnung ergeben sich aufgrund der vorgelegten Befunde?

ANTWORT:
HETTICH empfiehlt bis zur ersten Operation Heparin in einer Dosierung von 20.000 IE pro Tag. BUTENANDT gibt 300 - 400 IE He-
parin/kg KG pro Tag. Auch ZEKERT unterstützt die Heparinthera-
pie. Er berichtet über Einzelfälle, wo es zu Blutungen speziell
im Verbrennungsareal gekommen ist, die nach Substitution von
Faktor XIII zum Stehen gebracht werden konnten. Kontrollen wiesen in diesen Fällen Faktor-XIII-Konzentrationen von unter 60 %
auf, so daß er die Empfehlung gibt, bei schweren Verbrennungen
sowohl die Konzentration des Faktors XIII zu bestimmen als auch
entsprechend zu substituieren.

LOEW weist auf die Bedeutung der Bestimmung des Antithrombin-
III-Spiegels hin; vor allem bei Patienten, die lange Zeit parenteral ernährt werden, kommt es häufig zu einem Antithrombin-
III-Mangel. Es muß bekannt sein, daß dann Heparin nicht mehr
wirken kann, da der Kofaktor fehlt. Ab dem dritten bis fünften
Tag sollte die Konzentration dieses Faktors daher bestimmt werden.

Klinisch relevant scheint besonders die Zählung der Thrombozyten zu sein. Ein Abfall weist immer auf eine mögliche Blutungs-
tendenz hin. Die Beobachtung, daß die Thrombozytenzahlen bei
allen Verbrennungspatienten unter $100.000/mm^3$ abfallen, hat dazu geführt, daß Heparin routinemäßig bei allen Patienten mit
schweren Verbrennungen gegeben wird.

FRAGE:
In der Literatur finden sich die verschiedensten Angaben über
die Höhe der anzustrebenden Urinausscheidung. Gibt es Kriterien,
nach denen die stündliche Urinausscheidung gesteuert werden
kann?

ANTWORT:
Gerade bei Verbrennungspatienten ist davon auszugehen, daß der
Anfall harnpflichtiger Substanzen erhöht ist. Gleichzeitig muß
mit einer Einschränkung der Konzentrationsfähigkeit der Nieren
gerechnet werden. Die Empfehlungen über die stündlichen Urinmengen differieren sehr stark, d. h. zwischen 50 und 150 ml/h. Einen Kompromiß stellt die Empfehlung von PRUITT dar, der eine
Ausscheidung von 1 ml/kg/h als ausreichend bezeichnet.

EKLUND weist darauf hin, daß in vielen Fällen die Urinproduktion nicht über eine Menge von 30 - 50 ml/h gesteigert werden
kann. Bei 72 Patienten, die er über 14 Tage beobachtete, fand
er nur in Ausnahmefällen Urinosmolalitäten über 800 mosmol/l.
Es scheint also tatsächlich eine Einschränkung der Konzentrationsfähigkeit der Nieren vorzuliegen. Seine Empfehlung geht
dahin, Urinmengen zwischen 30 und 50 ml/h anzustreben, in keinem Falle sollten Mengen von über 100 ml/h erzwungen werden.

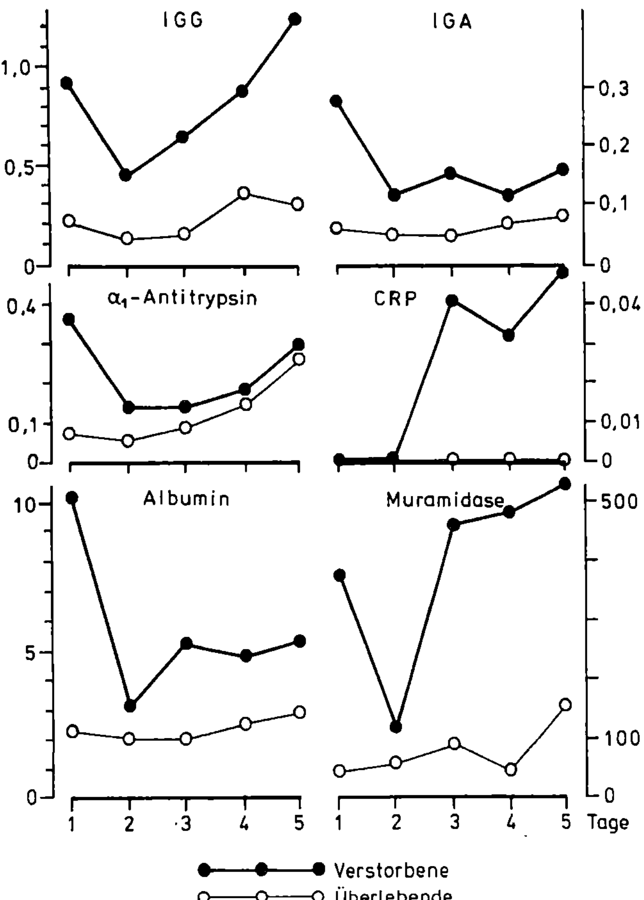

Abb. 3. Meßgrößen im Urin, Gegenüberstellung von Befunden bei Überlebenden und bei Verstorbenen (Nach ZEKERT)

LOEW weist ebenfalls darauf hin, daß nicht die absolute Höhe der Urinausscheidung entscheidend ist, sondern die Konzentration der harnpflichtigen Substanzen im Serum. Die Ausscheidung von Natrium scheint ein wichtiger prognostischer Parameter für die Überlebensrate zu sein. Vor der Anwendung von Furosemid in der Initialphase der Verbrennung ist eindeutig zu warnen, da bei mehreren Patienten beobachtet wurde, daß sie aufgrund der furosemidbedingten hohen Natrium- und Wasserverluste in einen therapierefraktären Schockzustand gerieten (EKLUND).

FRAGE:
Besteht die Möglichkeit, auch im Urin Parameter zu bestimmen, die Aussagen über den Zustand des Patienten erlauben?

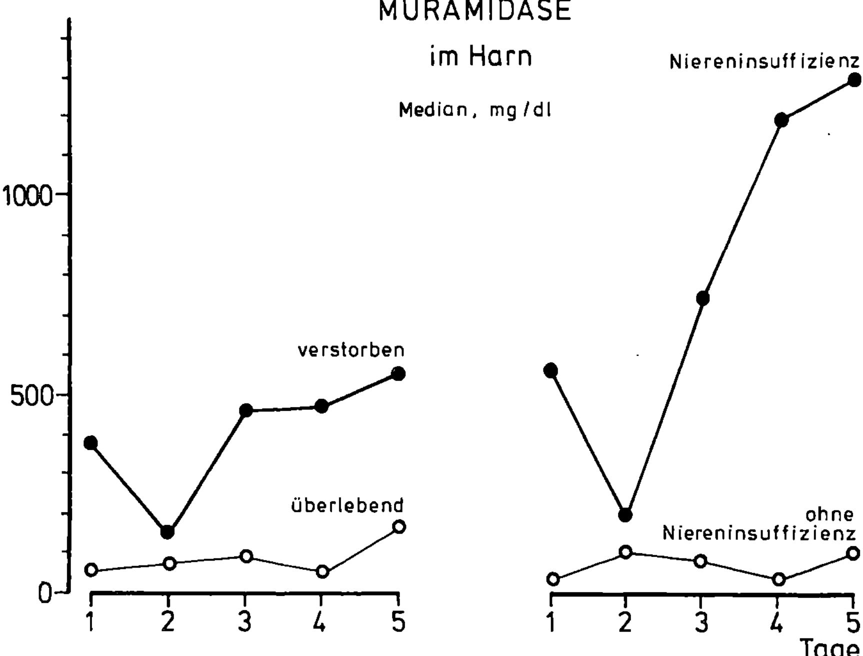

Abb. 4. Muramidase im Harn. Vergleich der Gruppen verstorbener und überlebender Patienten und Patienten mit und ohne Niereninsuffizienz (Nach ZEKERT)

ANTWORT:
Die Arbeitsgruppe ZEKERT hat das Verhalten verschiedener Parameter im Urin bei Patienten untersucht, die gestorben sind bzw. überlebten. Sie fanden den Albuminverlust über die Niere bei nicht überlebenden Patienten hoch, bei überlebenden Patienten dagegen wesentlich niedriger. Die CRP-Werte blieben bei den Überlebenden niedrig, bei den später verstorbenen Patienten stiegen sie ab dem zweiten Tag steil an. Die IgG-Werte im Urin lagen bei den verstorbenen Patienten anfangs niedriger, stiegen dann aber kontinuierlich an. Ähnliches gilt für das IgA. Die Muramidase blieb bei den Überlebenden niedrig, in der Gruppe der nicht Überlebenden stieg sie stark an (Abb. 3 und 4).

Vergleicht man Patienten, die im Laufe der Verbrennungskrankheit eine Niereninsuffizienz entwickelten, mit denen, deren Nierenfunktion normal blieb, so zeigt sich, daß bei den später Niereninsuffizienten schon von Beginn an bestimmte Parameter stark von den Nierengesunden abwichen. Die Muramidase muß als besonders empfindliches Enzym für eine Niereninsuffizienz bezeichnet werden. Ihre Ausscheidung im Urin steigt oft bereits eine Woche früher an als die harnpflichtigen Substanzen im Serum.

Zusammenfassung

1. Die Entstehung und die Wirkung der Verbrennungstoxine sind immer noch umstritten. Therapeutische Konsequenzen sind höchstens im Ansatz zu erkennen.

2. Eindeutig befürwortet wird die Kaltwasserbehandlung als Ersttherapie.

3. Bei der Infusionstherapie in der Erstphase stehen sich weiterhin drei Konzepte gegenüber:
   a) Verwendung kolloidaler Volumenersatzmittel und Plasma,
   b) Verwendung hyperosmolarer Kochsalzlösungen,
   c) Verwendung von Ringer-Laktatlösung.

   Besteht die Notwendigkeit einer Normalisierung des Herzzeitvolumens, scheinen die Bedenken gegen die Plasmatherapie geringer zu sein.

   Weitere Untersuchungen müssen abklären, ob nicht über eine frühzeitige hämodynamische Stabilisierung die Verbrennungskrankheit in ihren Auswirkungen vermindert werden kann.

Literatur

1. BERGER, A.: Zur Dynamik des kapillaren Flüssigkeitstransportes, insbesondere unmittelbar nach tiefen zweit- und drittgradigen Verbrennungen. Acta chir. Austr., Suppl. 5, 3 (1972)

2. BURKE, J. F.: The benefits of prompt excision. J. Trauma 19, 924 (1979)

3. BURKE, J. F., BONDOC, C. C., QUINBY, W. C.: Primary burn excision and immediate grafting: a method shortening illness. J. Trauma 14, 389 (1974)

4. BURKE, J. F., QUINBY, W. C., BONDOC, C. C.: Primary excision and prompt grafting as routine therapy for the treatment of thermal burns in children. Surg. Clin. N. Amer. 56, 477 (1976)

5. CARVAJAL, H. F., LINARES, H. A., BROUHARD, B. H.: Relationship of burn size to vascular permeability changes in rats. Surg. Gynec. Obstet. 149, 193 (1979)

6. FELLER, I., THOLEN, D., CORNELL, R. G.: Improvements in burn care, 1965 to 1979. JAMA 244, 2074 (1980)

7. HALL, K. V., SØRENSEN, B.: The treatment of burn shock: results of a 5-year randomized, controlled clinical trial of Dextran 70 v. Ringer lactate solution. Burns 5, 107 (1978)

8. KÖHNLEIN, H. E.: Tierexperimentelle Untersuchung der Wirkung von Vitalfarbstoffen auf das RES. Mschr. Unfallheilk. 76, 416 (1973)

9. KÖHNLEIN, H. E., LEMPERLE, G.: Experimentelle Untersuchungen und klinische Beobachtungen zur Kaltwasserbehandlung bei frischen Verbrennungen. Chir. plastica (Berlin) 1, 216 (1972)

10. LINDERKAMP, O., BUTENANDT, I., EURINGER, A., RIEGEL, K. J.: Blutvolumen und Albuminschwund von Kindern mit Verbrennungen. Pädiatr. Intensivmed., p. 281. Stuttgart: Thieme 1977

11. LOEW, D., BREDDIN, K., FLENKER, H., SCHNELLS, G.: Blutplättchen, Gerinnungsfaktoren und morphologische Organveränderungen nach Verbrühungsschock beim Rhesus-Affen. Med. Welt 25, 2118 (1974)

12. LOEW, D., MENG, K.: Untersuchungen über das akute Nierenversagen beim Verbrühungsschock der Ratte. Langenbecks Arch. Chir. 335, 295 (1974)

13. LOEW, D., MENG, K.: Blutchemische Veränderungen und Mortalität beim standardisierten Verbrühungsschock der Ratte. Langenbecks Arch. Chir. 335, 321 (1974)

14. MENG, K., LOEW, D.: Mikropunktionsversuche über die Ursachen des akuten Nierenversagens beim experimentellen Verbrühungsschock. Langenbecks Arch. Chir. 333, 245 (1974)

15. MONAFO, W. W.: An overview of infection control. J. Trauma 19, 879 (1979)

16. MONAFO, W. W., ROBINSON, H. N., YOSHIOKA, T., AYVAZIAN, V. H.: Lethal burns. Arch. Surg. 113, 379 (1978)

17. MONAFO, W. W., TANDON, S. N., AYVAZIAN, V. H., TUCHSCHMIDT, J., SKINNER, A. M., DEITZ, F.: Cerium nitrate: A new topical antiseptic for extensive burns. Surgery 80, 465 (1976)

18. MOORE, F. D.: The body-weight burn budget. In: Surgery of burns (ed. J. A. BOSWICK). Surg. Clin. N. Amer. 50, 1249 (1970)

19. MUIR, I.: The use of the Mount Vernon formula in the treatment of burn shock. Intens. Care Med. 7, 49 (1981)

20. PRUITT, B. A.: The burn patient. I. Initial care. Curr. Probl. Surg. 16, 1 (1979)

21. SCHUMM, R.: Die Hämofiltration zur Therapie der Verbrennungskrankheit. Med. Diss.: Tübingen 1982

22. SØRENSEN, B.: Acute excision or exposure treatment? Scand. J. plast. reconstr. Surg. 13, 115 (1979)

Außerklinische Erstversorgung von Verbrennungspatienten

Von R. P. Hermans

Die Erste Hilfe bei Verbrennungen ist ein äußerst wichtiges
Thema; sowohl bei Laien als auch bei Medizinern gibt es darüber noch sehr viele Mißverständnisse.

Es wird für jeden verständlich sein, daß die Ausschaltung der
Wärmequelle an erster Stelle stehen sollte. Wie aus dem Beitrag von DOMRES hervorgeht, kann die Haut auch nach Ausschalten der Wärmequelle durch anhaltende hohe intradermale Temperaturen weiter geschädigt werden. Es ist deshalb äußerst wichtig, daß die verbrannte Haut so schnell wie möglich gekühlt
wird. Da die Infektion immer noch die größte Gefahr für den
Verbrennungspatienten ist, sollte diese Kühlung möglichst steril stattfinden. Es hat sich gezeigt, daß beides - eine gute
und schnelle Kühlung und Sterilität - durch die Verwendung
von kaltem Leitungswasser erfüllt werden kann. Die Kühlung muß
sofort nach der Verbrennung einsetzen, es sollte deshalb nicht
erst die Kleidung entfernt werden; "sofort unter den Wasser-
hahn" ist der wichtigste Slogan für die Erste Hilfe.

Es gibt viele Diskussionen darüber, wie lange die Kühlung dauern
sollte. Unserer Meinung nach genügen 5 - 10 min. Andere vertre-
ten die Auffassung, daß die Kühlung so lange durchgeführt werden sollte, bis die Brandwunden nicht mehr schmerzen. In jedem
Fall muß dann das Problem der Unterkühlung beachtet werden.

Unklar ist weiterhin, bis zu welchem Zeitpunkt nach einem Verbrennungstrauma eine Kaltwasserbehandlung sinnvollerweise noch
begonnen werden sollte. Zur Zeit gehen die Meinungen dahin,
daß diese Therapie auch noch mit einer Latenz von 1 h mit Aussicht auf Erfolg begonnen werden kann.

Wenn die Kleidung brennt, ist es sehr wichtig, daß der Patient
unmittelbar in horizontale Lage gebracht wird, damit die Flammen nicht das Gesicht berühren und nicht giftige und heiße Gase eingeatmet werden. Ist kein Wasser vorhanden, sollten die
Flammen durch Wälzen oder durch Abdecken mit Decken oder der-
gleichen gelöscht werden.

In vielen Haushalten gibt es noch immer sogenannte Brandsalben.
Bakteriologische Untersuchungen haben gezeigt, daß die meisten
dieser oft sehr alten Präparate massiv bakteriell kontaminiert
sind, d. h. daß die Anwendung dieser Salben eher schadet als
nützt. Auch die meisten Desinfektionsmittel, wie Jod oder Mercurochrom, sollten vermieden werden, weil durch die Verfärbung
der Wunden die spätere Beurteilung der Tiefe der Verbrennung
erschwert wird. Merkwürdig ist, daß schon seit Generationen
Molkereiprodukte, wie Butter, Milch usw., als Hausmittel bevorzugt werden. Bei türkischen Gastarbeitern ist die Verwendung

von Zahnpasta als Erste Hilfe sehr beliebt; von all diesen Mitteln ist sie vielleicht noch das beste.

Für chemische Verbrennungen gilt im wesentlichen dasselbe; im allgemeinen sollten die Wunden möglichst lang mit viel reinem Wasser gespült werden. Für verschiedene Arten chemischer Verbrennungen gibt es bestimmte Antidota; es würde hier jedoch zu weit führen, darüber ausführlich zu berichten. Es wird öfters die Frage gestellt, ob manche Antidota nicht mehr schaden als nützen. Eine Ausnahme muß erwähnt werden: Phosphorverbrennungen. Hier ist es äußerst wichtig, daß die Wunden auch während des Transports ununterbrochen gespült werden und daß die Exzision so schnell wie möglich vorgenommen wird. Wer sich über die Erstbehandlung von chemischen Verbrennungen ausführlich informieren möchte, sei auf die Publikation im Journal of Trauma 1974 (1) verwiesen.

Die einzig richtige Erstversorgung der Wunde ist das Abdecken mit einem sterilen Verband. Meiner Meinung nach ist hierfür das Produkt Metalline weiterhin am geeignetsten. Hat man keinen sterilen Verband zur Hand, können am besten frisch gewaschene und gebügelte Bettücher verwendet werden, die bekanntermaßen bakterienarm sind.

Auffallend ist, daß in zunehmendem Maße die oberen Luftwege bei Verbrennungen betroffen sind. Bei einer Beurteilung der Schwere einer Verbrennung sollte diese Möglichkeit deshalb immer mit in Betracht gezogen werden. Die Gefahr eines sogenannten Inhalationstraumas ist immer dann groß, wenn das Gesicht mitbetroffen ist und/oder wenn der Patient längere Zeit in einem geschlossenen Raum verblieb.

Für den Transport des Verbrennungspatienten sollten folgende Regeln beachtet werden: Steriler Verband, wie bereits erwähnt; Patienten mit Verdacht auf ein Inhalationstrauma sollten mit angehobenem Oberkörper transportiert werden. Wir haben in mehreren Fällen beobachtet, daß Patienten mit Inhalationstrauma bei liegendem Transport Atembeschwerden hatten, die nach entsprechender Hochlagerung verschwunden waren. Als Ursache ist eine Verbesserung des venösen Abflusses zu diskutieren.

Haben die Verletzten längere Zeit entweder heiße oder toxische Gase eingeatmet, muß immer an eine Kohlenmonoxydvergiftung gedacht werden. Diese Patienten sollten sofort mit 100 % Sauerstoff beatmet werden. Dies gilt natürlich auch für asphyktische Patienten. Ist nur eine Mund-zu-Mund-Beatmung möglich, muß daran gedacht werden, daß der Helfer nicht die ausgeatmeten Gase des Patienten inhaliert.

Immer wieder wird die Frage gestellt, ob bereits am Unfallort mit einer Infusionsbehandlung begonnen werden soll. Dies hängt neben der Ausdehnung der Verbrennung natürlich vom Ausbildungsstand des Erstbehandelnden ab. Nachdem in Ländern wie Deutschland und Holland der Weg zum nächsten Krankenhaus normalerweise kurz ist und die Punktion von Gefäßen bei schweren Verbrennungen ohnehin schon sehr schwierig sein kann, sollten unter den erschwerten Verhältnissen am Unfallort weder Gefäße gefährdet noch Zeit mit Punktionsversuchen verloren werden. Unabhängig davon ist die möglichst frühzeitige Flüssigkeitssubstitution natürlich von größter Bedeutung.

Weiter ist abzuklären: Darf der Patient trinken? Im allgemeinen befürworten wir es nicht; viele Patienten, sicher die mit schweren Verbrennungen, vertragen die orale Flüssigkeitsaufnahme schlecht; falls intubiert werden muß, kann ein voller Magen sehr gefährlich werden. Nur im Falle von "Mass casualties" würden wir das von SØRENSEN propagierte Vorgehen der unlimitierten oralen Flüssigkeitsaufnahme empfehlen.

Im erstversorgenden Krankenhaus muß zuerst das Ausmaß der Verbrennung beurteilt werden. In der Mehrzahl der Fälle haben die erstbehandelnden Ärzte keine großen Erfahrungen mit Verbrennungen und können daher keine richtigen Angaben zur Schwere und Ausdehnung der Verbrennung machen. Es hat sich bewährt, daß erstversorgende Krankenhäuser mit den nächstliegenden Zentren Absprachen treffen über die Erstversorgung von Verbrennungspatienten. Diese kann in Abhängigkeit vom Therapieprinzip des Zentrums sehr unterschiedlich sein. In unserem Zentrum, wo wir nach Möglichkeit gerne die Frühexzision vornehmen, finden wir es z. B. sehr unangenehm, wenn als lokale Therapie schon Silbersulfadiazin benützt worden ist, da die Einschätzung der Tiefe der Verbrennung dadurch erschwert wird und der Entschluß zur chirurgischen Therapie häufig nicht mehr möglich ist. Andere Zentren, die eine primär konservative Therapie bevorzugen, werden darüber wahrscheinlich anders denken.

Auch die Infusionstherapie kann in Abhängigkeit von der Meinung des betreffenden Zentrums sehr unterschiedlich sein. Jedenfalls sollte, wenn an eine Verlegung gedacht wird, so schnell wie möglich Kontakt mit dem Zentrum aufgenommen werden, so daß gemeinsam ein Programm aufgestellt werden kann.

Bei Verbrennungen über 10 - 15 % der Körperoberfläche sollte im erstversorgenden Krankenhaus mit der Infusionstherapie begonnen und ein Blasenkatheter gelegt werden. Die Urinproduktion muß stündlich, auch während des Transports, gemessen werden. Es ist im allgemeinen unnötig, einen Patienten nach der oben erwähnten Erstversorgung unter Zeitdruck zu verlegen. Bei Verdacht auf ein Inhalationstrauma sollte vor dem Transportbeginn intubiert werden. In jedem Falle sollte ein erfahrener Anästhesist den Patienten begleiten, um eventuelle Atmungsprobleme beseitigen zu können.

Bisher noch nicht erwähnt wurde die Frage der Schmerzbekämpfung. Bei größeren Verbrennungen muß daran gedacht werden, daß wegen des eingeschränkten Kreislaufs die Resorption von i.m. injizierten Medikamenten sehr schlecht sein kann. Es empfiehlt sich deshalb, die Medikamente immer i.v. zu verabreichen. Die besten Resultate haben wir mit Nicomorphin oder Methadone in Dosierungen von 10 mg erzielt.

Abschließend noch zu der Frage: Welche Patienten sollen in ein
Zentrum verlegt werden? In Holland hat die Niederländische Ge-
sellschaft für Verbrennungen in Zusammenarbeit mit den drei
existierenden Verbrennungszentren eine Publikation zusammengestellt, die an alle Krankenhäuser geschickt wurde und die gerne zur Verfügung gestellt wird. Aufgrund dieser Publikation
sollten jedenfalls die folgenden Kategorien Patienten verlegt
werden:

1. Verbrennungen von mehr als 25 % der Körperoberfläche oder
   tiefe Verbrennungen von mehr als 10 %. Da Kinder unter fünf
   Jahren und Erwachsene über 60 Jahre eine schlechtere Prognose haben, gilt hier die 10-%-Grenze, egal ob es sich um
   tiefe oder oberflächliche Verbrennungen handelt.

2. Tiefe Verbrennungen von "Functional areas", also von Gesicht, Händen und Genitalien.

3. Verbrennungen von kleinerem Ausmaß, wenn noch andere Verletzungen vorliegen (z. B. polytraumatisierte Patienten)
   oder wenn Patienten mit präexistenten Leiden betroffen sind,
   welche die Möglichkeit von Komplikationen vergrößern.

HUFFSTADT hat schon vor 25 Jahren geschrieben, daß die optimale Behandlung von Verbrennungspatienten primär eine Frage der
Organisation sei. Dies gilt heutzutage womöglich noch mehr,
und zwar von der Erstversorgung bis hin zur Rehabilitation. In
unserem Lande und in vielen anderen Ländern hat die Verbren-
nungsgesellschaft sehr viel zur Verbesserung dieser Organisation beigetragen. Soweit mir bekannt ist, gibt es eine derartige Organisation in Deutschland noch nicht. Als Vorsitzender
der vor kurzem errichteten European Burns Association kann ich
nur hoffen, daß auch in Ihrem so gut organisierten Land bald
eine solche Organisation geschaffen wird, um das Elend unserer
Verbrennungspatienten so gut wie möglich bezwingen zu können.
Optimale Resultate sind bei der Behandlung von Verbrennungen
nur dann möglich, wenn alle daran Beteiligten vom Anfang bis
zum Ende zusammenarbeiten.

<u>Literatur</u>

1. JELENKO, C.: Chemicals that "burn". J. Trauma <u>14</u>, 65 (1974)

Die klinische Behandlung des Verbrennungspatienten in den ersten drei Stunden

Von R. E. Spijker

Die Ankunft eines Patienten mit schweren Verbrennungen bringt in
der Aufnahmeabteilung meistens einige Aufregung mit sich, sicherlich dann, wenn das Pflegepersonal wenig Erfahrung hat mit der
Aufnahme solcher Patienten. Es wird darum von Nutzen sein, einen
Behandlungsplan zur Hand zu haben, woraus die wichtigsten Punkte
der Behandlung in der richtigen Reihenfolge zu ersehen sind. Als
Beispiel möchte ich unser Aufnahmeschema vorstellen.

1   Erste Orientierung

Tabelle 1. Orientierende Untersuchung

1. Allgemeines Befinden des Patienten
    a) Bewußtsein: Koma, Agitation
    b) Atmung: Apnoe, Dyspnoe
    c) Zirkulation: Schock

2. Globaler Eindruck von der Schwere der Verbrennung
3. Orientierende Anamnese des Unfalls

Der zuerst hinzugerufene Arzt muß den Allgemeinzustand des Patienten beurteilen. Die Behandlung von Atmungs- und Zirkula-
tionsstörungen hat absolute Priorität! Ursache eines Komas
kann möglicherweise Asphyxie oder Kohlenmonoxydintoxikation
sein. Wenn der Allgemeinzustand es zuläßt, müssen erst die
Schwere und das Ausmaß der Verbrennung geschätzt werden.

Die Neunerregel macht es jedem möglich, die Größe der Verbrennung prozentual auszurechnen.

Vom Patienten oder vom Ambulanzpersonal erfährt man, wann und
wie das Unglück passiert ist. Hat der Patient sich in einem
Raum voll Rauch befunden? Hat die Kleidung gebrannt?

2   Sofortmaßnahmen

Bei einem Patienten im Koma muß man sofort, wenn die Möglichkeit einer Kohlenmonoxydintoxikation vorliegt, reinen Sauerstoff geben. Die Intubation ist zu empfehlen.

---

* Siehe auch Diskussion zum Thema: "Klinik der Verbrennungsbehandlung - Allgemein- und Lokaltherapie"

Tabelle 2. Sofortmaßnahmen

---

1. Bei Koma und insuffizienter Ventilation: Sauerstoffinsuf-
   flation, Intubation und Beatmung

2. Infusion

3. Analgetika und Sedativa

4. Blasenkatheter

Bei insuffizienter Atmung muß der Patient anschließend beatmet
werden. Bei beginnendem Stridor darf die Intubation nicht hin-
ausgezögert werden, weil die Stenose der Atemwege sehr schnell
progredient sein kann.

Sind mehr als 15 % der Körperoberfläche verbrannt, muß eine Infusion angelegt werden. Eine kurze Kunststoffkanüle wird durch
gesunde Haut in eine große Vene an Arm oder Bein eingebracht.

Ist dies nicht möglich, kann man eine zentralvenöse Infusion in
die Vena cava superior einbringen. Wir glauben, daß die Messung
des zentralvenösen Drucks während der Schockphase meistens keine aufschlußreiche Information gibt und daß man den zentralvenösen Katheter lieber vermeiden sollte. Eine Venae sectio ist
nicht anzuraten, weil sie meistens zuviel Zeit kostet und die
Kanüle über die Wunde leicht infiziert wird.

Als erste Infusionsflüssigkeit kann man jede gepufferte Salzlösung (Hartmann oder Ringer-Laktat) geben oder notfalls physiologische Kochsalzlösung. Die Infusionsmenge während der ersten Stunde bestimmt man nach folgender Formel:
kg KG x % verbrannter Körperoberfläche : 4.
Befindet sich der Patient jedoch schon im Schock, muß die Infusionsmenge erhöht werden.

Schmerzstillende Mittel sollten intravenös gegeben werden, da
sie so schneller wirken und die Wirkung besser gesteuert werden kann als bei intramuskulärer Gabe. Geeignete Schmerzmittel
sind Morphin, Nicomorphin, Methadon oder Thalamonal in gleich-
mäßigen kleinen Dosierungen, je nach Wirkung. Kindern kann man
Ketanest in niedriger Dosierung geben (2 - 4 mg/kg KG).

Einen Blasenkatheter legt man bei Patienten mit mehr als 30 %
Verbrennung, ebenfalls bei Patienten mit präexistenten kardiopulmonalen Problemen.

Über eine eventuelle Hämolyse gibt die Harnfarbe Auskunft. Die
Harnproduktion muß jede Stunde gemessen werden.

3 Genauere Orientierung

Vorbestehende Krankheiten von Herz, Lungen usw. müssen bekannt
sein, da sie die Art der Behandlung beeinflussen können. Auch

Tabelle 3. Klinische Befunderhebung

---

1. Anamnese: Alter, bestehende Krankheiten, Medikation, Allergien

2. Körperliche Untersuchung:
   a) Allgemein, Gewicht, Größe
   b) Verbrennungen: Oberfläche, Tiefe und Lokalisation in ein Körperschema einzeichnen

3. EKG und Röntgenbild des Thorax

4. Laboruntersuchungen

---

die Medikation des Patienten muß bekannt sein, ebenfalls eventuelle Allergien, Rauchen und Gebrauch von Alkohol und Rauschgift. Das Alter des Patienten ist ein wichtiger Faktor, da es, kombiniert mit dem Ausmaß der Verbrennung, in hohem Maße die Prognose bestimmt. Die Regel von BAUX zeigt, daß die Summe aus Alter und Ausmaß der Verbrennung in Prozent der Körperoberfläche die Überlebungschancen des Patienten abschätzen läßt. Eine Summe von 100 bedeutet eine Mortalitätswahrscheinlichkeit von 50 %. Bei der allgemeinen körperlichen Untersuchung muß auch auf eventuelle andere Verletzungen achtgegeben werden; je nach Hergang des Unfalls können Frakturen, ein stumpfes Bauchtrauma und selbst eine Querschnittslähmung vorhanden sein.

Um einen Vergleich über Ausdehnung und Tiefe nach einigen Tagen zu ermöglichen, müssen die Verbrennungen möglichst exakt in ein Körperschema eingezeichnet werden. Die Beurteilung wird durch die lokale Behandlung der Brandwunden nach einigen Tagen schwieriger.

Ein EKG und Röntgenbilder vom Thorax müssen routinemäßig gemacht werden.

In Tabelle 4 sind die sofort durchzuführenden Laboruntersuchungen zusammengefaßt.

Tabelle 4. Laborbestimmungen nach Klinikaufnahme

---

1. Sofort: Blutgruppe
   Hämoglobin und Hämatokrit
   Blutgasanalyse
   Kalium, Natrium, Harnstoff, Kreatinin
   Glukose
   Gesamteiweiß, Albumin

2. Nach der Erstversorgung: Leberfunktion
   Thrombozyten, Leukozyten
   Differentialblutbild

3. Bei entsprechender Anamnese: CO-Hämoglobin
   Freies Hämoglobin im Plasma

---

4 Weitere Behandlung

Tabelle 5. Allgemeine und lokale Therapiemaßnahmen nach Klinikaufnahme

---

1. Allgemein
   a) Infusionsregime
   b) Medikation
   c) Pflegekontrolle
   d) Magenschlauch

2. Lokal
   a) Schmuck, Ringe, Prothesen entfernen
   b) Hautabstriche
   c) Entlastungsschnitte
   d) Wundbehandlung

Die Infusionslösung während der Schockperiode muß einen hohen
Natriumgehalt haben (wenigstens isotonisch), außerdem muß die
Lösung mit Laktat, Bikarbonat oder Azetat gepuffert sein. In
unserer Klinik gebrauchen wir hypertone Bikarbonat-Kochsalz-
Lösungen. Eine Therapie mit Kolloiden, z. B. Dextran oder Albumin, ist, jedenfalls während der ersten Stunden, nicht notwendig.

Hat die Schockbehandlung zu spät angefangen, besteht schon eine metabolische Azidose, die am besten mit Bikarbonat zu kor-
rigieren ist. Wenn es keinen Blutverlust aus einer Verwundung
gegeben hat, ist eine Bluttransfusion nicht angebracht.

Die Infusionsgeschwindigkeit hängt ab von der Art der Flüssigkeit. Man sollte niemals mehr geben, als notwendig ist, um die
Schockerscheinungen zu verhindern.

Zur Beurteilung des Zustandes des Patienten halten wir neben
den gebräuchlichen Schockkriterien folgende Befunde für sehr
wichtig: normale Peristaltik, normale Blutgase, eine Harnproduktion von 30 - 50 ml/h mit einer Osmolarität von mehr als
600 mosm/l. Man sollte nicht nur nach den bekannten Formeln
handeln, sondern die Infusionsbehandlung anhand des klinischen
Befundes einstellen, da der Bedarf pro Patient sehr unterschiedlich ist.

Die Labor- und klinischen Kontrollen sind abhängig von der
Schwere der Verbrennung. Bei einer schweren Verbrennung sollten folgende Laborwerte alle 6 h kontrolliert werden: Hb, PO_2,
Kalium, Natrium, Kreatinin, Glukose und Albumin. Einen Magenschlauch gibt man jedem Patienten mit mehr als 50 % Verbrennungen, bei Erbrechen, bei fehlender Peristaltik und wenn der
Patient intubiert werden muß.

Bei der lokalen Erstbehandlung möchte ich nur drei Notwendigkeiten erwähnen: einengende Schmuckstücke entfernen, Entlastungs-
inzisionen vornehmen, Wundabstriche machen.

Tabelle 6. Medikation des Patienten mit Verbrennungen

---

1. Tetanusprophylaxe
2. Streptokokkenprophylaxe
3. Thromboseprophylaxe
4. Sauerstoff
5. Analgetika
6. Sedativa
7. Vitamingaben
8. Eigene Medikation

Die übrige Behandlung ist Sache des Chirurgen und kann erst stattfinden, wenn der Chirurg einen Behandlungsplan zusammengestellt hat.

5 Besondere Probleme während der Schockperiode

Eine ernste Komplikation ist das Inhalationstrauma. In folgenden Fällen sollte man darauf gefaßt sein:
- Brand mit viel Rauchentwicklung in einem geschlossenen Raum,
- komatöser Patient,
- Verbrennung des Gesichts - vor allem Mund und Nase - durch Flammen,
- Zeichen von Schleimhautverbrennung von Mund und Rachen,
- Stridor bzw. heisere Stimme,
- progressive Dyspnoe,
- Abhusten von schwarzem Sputum.

Keines dieser Anzeichen ist völlig zuverlässig, aber in Kombination können sie sehr wichtige Informationen liefern! Die Beschädigung der Luftwege bis zur Höhe der Bifurkation ist hauptsächlich Folge von thermischen Verbrennungen und kann mit Hilfe der Bronchoskopie diagnostiziert werden.

Bei Glottisödem muß der Patient sofort intubiert werden, weil die Stenose schnell progredient werden kann und die Intubation in einer späteren Notsituation sehr schwierig werden kann.

Wir ziehen die Intubation der Tracheotomie vor, weil sie viel schneller geht, unter fast allen Umständen geschehen kann und viel weniger Komplikationen verursacht. Wenn die Umstände es erlauben, ist die nasotracheale der orotrachealen Intubation vorzuziehen.

Parenchymatöse Lungenschäden als Folge von chemischer Schädigung durch eingeatmete Gase können in schweren Fällen schon nach 1 h klinisch deutlich sein, manchmal aber auch erst nach ein bis zwei Tagen. Die wichtigsten Anhaltspunkte für eine Frühdiagnose geben die Blutgase und die sich erhöhende Atemfrequenz. Ein PO_2 unter 60 mm Hg und eine Atemfrequenz über 40/min machen eine Beatmung notwendig. Das Thoraxbild zeigt erst 24 h nach dem klinischen Befund typische Abweichungen. Es hat diagnostisch also keinerlei Wert.

Der Entschluß zur Beatmung, vor allem unter Verwendung von PEEP, macht oftmals eine höhere Infusionsgeschwindigkeit notwendig, um eine ausreichende Zirkulation aufrechtzuerhalten.

Unserer Erfahrung nach kann bei den meisten Patienten eine Tracheotomie vermieden werden; wir intubieren primär wenn möglich nasotracheal mit einem Tubus mit Niederdruckcuff.

Eine weitere Komplikation während der ersten Stunden ist die Hämolyse, die vor allem bei tiefen Verbrennungen auftreten kann. Das freie Hämoglobin wird durch die Nieren ausgeschieden und kann in konzentriertem Harn eine ernste Nierenfunktionsstörung ergeben. Das Auftreten einer Hämolyse ist der einzige Anlaß, eine hohe Harnproduktion zu erzwingen. Man verabreicht Diuretika (Mannit oder Furosemid) und Bikarbonat. Unsere allerdings beschränkten Erfahrungen mit Haptoglobin sind günstig.

Ein großes Problem ist die Narkose in der akuten Phase. Nur drei Narkotika sind wirklich sicher in der Verabreichung während der ersten Stunden: Ketamin (Ketanest), Etomidat und Lachgas.

Alle anderen Narkotika können durch Verminderung der Vasokonstriktion ausgeprägte Blutdrucksenkungen verursachen.

In allen Fällen, in denen wir Patienten mit mehr als 40 % Verbrennungen wegen komplizierenden Verletzungen während der ersten Stunden Narkose geben mußten, hatten wir große Probleme, stabile Kreislaufverhältnisse aufrechtzuerhalten; dies gelang nur durch Infusion großer Volumina. Als Folge davon bekamen die Patienten postoperativ sehr starke Ödeme und häufig Lungenprobleme. Viele Patienten hatten postoperativ Nierenfunktionsstörungen.

Im Prinzip ist der Patient operationsfähig, wenn Zirkulation und Respiration stabil sind, praktisch ist dies manchmal jedoch schwer festzustellen. Als Zeitpunkt für die erste operative Versorgung gelten bei uns folgende Richtlinien:

```
 0 % -  10 % Verbrennung: sofort
10 % -  30 % Verbrennung: nach 6 - 12 h
30 % -  50 % Verbrennung: nach 24 - 36 h
50 % - 100 % Verbrennung: nach drei Tagen.
```

Die Lokalbehandlung des Verbrennungspatienten im Rahmen der klinischen Erstversorgung

Von R. Hettich

Auch bezüglich der Lokalbehandlung besteht heute bei den Verbrennungsexperten kein einheitliches Konzept. In verschiedenen Fragen zeichnet sich jedoch seit etwa zehn Jahren ein gewisser Konsens ab, der darin besteht, daß drittgradige Verbrennungen nur durch eine möglichst frühe plastisch-chirurgische Versorgung optimal wiederhergestellt werden können. Das heißt: Exzision der Nekrosen zum frühest möglichen Zeitpunkt und sofortige Deckung mit autologen Transplantaten.

Warum also überhaupt eine Diskussion über Lokalbehandlung? Warum werden nicht alle Verbrennungspatienten nach diesem Prinzip behandelt, wodurch sich praktisch jede weitere Lokalbehandlung erübrigt?

Auch die extremsten Verfechter dieser Methode können nicht alle Patienten und am einzelnen Patienten nicht immer die ganze Verbrennungsfläche sofort operativ versorgen. Dagegen spricht,

1. daß die nach einer Exzision entstehenden Defekte bei großflächigen Verbrennungen niemals primär mit Eigenhaut versorgt werden können,

2. daß der oft immense Blutverlust im Rahmen einer primären Exzision den ohnehin eingeschränkten Allgemeinzustand der durch den Schock gefährdeten Patienten bedrohlich verschlechtern kann,

3. daß das Angehen von Transplantaten nach einer Sofortversorgung zwar nicht durch die Infektion, aber um so mehr durch das entstehende Ödem und die Blutungsneigung gefährdet wird.

   Gerade in den ersten zwei Tagen nach der Transplantation wird die per diffusionem erfolgende Ernährung der Transplantate durch das massive Verbrennungsödem stark eingeschränkt, und es kommt im Rahmen der immer zu erwartenden Verbrauchskoagulopathie oft zu unkalkulierbaren Hämatomen, die das Angehen der Transplantate verhindern.

4. Die Differenzierung in zweit- und drittgradige Verbrennungsflächen ist im Rahmen der oft massiven Zentralisation durch den beginnenden Verbrennungsschock und durch die Kompression der peripheren Stromgebiete im Rahmen des Verbrennungsödems weder durch die Inspektion von außen noch bei der tangentialen Exzision sicher möglich.

Es ergibt sich also eine Reihe von wesentlichen Argumenten gegen die radikale primäre Exzision und Deckung, so daß wir im Einzelfall fast immer gezwungen sind, Kompromisse einzugehen, wobei das operative Vorgehen auf der Basis einer effizienten Lokaltherapie der Belastbarkeit und dem Zustand des Patienten anzupassen ist.

Es wird sicherlich nicht möglich sein, allgemeingültige Richtlinien für die Lokalbehandlung zu erarbeiten, dies gilt um so mehr, als die technischen Voraussetzungen für die lokale Verbrennungsbehandlung in jedem Krankenhaus sehr unterschiedlich sein werden. Da die meisten Verbrennungspatienten in der Bundesrepublik nicht einer optimalen Spezialtherapie zugeführt werden können, erscheint es mir besonders wichtig, in diesem Zusammenhang zwei Grenzwerte zu nennen, die ich hier zur Diskussion stellen möchte:

1. Man sollte ohne den großen technischen Hintergrund einer Spezialabteilung und ohne eine sehr große persönliche Erfahrung niemals mehr als 20 % der Körperoberfläche primär exzidieren.

2. Eine konservative Behandlung sollte nicht länger als drei Wochen fortgesetzt werden, da mit einer Restitutio ad integrum nach dieser Zeit nicht mehr zu rechnen ist und eine operative Versorgung solcher Defekte immer notwendig wird.

Welche Forderungen müssen wir also an eine Lokalbehandlung in der Frühphase der Verbrennung stellen?

1. Außer der Forderung der ersten Stunde nach Aufhebung des lokalen Wärmestaus in der Haut durch Abkühlung mit normal temperiertem Leitungswasser gilt für jede Lokalbehandlung – auch für die Kaltwasserbehandlung –, daß sie ein sich entwickelndes Schockgeschehen nicht verstärken darf (Cave Kälteschock, Schmerz!).

2. Die durch die Verbrennung zu erwartende Stoffwechselentgleisung darf nicht durch zusätzliche Resorption toxischer Substanzen verschlechtert werden (Niere, Leber, RES etc.). Dabei sind zu beachten:
   a) die toxischen Zerfallsprodukte in der verbrannten Haut,
   b) toxische Bestandteile aus der verwendeten antiseptischen Substanz.

3. Natrium-, Wasser-, Eiweiß- und Erythrozytenverluste, die sich durch die Verbrennung ergeben, dürfen nicht beliebig gesteigert werden.

4. Der lokale thermische Schaden darf nicht durch zusätzliche chemische Noxen oder durch die zusätzliche Anwendung von komprimierenden Verbänden verschlechtert werden.

5. Die Entwicklung resistenter Keime soll verhindert werden.

Die beste Lokalbehandlung ist demnach die, bei der möglichst nicht schmerzhaft manipuliert, nicht resorbiert und nichts über die Oberfläche verloren wird; eine Behandlung, die verhindert, daß durch die Verbrennung an der Hautfläche entstandene toxische Zerfallsprodukte in den Kreislauf gelangen, und die dennoch über einen möglichst langen Zeitraum sterile Verhältnisse aufrechterhält. Diese letzte Forderung ist gleichzeitig die vordergründigste, da die Verbrennungsnekrose einen hervorragenden Nährboden für praktisch alle Mikroorganismen darstellt und da über die bakterielle Kontaminierung der Verbrennungsoberfläche eine entscheidende zusätzliche Noxe auf die überlebenden Gewebsverbände einwirkt, die eine spontane Heilung in vielen Fällen verhindert.

Ausgehend von diesen oben genannten Forderungen halten wir seit vielen Jahren an dem Prinzip der lokalen Gerbungsbehandlung fest. Es handelt sich um eine modifizierte dreiphasige Tanningerbung, mit der es uns gelingt, eben diesen erwähnten Zeitraum bis zur Spontanheilung zweitgradiger Verbrennungen unter praktisch aseptischen Bedingungen zu überbrücken.

Hände und Gesicht werden nicht gegerbt, in diesen Bereichen wird nach Möglichkeit immer primär, d. h. innerhalb der ersten drei, maximal acht Tage operiert. Zur Beurteilung des optimalen Zeitpunkts einer tangentialen Exzision erscheint es uns notwendig, diese funktionell so wichtigen Regionen nicht durch einen Gerbungsschorf der Inspektion zu entziehen.

Durch den artifiziellen Schorf werden die gegerbten Verbrennungsflächen am Stamm und an den Extremitäten nicht nur keimfrei gehalten, man verhindert darüber hinaus auch den erheblichen Eiweiß-, Wasser- und Elektrolytverlust über die Verbrennungsareale. Man kann auf häufige, schmerzhafte Verbandwechsel verzichten und reduziert insgesamt die Schmerzhaftigkeit der Verletzung drastisch.

Die Gerbungsbehandlung ist im Prinzip eine trockene Behandlung, wobei durch die Anwendung von Jod-PVP-Lösung, 5%iger Tanninlösung und 10%iger Silbernitratlösung nach mechanischer Reinigung der Verbrennungsfläche eine vollständig trockene Oberfläche resultiert, die für Keime jeder Art undurchlässig ist. Unter diesem Schorf erfolgt entweder die Spontanreepithelisierung innerhalb von zwei bis drei Wochen, oder es kommt innerhalb dieses Zeitraums zu einer vollständigen Demarkierung der drittgradig verbrannten Areale.

Können die so gegerbten Verbrennungsflächen durch ventilierende Raumluft mit niedriger Luftfeuchtigkeit trocken gehalten werden und kommt es nicht zu mechanischen Einrissen des Schorfes über Gelenkflächen, so kann dieser Gerbungsschorf innerhalb dieser Frist die Keimbesiedlung des verbrannten Gewebes verhindern. Es ist aber auch möglich, im Rahmen der trockenen Behandlung an den gefährdeten Partien über den Gelenken oder am Übergang zu den nicht gegerbten Arealen an den Händen und im Gesicht ebenso wie am Rücken, wo eine ausreichende Ventilation meist nicht möglich ist, zusätzlich antiseptische Substanzen zu verwenden. Wir kombinieren die Gerbungsbehandlung grundsätzlich nicht mit Salben, sondern verwenden während der Zeit der trockenen Behandlung, d. h. innerhalb dieser ersten zwei bis drei Wochen, zusätzlich eine Jod-PVP-Gel-Präparation, die zwar irre-

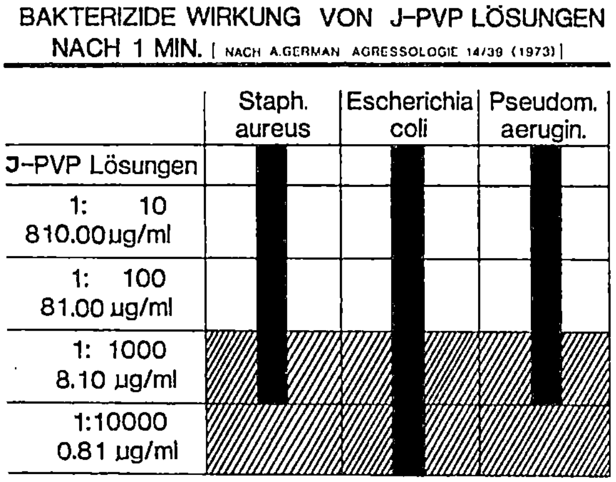

Abb. 1. Bakterizide Wirkung von Jod-PVP-Lösungen nach 1 min
(Nach: A. GERMAN: Agressologie 14, 39 (1973))

führenderweise als Salbe bezeichnet wird, die aber galenisch
nicht auf einer Salbengrundlage aufgebaut ist. Diese "Jod-PVP-
Salbe" hat einen schorfstabilisierenden Effekt, der Schorf
sorgt deshalb seinerseits für einen potenzierenden antiseptischen Effekt (Abb. 1), da auf der Basis einer trockenen Wundoberfläche die Dejodierung, die wir normalerweise auf der Verbrennungswunde zu erwarten haben, nur sehr verzögert erfolgt.
Auf die Probleme der Jodkonzentration und der Jodresorption
auf der Wundoberfläche werde ich nachher noch kurz zurückkom-
men.

Gelingt es, in diesem genannten kritischen Zeitraum von etwa
zwei bis drei Wochen aseptische Verhältnisse auf der Wundoberfläche aufrechtzuerhalten, so kann ohne jede Gefährdung des
Allgemeinzustandes des Patienten nach der Exzision und Deckung
der Hände und des Gesichts zunächst die Demarkierung der tiefen, d. h. die Spontanheilung der oberflächlichen Verbrennung
abgewartet werden. Man kann nach der Abheilung aller zweitgradigen Defekte, spätestens nach der dritten Woche, den Schorf
ohne Blutverlust und ohne operative Maßnahmen abheben und die
jetzt demarkierten drittgradigen Verbrennungsareale operativ
exzidieren.

Ein entscheidender Vorteil dieser "Lokalbehandlung der ersten
Stunde" gegenüber allen anderen Lokalbehandlungsmethoden besteht darin, daß wir den Patienten in der Folgezeit kaum durch
schmerzhafte Verbandwechsel irritieren, daß wir die Resorption
der immer unphysiologischen antiseptischen Substanzen minimie-
ren und gleichzeitig davon ausgehen können, daß auch die Resorption von toxischen Zerfallsprodukten aus der Verbrennungsoberfläche durch die Eiweißfällung im Rahmen der Gerbungsbehandlung eingeschränkt wird. Das bedeutet, daß insbesondere
die Belastung von Leber, Niere und RES reduziert wird, was bei
erheblich eingeschränktem Energieverlust durch die trockene
Oberfläche bei weniger Streß durch schmerzhafte Verbandwechsel

und bei dem im Rahmen der Gerbung wesentlich geringeren Eiweiß-
verlust eine erhebliche Entlastung im Gesamtkrankheitsverlauf
darstellt.

Solange der Schorf reizlos und ohne Infektion die Verbrennungsfläche deckt, ist mit einer narbigen Schrumpfung bzw. der Ausbildung von narbigem Ersatzbindegewebe nicht zu rechnen. Diese
Prozesse beginnen erst nach der Exzision oder im Falle einer
Frühinfektion unter dem Schorf, die sich hier durch Unachtsamkeit in der Pflege im nekrotischen Gewebe ausbreiten kann. Wir
versuchen deshalb, insbesondere über den Gelenken, im Anal-
und Genitalbereich sowie im Bereich der Axillarlinie den Schorf
niemals länger als drei Wochen zu belassen.

Es kann nicht unser Ziel sein, die einer Restitutio ad integrum
zuzuführenden zweitgradigen Verbrennungsflächen primär operativ zu behandeln und sie womöglich mit kostbaren autologen
Transplantaten zu decken. Es soll aber auch nicht der Eindruck
entstehen, daß wir mit der Gerbung eine Alternative zur Transplantation anzubieten haben. Diese Gerbungsbehandlung kann homologe und autologe Transplantate einsparen helfen. Sie bringt
aber optimale Ergebnisse nur in Kombination mit einer konse-
quenten chirurgischen Therapie, die dann allerdings als verzögerte primäre Exzision in kleinen Schritten und unter maxima-
ler Ausnutzung auch oberflächlich verbrannter Regionen im Sinne von Spendermaterial unter weitgehend aseptischen Bedingungen durchgeführt werden kann.

Ich habe vorher die Probleme der Resorption toxischer Substanzen über die Verbrennungswunde aus den lokal applizierten antiseptischen Präparaten angeschnitten: Gerade in Zusammenhang
mit der Dreiphasengerbung wurde das Problem der Quecksilberresorption in letzter Zeit sehr häufig angesprochen; wie Sie wissen, hat der Kinderchirurg Grob eine ähnliche Gerbung unter
Verwendung von Mercurochrom beschrieben. Wir haben in einer
großen klinischen Studie diese Quecksilberresorption verfolgt
und konnten feststellen, daß bei der Anwendung von Mercurochrom
allein wesentlich höhere Mengen Quecksilber im Urin und im Voll-
blut gefunden wurden, als dies nach der kombinierten Gerbung
der Fall war, aber auch die zusätzliche Anwendung von Tannin
und Silbernitrat konnten die Quecksilberresorption nicht vollständig verhindern.

Da im Gegensatz zu den von uns gemessenen unbedenklichen Queck-
silberwerten nach der Grobschen Dreiphasengerbung in der Literatur bei der Anwendung von Mercurochrom auf großen Verbrennungsflächen immer wieder sehr hohe Quecksilberwerte berichtet
wurden, haben wir diese Behandlung durch die Einführung des
Jod-PVP modifiziert. Bei der weiteren Anwendung des Jod-PVP-
Gels entfiel dann die sonst typische Entfärbung des braunen
Präparats über dem ausgebildeten Schorf, so daß wir mit einer
stark verzögerten Dejodierung des Präparats rechnen können. Entsprechende Jodkonzentrationsmessungen auf der Verbrennungswunde
haben diese Annahme bestätigt (Tabelle 1). Ich möchte auf diesen hochsignifikanten Effekt hier deshalb hinweisen, weil sich
daraus entscheidende Rückschlüsse für die Verbandfrequenz er-

Tabelle 1. Jodkonzentrationen auf der Verbrennungswunde nach Anwendung von Jod-PVP mit und ohne gleichzeitige Gerbung

h	mit Gerbung	ohne Gerbung
0	30,0 µg/ml	
3	6,2 µg/ml	1,0 µg/ml
6	4,0 µg/ml	1,0 µg/ml
18	3,5 µg/ml	0,2 µg/ml
30	3,0 µg/ml	0,1 µg/ml

PBJ-Werte im Serum nach Behandlung mit PVP-Jod Salbe bei 2-tägiger Anwendung

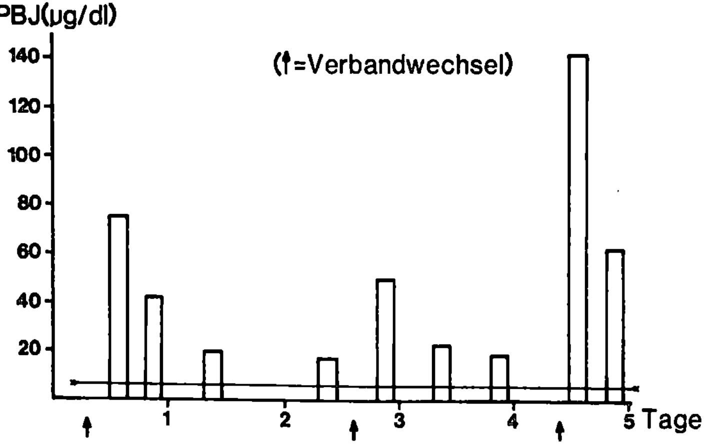

Abb. 2. PBJ-Werte im Serum nach Behandlung mit PVP-Jod-Salbe bei zweitägiger Anwendung

geben. Die Bedeutung dieser wesentlich niedrigeren Verbrandfrequenz liegt nicht nur in der Einsparung von Narkotika und Schmerzen für den Patienten und in einer erheblich reduzierten Arbeitsbelastung des Personals, sondern darüber hinaus auch darin, daß wir den unkalkulierbaren Kumulationseffekt durch die exzessiven Jodresorptionswerte beherrschen können: Sie erkennen aus dieser letzten Graphik die PBJ-Werte bei einer 70%igen Verbrennung, bei der wir in 48stündigem Rhythmus die gesamte vorher gegerbte Verbrennungsfläche mit Jod-PVP-Salbe verbunden haben (Abb. 2). Es kommt jeweils bis zum Zeitpunkt des Verbandwechsels zu einer weitgehenden Normalisierung der Jodspiegel, wohingegen wir bei kleineren, nicht vorher gegerbten Verbrennungsflächen im Rahmen eines 12stündlichen Verbandwechsels Werte bis zum 10.000fachen Normwert gefunden haben. Insbesondere bei einer Einschränkung der Nierenfunktion scheinen solche exzessiv hohen Jodwerte nicht ohne Bedeutung, auch wenn die gesunde Schilddrüse in den meisten Fällen erstaunlicherweise nicht sichtbar auf dieses völlig unphysiologische Angebot reagiert.

Auch wir verwenden außer diesem trockenen Behandlungsschema,
z. B. im Bereich des Gesichtes und der Hände oder in einer späteren Behandlungsphase, andere Behandlungsprinzipien und Substanzen. Ich habe jedoch versucht, ein Behandlungsschema der ersten Stunde vorzustellen, welches wir bis in die dritte Behandlungswoche hinein fortsetzen können. Weitere Methoden der Lokalbehandlung und der passageren Deckung wird BERGER vorstellen, der sich - genau wie wir - um eine möglichst rasche und endgültige operative Versorgung bemüht, der aber wahrscheinlich ebenfalls auf die Anwendung antiseptischer Substanzen nicht immer verzichten kann.

Bakterielles Erregerspektrum und Chemotherapie bei der Sepsis des Brandverletzten

Von W. Graninger, E. Diem und G. Meissl

A. Einleitung

Die Anwendung neuer Kenntnisse der Intensivmedizin, verbesserte Operations- und Narkosetechniken und die Möglichkeiten des
Hautersatzes haben die Überlebenschance des Schwerverbrannten
angehoben. Nach wie vor ist jedoch die Sepsis die häufigste To-
desursache bei Verbrennungspatienten. Ausgangspunkt der Sepsis
ist meistens die invasive Wundinfektion, weswegen der Keimbesiedlung der Verbrennungswunde besonderes Augenmerk geschenkt
werden soll. Im Rahmen des stationären Aufenthalts werden mit
Blasen- und Venenkathetern und Beatmungsgeräten zusätzlich po-
tentielle Infektionsquellen geschaffen. Für eine Sepsis sprechen klinisch eine Erhöhung des Fiebers, Tachypnoe, Hypoxämie,
Blutdruckabfall, Oligurie, Änderung des Sensoriums sowie Labor-
parameter wie Thrombopenie, Linksverschiebung im Differentialblutbild, AT-III- und Fibronektinabfall und disseminierte, intravasale Gerinnung. Bewiesen wird die Sepsis durch Isolierung
des Erregers im Blut. Da aber nur bei ca. 50 % der Patienten
mit septischem Zustandsbild ein Erreger im Blut nachgewiesen
werden kann und die Kultur zumindest 24 h dauert, kommt regelmäßigen Kulturen von Wundabstrichen, Bronchialsekret und Harn
entscheidende Bedeutung in Hinsicht auf die Voraussage des po-
tentiellen Keimes zu.

B. Die Mikrobiologie der Verbrennungswunde

Die Besiedlung der anfänglich sterilen Verbrennungswunde erfolgt durch Bakterien, die in Haarfollikeln und Schweißdrüsen-
krypten überlebt haben oder aus der patienteneigenen Rachen-
und Darmflora stammen. Im Krankenhaus wird die Wunde innerhalb
kurzer Zeit von nosokomialen, meist hochresistenten Keimen be-
siedelt. Nirgends ist der stetige Erregerwandel so gut dokumentiert wie bei der Infektion der Verbrennungswunde. Vor der Ära
des Penicillins und der Sulfonamide war Streptococcus pyogenes
der häufigste Problemkeim bei Verbrennungen. 1933 berichtete
ALDRICH (1), daß alle schweren Verbrennungen im John Hopkins
Hospital während des ersten Tages mit Streptokokken kolonisiert
waren. 1945 waren durch den Gebrauch von Penicillin die Streptokokkeninfektionen fast ausgerottet. In der Folge traten Infektionen mit Staphylococcus aureus immer mehr in den Vordergrund. MONCRIEF und TEPLITZ (9) wiesen 1954 bei 75 % der Patienten, die an einer Septikämie verstarben, Staphylococcus
aureus im Blut nach. 1960 trat Pseudomonas aeruginosa als häu-
figster Keim in den Vordergrund. Die Entwicklung pseudomonas-

Tabelle 1. Erregerspektrum 1980 und 1. Halbjahr 1981
Verbrennungsstation 1. Chirurgische und 1. Dermatologische Universitätskliniken Wien

| | Wundabstriche* | | Blutkulturen | |
	1980 n = 145	1981, 1. Halbjahr n = 126	1980 n = 43	1981, 1. Halbjahr n = 35
Staphylococcus aureus	22 %	27 %	26 %	37 %
Pseudomonas aeruginosa	35 %	40 %	33 %	34 %
Proteus mirabilis	7 %	5 %	9 %	3 %
Acinetobacter calcoaceticus	11 %	9 %	9 %	9 %
Escherichia coli	7 %	–	2 %	–
Klebsiella pneumoniae	6 %	6 %	5 %	3 %
Enterobacter cloacae	–	–	–	–
Hämolysierende Streptokokken	–	6 %	–	9 %

*vorherrschender Keim

wirksamer Antibiotika führte seit 1966 zu einem Rückgang von
Infektionen mit Pseudomonas aeruginosa zugunsten anderer gram-
negativer Keime, wie Proteus mirabilis, E. coli, Enterobacter
cloacae, Klebsiella pneumoniae und Serratia marcescens. Durch
die Entwicklung neuer Antibiotika mit Wirksamkeit gegen gramnegative Keime, wie der neuen Cephalosporine, traten verstärkt
Infektionen mit Candida albicans auf. Das Spektrum der Erreger
in quantitativ signifikanten Abstrichen spiegelt sich im Spektrum der in den Blutkulturen nachgewiesenen Bakterien wider
(Tabelle 1). Dies zeigt die Bedeutung regelmäßiger Kulturen
von Verbrennungswunden, wobei der zeitliche Vorsprung bis zum
Nachweis des Erregers im Blut drei bis sechs Tage dauern kann.
Auffallend an unserem Material ist das häufige Auftreten von
Acinetobacter calcoaceticus neben den "Traditionskeimen" Staphylococcus aureus und Pseudomonas aeruginosa. Dies ist in
erster Linie auf die Verwendung von neuen Cephalosporinen, wie
Cefotaxim, Ceftriaxon und Ceftazidim, zurückzuführen. Während
hämolysierende Streptokokken der Gruppe A 1980 praktisch keine
Rolle spielten, traten sie 1981 sowohl auf Verbrennungswunden
als auch im Blut verstärkt auf (Tabelle 1). Grund dafür ist,
daß wir die Penicillinprophylaxe Mitte 1980 verlassen haben.
In Hinsicht auf eine Infektion mit hämolysierenden Streptokokken der Gruppe A, die das Angehen von Transplantaten verhindern können, führen wir die Schnelldiagnostik mit Hilfe der
Immunfluoreszenz (Biomerieux) oder Co-agglutination (Phadabact-
Streptococcus-Test, Pharmacia) durch.

Zur Beurteilung einer invasiven Wundinfektion dient die quantitative Bakteriologie der Verbrennungswunde. Folgende Methoden werden angewandt: Der semiquantitative und quantitative Abstrich und die Wundbiopsie. Beim semiquantitativen Abstrich
wird ein Areal von ca. 1 cm^2 mit einem sterilen Wattetupfer
unter Rotation und leichtem Druck abgetupft. Die Keimzahl wird
auf der Platte als 1 bis 4+ angegeben. Bei der quantitativen
Abstrichmethode (6) wird der von 1 cm^2 gewonnene Tupfer in 1 ml
Nährbouillon gegeben. Im bakteriologischen Labor werden davon
Verdünnungen 1 : 1.000, 1 : 10.000 usw. hergestellt und auf
Platten ausgestrichen. Wichtig ist, daß nur Stellen abgestri-
chen werden sollen, die nicht von nekrotischem Material bedeckt
sind. Abstriche sollten immer an mehreren Stellen gemacht werden. Als signifikant gilt eine Keimzahl von 10^6 oder mehr Keimen.

Die Wundbiopsie (11) ist die verläßlichste Methode, setzt jedoch ein gutes bakteriologisches Labor voraus. Dabei wird das
vorgesehene Areal von nekrotischem Material gesäubert. Mit Hilfe einer Hautstanze wird ein Gewebszylinder entnommen, der in
ein Transportmedium, z. B. Port-a-Cul (BBL), gegeben wird. Im
Labor wird das Material gewogen, homogenisiert und in Verdünnungen 1 : 1.000, 1 : 10.000 und 1 : 100.000 usw. auf entsprechenden Agarplatten kultiviert. Die Methode ist für den Arzt
einfach, für den Patienten schmerzlos. Als Grenze der invasiven Infektion gilt eine Keimzahl von 10^5 Keimen pro Gramm Gewebe. Der Gewebszylinder kann auch zur Herstellung eines Gefrier-
schnittes geteilt werden, der zusätzlich z. B. bei Pilzinfek-
tionen eine invasive Infektion erkennen läßt. Die Wundbiopsie

findet durch den hohen Arbeitsaufwand nur bei besonderen Fällen Verwendung. Die quantitative Abstrichmethode kann jedoch
jedem bakteriologischen Labor zugemutet werden. Die Übereinstimmung mit Biopsiekulturen ist gut (6). Durch regelmäßige
bakteriologische Kulturen können Antibiotika wirksamer und
zielgerichtet eingesetzt werden, ein unnötiger Selektionsdruck
wird vermieden, ein Keimwechsel wird rechtzeitig erfaßt.

C. Antimikrobielle Chemotherapie

Systemische Therapie

Die Elimination der Keime erfolgt bei Einwirkung von Bakteriosta-
tika durch den intakten Immunapparat des Patienten. Da beim Brandverletzten die Immunabwehr gestört ist, kommen bei schweren Infektionen im Rahmen der Verbrennungskrankheit nur Bakterizida
in Frage. Die wichtigsten Gruppen der bakteriziden Antibiotika
sind die Betalaktam-Antibiotika, wie Penicilline und Cephalosporine, die Polymyxine und die Aminoglykoside, wie Gentamicin,
Sisomicin, Tobramycin und Amikacin.

Die wichtigste Gruppe hinsichtlich Wirksamkeit und therapeutischer Breite stellen die Betalaktam-Antibiotika dar. Neben dem
klassischen Penicillin G, das bei Streptokokkeninfektionen die
Therapie der Wahl ist, können bei den Penicillinen im wesentlichen drei Gruppen unterschieden werden:
die Staphylokokken-Penicilline wie Oxacillin und Flucloxacillin,
die Penicilline mit Wirkung gegen gramnegative Keime, wie Ampi-
cillin und Mezlocillin, und
die pseudomonaswirksamen Penicilline, wie Azlocillin, Pipera-
cillin und Ticarcillin.

Wichtig ist, daß außer dem Oxacillin alle Penicilline durch
Betalaktamasen, die besonders von nosokomialen Keimen gebildet
werden, leicht zerstört werden können. Die zweite Gruppe der
Betalaktam-Antibiotika stellen die Cephalosporine dar. Die klassischen Cephalosporine, wie Cefalotin, Cefaloridin, Cefazolin
und Cefamandol, haben eine gute Wirksamkeit gegen Staphylokokken, auch gegen E. coli, Klebsiella pneumoniae und Proteus mirabilis. Bei Cefaloridin und Cefalotin wurden besonders bei
Kombination mit Aminoglykosiden toxische Nierenschädigungen berichtet. Die neuentwickelten Cephalosporine, wie Cefoperazon,
Cefotaxim, Cefoxitin und Cefuroxim, sind einerseits weniger
nephrotoxisch, andererseits von höherer Wirksamkeit und Stabi-
lität gegenüber bakteriellen Enzymen. In Hinblick auf die antimikrobielle Wirksamkeit sind derzeit Cefotaxim und Cefoperazon im gramnegativen Bereich bei weitem am wirksamsten. Sämt-
liche neuen Cephalosporine haben im Vergleich zu den klassischen
Cephalosporinen eine erweiterte Wirksamkeit im gramnegativen
Bereich, wirken jedoch gegen Staphylococcus aureus schwächer.
Deshalb sollten gegen Staphylococcus aureus in erster Linie
penicillinasefeste Penicilline, wie Oxacillin und Flucloxacillin, andererseits die klassischen Cephalosporine, wie Cepha-

Tabelle 2. Empfindlichkeit von Pseudomonas aeruginosa.
Verbrennungsstation 1. Chirurgische und 1. Dermatologische Universitätskliniken Wien

	Wundabstriche 1980 n = 53	Blutkulturen 1980 n = 14
Carbenicillin	53 %	64 %
Azlocillin	72 %	64 %
Cefsulodin	90 %	78 %
Gentamicin	41 %	36 %
Tobramycin	84 %	64 %
Netilmicin	84 %	71 %
Amikacin	95 %	78 %
Polymyxin	100 %	100 %

lotin oder Cephazolin, eingesetzt werden. Bei gramnegativen
Keimen besteht die Therapie der ersten Wahl in Mezlocillin oder
in klassischen Cephalosporinen. Erst bei Infektionen mit Problemkeimen sollten die neuen Cephalosporine zum Einsatz kommen.
Ein interessantes Cephalosporinderivat ist das Cefsulodin, das
gegenüber Pseudomonas aeruginosa die bis jetzt höchste Aktivität aller Betalaktam-Antibiotika aufweist (Tabelle 2). Gegen
Staphylococcus aureus ist diese Substanz ebenfalls wirksam, gegen gramnegative Keime jedoch nicht. Somit wurde besonders im
Falle der Penicillinallergie und der damit verbundenen Unmöglichkeit, Azlocillin oder Ticarcillin zu verwenden, eine Alternative geschaffen. In letzter Zeit wurden weitere gegen Pseudomonas wirksame Cephalosporine entwickelt, wie z. B. Cefoperazon
oder Moxalactam - die Aktivität dieser Substanzen liegt jedoch
unter der des Cefsulodins (13).

Eine weitere Gruppe der bakteriziden Antibiotika stellen die
Aminoglykoside dar. Von den Aminoglykosiden haben sich bisher
für die klinische Praxis Gentamicin, Sisomicin, Tobramycin,
Netilmicin sowie Amikacin als relevant erwiesen. Allen Aminoglykosiden ist eine schmale therapeutische Breite zu eigen. Bekannt ist die Oto- und Nephrotoxizität dieser Gruppe. Aus dieser Angst heraus werden letztere im allgemeinen zu nieder dosiert. Es zeigt sich bei Verbrennungskranken, daß mit der üblichen Dosis von z. B. 5 mg/kg/d Gentamicin nur subtherapeutische Spiegel erreicht werden. Die Gründe für diese niedrigen
Blutspiegel liegen in der Exsudation im Bereich der Wundflächen und in der beim Brandverletzten erhöhten glomerulären Filtrationsrate und dadurch verkürzten Halbwertszeit der glomerulär ausgeschiedenen Aminoglykoside (7). Die Bestimmung der
Blutspiegel der applizierten Aminoglykoside ist daher bei Patienten mit Sepsis notwendig. Sie ist heute mit Hilfe von Radioimmunoassays und einfacher mit Enzymimmunoassays (EMIT, Merck)
möglich. Der Vorteil gegenüber älteren bakteriologischen Methoden ist neben der Schnelligkeit auch die fehlende Interferenz
durch andere, gleichzeitig verwendete Antibiotika. Aufgrund

Tabelle 3. Antibiotika bei Infektionen mit Staphylococcus aureus

Generic Name	Handelsname	Dosierung/70 kg
Oxacillin	Stapenor ⎫	
Flucloxacillin	Staphylex ⎭	3 x 2 - 4 g
Cefalotin	Cefalotin	3 x 2 - 4 g
Cefazolin	Gramaxin	3 x 2 g
Cefamandol	Mandokef	3 x 2 - 4 g
Gentamicin	Refobacin	3 - 6 x 80 mg*
Netilmicin	Certomycin	2 - 3 x 200 mg*
Amikacin	Biklin	2 - 4 x 500 mg*
Clindamycin	Sobelin	3 x 600 mg
Fusidinsäure	Fucidin	3 x 500 mg
Fosfomycin	Fosfocin	3 x 2 - 4 g

* Serumspiegelbestimmung erforderlich

pharmakokinetischer Messungen ergaben sich für Jugendliche Gentamicin-Dosen von 12,8 mg/kg/d, für ältere Erwachsene 7,2 mg/kg/d (14). Die Heilungsrate war bei adäquat behandelten Patienten 84 % im Vergleich zu 23 % mit "normalen" Dosen behandelten (14). Die laufende Anpassung der Dosis an die bei Brandverletzten oft stark wechselnden Ausscheidungsverhältnisse erfolgt am besten durch die tägliche Bestimmung der morgendlichen Talkonzentrationen. Diese sollten bei Gentamicin und Tobramycin > 2 µg/ml, bei Amikacin > 5 µg/ml sein. Amikacin, ein Kanamycinabkömmling, ist unter den Aminoglykosiden gegenüber bekateriellen Enzymen am stabilsten und wirkt noch bei Gentamicin- und Tobramycinresistenz (z. B. Pseudomonas aeruginosa, Tabelle 2). Auch hier muß im Vergleich zu anderen Patienten höher dosiert werden (30 mg/kg/d). Netilmicin zeigt zusätzlich zum normalen Spektrum des Gentamicins eine ausgezeichnete Wirkung bei gentamicinresistenten Staphylokokken. Wichtig ist die synergistische Aktion von Betalaktam-Antibiotika und Aminoglykosiden. So ist bei Pseudomonas-aeruginosa-Sepsis eine Monotherapie mit Aminoglykosiden oder Betalaktam-Antibiotika fast immer erfolglos, während Infektionen durch gramnegative Keime, wie E. coli, Proteus mirabilis, und Staphylococcus aureus auch auf Monotherapie entweder mit Betalaktamen oder Aminoglykosiden ansprechen. Bakteriostatische Antibiotika, wie Tetrazykline, Erythromicin, Fusidinsäure und Clindamycin, sollen bei der akuten systemischen Infektion im Rahmen der Verbrennungskrankheit nur ausnahmsweise verwendet werden. Bezüglich der Kombination bakteriostatischer und bakterizider Antibiotika wurden in den meisten Fällen antagonistische Wirkungen beschrieben. Eine Ausnahme stellt die Kombination Trimethoprim-Sulfonamid dar, die besonders bei Patienten mit Penicillin- oder Cephalosporin-Allergie interessant und auch parenteral verfügbar ist.

Tabelle 4. Antibiotika bei septischen Infektionen mit Pseudomonas aeruginosa

Generic Name	Handelsname	Dosierung/70 kg
Azlocillin	Securopen	3 x 5 g
Piperacillin	Pipril	
Ticarcillin	Aerugipen	3 x 5 - 10 g
Cefoperazon	Cefobis	3 x 2 - 4 g
Cefsulodin	Pseudomonil	
Gentamicin	Refobacin	3 - 6 x 80 mg*
Tobramycin	Gernebcin	
Amikacin	Biklin	2 - 4 x 500 mg*
Polymyxin B	Polymyxin	3 - 4 x 50 mg

* Serumspiegelbestimmung erforderlich

Tabelle 5. Antibiotika bei septischen Infektionen mit Enterobakterien

Generic Name	Handelsname	Dosierung/70 kg
Mezlocillin	Baypen	3 x 5 g
Piperacillin	Pipril	
Ticarcillin	Aerugipen	
Cefoxitin	Mefoxitin	3 x 2 - 3 g
Cefuroxim	Zinacef	
Cefotaxim	Claforan	
Cefoperazon	Cefobis	
Cotrimoxazol	Bactrim	2 - 3 x 160/800 mg
Aminoglykoside		

Eine Auswahl der wichtigsten Antibiotika, die bei der Sepsis des Brandverletzten in Frage kommen, zeigen die Tabellen 3 bis 5. Durch die vorzugsweise Therapie mit gewissen Antibiotika kann es gerade auf Verbrennungsstationen zur raschen Entwicklung resistenter Keime kommen. Im Jahre 1978 wurde an unserer Verbrennungsstation vorzugsweise Cefalotin mit Gentamicin verwendet. Lokal wurde ebenfalls häufig Gentamicin angewandt. Alle im Laufe des Jahres 1979 aus Blutkulturen isolierten Stämme von Staphylococcus aureus waren cephalotin- und gentamicinresistent (Tabelle 6). Durch weitgehendes Vermeiden von Aminoglykosiden und Cephalosporinen in der systemischen Therapie und Verbot von Gentamicin bei topischer Anwendung waren im Jahre 1980 wieder 36 % der Staphylococcus-aureus-Stämme gegen Cephalosporine und Gentamicin empfindlich. Die Empfindlichkeit

Tabelle 6. Empfindlichkeit von Staphylococcus aureus aus Blutkulturen.
Verbrennungsstation 1. Chirurgische und 1. Dermatologische Universitätskliniken Wien

	1979 n = 10	1980 n = 11	1981 n = 13
Oxacillin	70 %	70 %	80 %
Klassische Cephalosporine	0 %	36 %	38 %
Gentamicin	0 %	36 %	23 %
Netilmicin		64 %	54 %
Amikacin	0 %	73 %	38 %
Clindamycin	70 %	55 %	15 %

gegenüber Clindamycin ging durch die stärkere Verwendung dieses Antibiotikums von 70 % im Jahre 1979 auf 15 % im Jahre 1981
zurück.

Prophylaktisch sollten systemische Antibiotika bei Verbrennungskranken nicht gegeben werden. Lange Zeit wurde an zahlreichen
Verbranntenstationen routinemäßig die Prophylaxe mit Penicillin
G durchgeführt. Zahlreiche Studien (10, 12) haben bewiesen,
daß die unkritische Anwendung von Penicillin die Besiedlung
der Wundflächen mit gramnegativen, meist hochresistenten Keimen fördert. Lediglich während und nach Spalthautdeckung kann
Penicillin G, oder bei Penicillinallergie Cefazolin oder Clindamycin, für 12 - 24 h nach erfolgtem Eingriff gegeben werden,
um eine Zerstörung des Transplantats durch betahämolysierende
Streptokokken zu verhindern, sofern nicht Kultur- oder Schnell-
methoden zur Verfügung stehen.

Topische Therapie

Die Häufigkeit von Sepsis bei Verbrennungskranken steht in di-
rektem Zusammenhang mit der lokalen Behandlung der Verbrennungswunde. Topische antimikrobielle Substanzen haben nur dann einen
Sinn, wenn sie noch vor der Kolonisierung des nekrotischen Wund-
schorfes aufgebracht werden können. Alle hier in Frage kommenden Substanzen supprimieren das Keimwachstum, können es jedoch
nicht verhindern. Ziel ist immer die Entfernung des nekrotischen Gewebsmaterials. 0,5 % Silbernitrat ist zwar ein effektives antibakterielles Agens, hat jedoch gravierende Nachteile,
wie Hyponatriämie, Methämoglobinbildung und Hautverfärbung. Die
getränkten Kompressen müssen zweistündlich gewechselt werden.
Mafenidacetat (Sulfamylon) führt zur metabolischen Azidose und
Hyperventilation, ist schmerzhaft bei der Applikation. Es ist
ebenso wie Silbernitrat heute weitgehend verlassen. Silbersulfadiazin ist heute das Mittel der Wahl bei der topischen antibakteriellen Therapie, sofern nicht Gerbungsmethoden angewandt
werden. Bei guter Penetration, ausreichendem antibakteriellem

Tabelle 7. Maßnahmen zur Verhütung einer Sepsis beim Brandverletzten

---

1. Isolierung des Patienten zur Vermeidung von Kreuzinfektionen.
2. Regelmäßige Kulturen von Wunde, Blut und Harn - "Keimspektrum" der Station.
3. Rechtzeitiges Erkennen einer invasiven Wundinfektion.
4. Möglichst rasche lokale Versorgung mit Exzision nekrotischen Materials und Transplantatdeckung.
5. Optimale Ernährung.
6. Keine Prophylaxe mit Antibiotika.

Spektrum ist es schmerzlos bei der Applikation. Es wird zweimal täglich als 1%ige Creme aufgetragen und wird durch ein Bad entfernt. Gentamicin oder Neomicin, Aminoglykoside mit breiter antibakterieller Wirksamkeit, wurden früher häufig zur topischen Therapie mit anfänglich gutem Erfolg verwendet, sind aber heute durch die Induktion aminoglykosidresistenter Bakterienstämme obsolet. Dasselbe gilt für andere Antibiotika, die in der systemischen Therapie Verwendung finden, wie Chloramphenicol in Iruxol-Salbe. Abzulehnen ist auch die sogenannte "Dab Solution" (3) mit Chloramphenicol, Neomycin, Polymycin und Nystatin. Über Betaisodona, einen Jod-PVP-Komplex, sind die Meinungen geteilt. Während einige Autoren die Substanz als besonders effizient empfinden (16), zweifeln andere an der Wirksamkeit bei Verbrennungswunden (4). Interessant ist letztlich die Kombination von 2,2%igem Ceriumnitrat und Silbersulfadiazin (8), die sich hinsichtlich des antibakteriellen Spektrums ergänzt.

D. Zusammenfassung

Die therapeutischen Prinzipien zur Verhütung einer Sepsis beim Brandverletzten sind in Tabelle 7 zusammengefaßt. Abgesehen von der Verbrennungswunde ist dem Respirationstrakt als Eintrittspforte von bakteriellen und mykotischen Erregern besonderes Augenmerk zu schenken. Ist eine Sepsis bereits aufgetreten, so gilt
a) Verwendung bakterizider Antibiotika,
b) Zurückhaltung mit "Superbreitspektrum-Antibiotika" und gezielte Chemotherapie mit z. B. Oxacillin gegen Staphylococcus aureus, Azlocillin oder Cefsulodin gegen Pseudomonas aeruginosa,
c) keine Unterdosierung, wie z. B. der Aminoglykoside,
d) keine lokale Anwendung systemischer Antibiotika,
e) Entfernung intravasaler Katheter und Ernährung über nasogastrale Sonde,
f) für die Wirksamkeit der Substitution mit Antikörperkonzen-

traten verschiedenster Provenienz liegen bis heute keine gesicherten Studien vor.

Sinnvoll erscheint nur die Gabe von Hyperimmunglobulinen gegen Pseudomonas aeruginosa (5) oder gegen Enterobakterien (2).

Literatur

1. ALDRICH, R. H.: The role of infection in burns: The theory and treatment with special reference to gentian violet. New Engl. J. Med. 208, 299 (1933)

2. ALLEN, J., Mc CUTCHAN, M., ZEIGLER, E., BRAUDE, A.: Treatment of gramnegative bacteremia with antiserum to core glycolipid. Europ. J. Cancer 15, 77 (1979)

3. COLLENTINE, G. E., WAISBREN, B. A., MELLENDER, J. W.: Treatment of burns with intensive antibiotic therapy and exposure. JAMA 200, 939 (1967)

4. HOLDER, A., SCHWAB, M., JACKSON, L.: Eighteen months of routine topical antimicrobial susceptibility testing of isolates from burn patients: results and conclusions. J. antimicrob. Chemother. 5, 455 (1979)

5. JONES, R. J., ROE, E. A., GUPTA, J. L.: Controlled trial of Pseudomonas immunoglobulin and vaccine in burn patients. Lancet 1980 II, 1265

6. LEVINE, R. S., LINDBERG, R. B., MASON, A. D., PRUITT, B. A.: The quantitative swab culture and smear: A quick simple method for determining the number of viable aerobic bacteria on open wounds. J. Trauma 16, 89 (1976)

7. LOIRAT, P., ROHAN, J., BAILLET, A., BEAUFILS, F., DAVID, R., CHAPMAN, A.: Increased glomerular filtration rate in patients with major burns and its effect on the pharmacokinetics of tobramycin. New Engl. J. Med. 299, 915 (1979)

8. MONAFO, W.: zit. MONCRIEF, J. A.: Topical antibacterial treatment of the burn wound. In: Burns - A team approach (eds. H. ARTZ, J. A. MONCRIEF, B. A. PRUITT). Philadelphia: Saunders 1979

9. MONCRIEF, J. A., TEPLITZ, C.: Changing concepts in burn sepsis. J. Trauma 4, 233 (1964)

10. NATHAN, P., HOLDER, I. A., MacMILLAN, B. G.: Burn wounds: microbiology, local host defenses and current therapy. CRC crit. Rev. clin. Lab. Sci. July 1973, 61

11. VOLENEC, F. J., CLARK, G. M., MANI, M. M., HUMPHREY, L. J.: Burn wound biopsy bacterial quantitation. A statistical analysis. Amer. J. Surg. 138, 695 (1979)

12. WICKMAN, K., ERICSSON, H.: Influence of antibiotic treatment on the bacterial flora of severe burns. In: Bayer-Symposium III, p. 157. Berlin, Heidelberg, New York: Springer 1971

13. ZAK, O.: Antibiotics and pseudomonas aeruginosa. In: Pseudomonas aeruginosa (ed. L. D. SABATH). Bern: Huber 1980

14. ZASKE, D., SAWCHUK, J., GERDING, D., STRATE, R.: Increased dosage requirements of gentamicin in burn patients. J. Trauma 16, 824 (1976)

15. ZASKE, D., SAWCHUK, J., STRATE, R.: The necessity of increased doses of amikacin in burn patients. Surgery 84, 603 (1978)

16. ZELLNER, P. R., METZGER, E.: Asepsis und Antisepsis bei der Behandlung des Brandverletzten. Infection 5, 36 (1977)

Prinzipien der sekundären örtlichen Therapie

Von A. Berger

Die Grundprinzipien der sogenannten sekundären örtlichen Therapie leiten sich von der primären Lokalbehandlung ab. Sie müssen diese fortführen und folgerichtig ergänzen, bis die durch
thermische und chemische Einflüsse gesetzten Lokalschäden zur
Abheilung gebracht worden sind.

Es hängt daher die Art der Therapie von der Art der Verletzung,
d. h. Verbrennung, Verbrühung (13), elektrisches Trauma (9) und
chemische Verätzungen ab.

Das Ausmaß der durch die Schädigung gesetzten Veränderungen im
Bereich des Hautmantels sowie Zusatzverletzungen, besonders im
Bereich der Luftröhre und der Lunge, spielen hier eine große
Rolle (14). Die durch das Verbrennungsausmaß und den sich daraus ergebenden Verbrennungsschock notwendige allgemeine Therapie, besonders die Art der bevorzugten Infusionslösungen, beeinflußt zusätzlich die lokalen Verhältnisse, so daß die Therapie auch darauf achten muß (1).

Grundsätzlich sind drei Phasen im Behandlungsschema zu unterteilen:

1. die Notfallphase;
2. die Akutphase;
3. die chronische Phase (10).

Außerdem möchte ich die Prinzipien dieser Lokalbehandlung noch
nach zwei anderen Gesichtspunkten unterteilen:

1. Behandlungsplan an einer sogenannten offenen Station, d. h.
   im Rahmen jedes Krankenhauses, das sich damit befaßt.

2. Der Behandlungsplan, wie er in einem Verbrennungszentrum
   durchgeführt wird.

Ein Prinzip, das allen Methoden gleich ist, ist die Kontrolle
der Wundinfektion und möglichst frühzeitiger Verschluß der zer-
störten Körperoberfläche. Hierzu sind zwei Wege möglich:

1. die konservative Behandlung
   a) geschlossen
   b) offen.

2. Die operative Behandlung
   a) frühe Exzision,
   b) früh sekundäre Exzision,
   c) spät sekundäre Exzision (kombinierter Weg).

Die Behandlung der örtlichen Veränderungen nach Verbrennungsschäden im sogenannten Normalkrankenhaus

Am Beginn jeden allgemeinen wie lokalen Behandlungsschemas
steht die Einschätzung der Ausdehnung und der Tiefe der verbrannten Areale und die Beurteilung möglicher Mitverletzungen.
Die Einschätzung wird am besten nach dem Schema von WALLACE
("Neunerregel") durchgeführt. Die Beurteilung der Tiefenausdehnung ist eine Frage der Erfahrung, die dazu notwendigen Parameter werden im Beitrag von DOMRES abgehandelt.

Die Beurteilung der Ausdehnung erstgradiger Verbrennungen, die
keiner weiteren chirurgischen Therapie bedürfen, zweitgradig
oberflächlicher sowie zweitgradig tiefer und drittgradiger Verbrennungen gibt hier weitere gute Anhaltspunkte für die notwendige Lokalbehandlung.

Ein wesentliches Ziel der Therapie muß sein, aus tief zweitgradigen nicht drittgradige Verbrennungen entstehen zu lassen. Wenn
eine Isolierung des Patienten nicht möglich ist, muß doch bei Patienten, die eine drittgradige Verbrennung von mehr als 10 %
der Körperoberfläche erlitten haben, strengstens darauf geachtet werden, daß sie durch Keime von anderen Patienten nicht
noch zusätzlich geschädigt werden. Unter diesen Bedingungen
empfiehlt sich die geschlossene Behandlung unter Beachtung aller hygienischer Vorschriften, wobei Substanzen wie Jod-PVP und
besonders Silbersulfadiazin (Flammazine) zu empfehlen sind. Ein
oftmaliger Verbandwechsel ist notwendig. Die zusätzliche Verwendung von sogenannten Fettgazen erleichtert diesen vor allem
im Extremitätenbereich und macht ihn weniger schmerzhaft. Wenn
die Möglichkeit besteht, soll frühzeitig mit dem operativen Abtragen der Nekrosen begonnen werden.

Hier hat sich die sogenannte laminare oder tangentiale Nekrektomie nach JANZEKOVIC (8) bewährt. Handelt es sich um Verbrennungen der Hände, des Gesichts- und Genitalbereichs, muß aktiv vorgegangen werden. Dies gilt auch, wenn es sich um zirkuläre Verbrennungen im Extremitätenbereich handelt. Treten hier Durchblutungsstörungen auf, ist eine ausgiebige Fasziektomie die
Methode der Wahl. Zwischen Diagnose und Durchführung einer solchen Fasziektomie sollen nie mehr als 6 h vergehen, um irreversible Schädigungen zu verhindern. Aus unseren Erfahrungen (12)
zeigt sich, daß die unmittelbare Deckung des fasziotomierten
Bereiches mit Eigenhaut, am besten Meshgraft, die Methode der
Wahl darstellt. Es wird dadurch verhindert, daß die nun freigelegten Strukturen noch weiter geschädigt werden. Diese Möglichkeit soll hier an zwei Fällen dargestellt werden (Abb. 1 -
3).

Wenn keine Spezialstation vorhanden ist, empfiehlt sich daher
eine möglichst frühe chirurgische Therapie der lokalen Veränderungen unter genauester Kontrolle der allgemeinen Parameter.
Wenn irgendwie möglich, soll die Wunde lokal durch Eigenhaut,
am besten Meshgraft, verschlossen werden. Es kann aber auch,
wenn vorhanden, Fremdhaut oder Kunsthaut sowie Schweinehaut
zur Interimsbehandlung verwendet werden. Auf diese wird noch
später einzugehen sein.

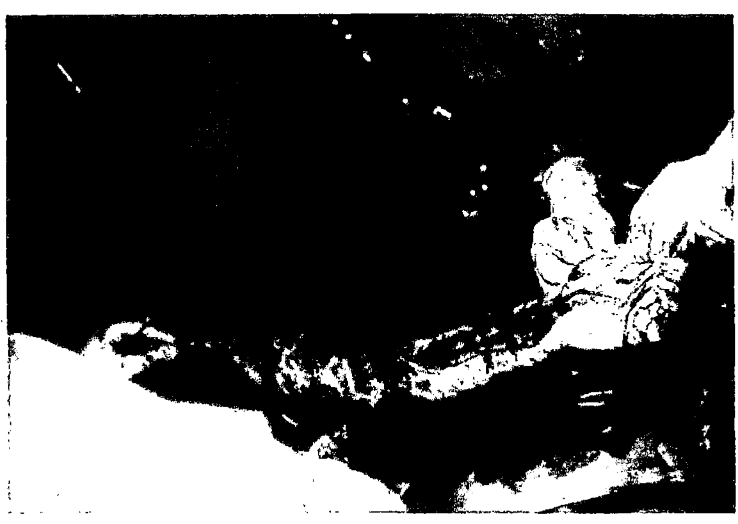

Abb. 1. Ausgedehnte zirkuläre Verbrennungen tief zweit- bis
drittgradig, linke obere Extremität bei einer 28jährigen Frau.
Eine primäre ausgedehnte Fasziektomie ist notwendig

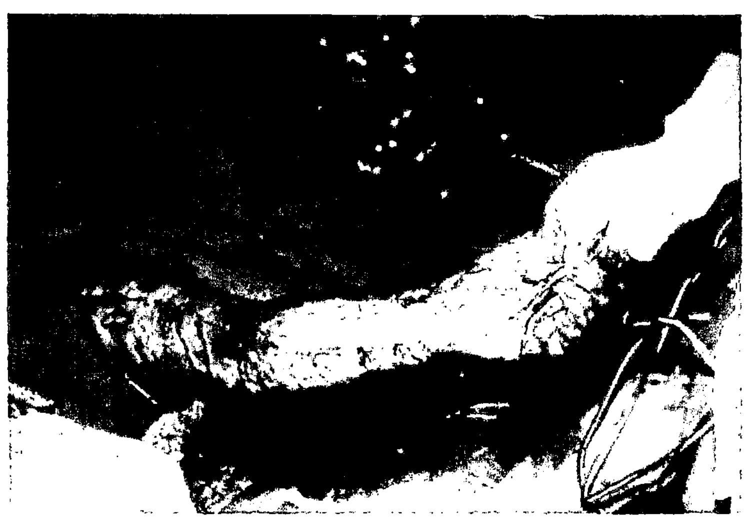

Abb. 2. Innerhalb der ersten 6 h wurde die Fasziektomie durchgeführt mit gleichzeitiger Deckung durch autologe Haut

Behandlung im Rahmen eines Verbrennungszentrums

Grundsätzlich hat man sich auch hier zwischen der konservativen und der operativen Behandlung zu entscheiden. Bei der konservativen Behandlung ist im Rahmen einer vollklimatisierten
Intensivpflegeeinheit die offene Behandlung der Wundflächen als
Methode der Wahl zu bezeichnen.

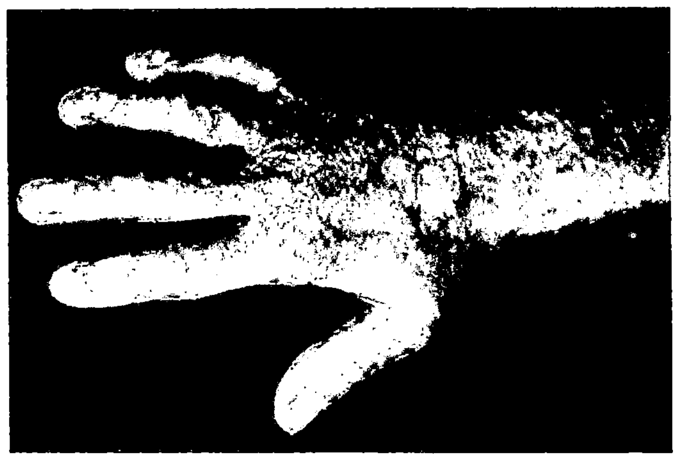

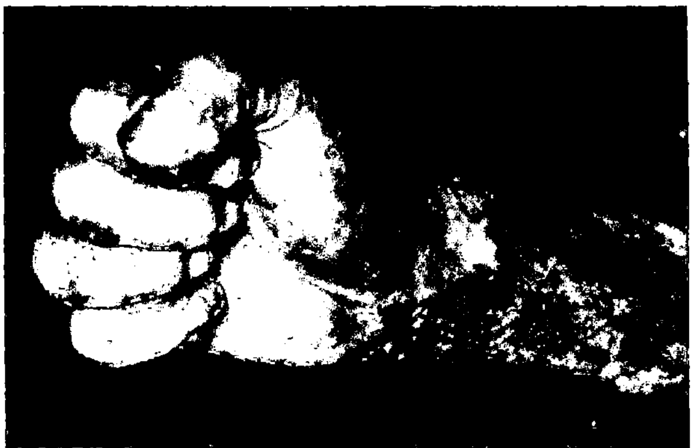

Abb. 3 a und b. Nach frühzeitiger physikalischer Therapie und
Deckung der anderen Stellen der Hand gute Funktion sowohl in
Streck- als auch in Beugestellung. Die Narbe der Fasziektomie
ist kaum zu sehen

Als lokale Mittel werden in unserer Verbrennungseinheit Silbersulfadiazin und in begrenztem Maße Jod-PVP eingesetzt. Jod-PVP
wird für die notwendigen lokalen Reinigungen und eventuell funktionellen Bäder verwendet.

Bei der offenen Behandlung kommt als wesentlicher Punkt die Lagerung vor allem im Extremitätenbereich hinzu. Bei Verbrennungen der unteren Extremitäten hat sich bei uns die Aufhängung
mit Steinmann-Nägeln gut bewährt (Abb. 4 - 6).

Sollte diese nicht möglich sein, so ist eine gute Lokalbehandlung auch mit Hilfe des Schaumstoffbettes möglich, wobei die
Unterlage täglich öfters gewechselt werden muß. Gesamtbäder als
therapeutische Maßnahme sollten jedoch nicht mehr Verwendung
finden. Das Abduschen ist das wesentlich bessere Verfahren.

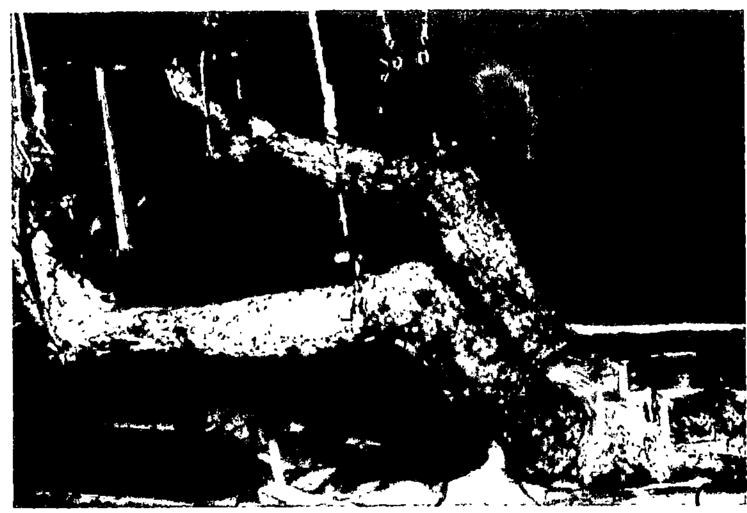

Abb. 4. Offene Behandlung an den unteren Extremitäten. Lagerungs-
erleichterung durch Aufhängung an Bügeln, fixiert durch Stein-
mann-Nägel

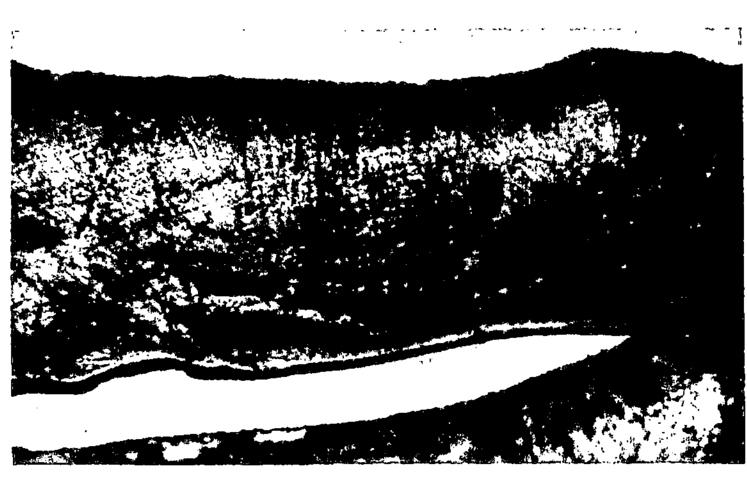

Abb. 5. Nach Abtragung der Nekrosen Deckung durch Eigenhaut in
offener Behandlung. Transplantate gut angenommen

Empfehlenswerter ist jedoch die aktive Lokaltherapie. Hände,
Gesicht und Genitale stehen hier an erster Stelle, sie sollen,
wenn notwendig, einer Frühexzision zugeführt werden. Auch tief
zweitgradige Verbrennungen, besonders im Hand- und Rückenbe-
reich, stellen eine wichtige Indikation für operatives Vorgehen dar.

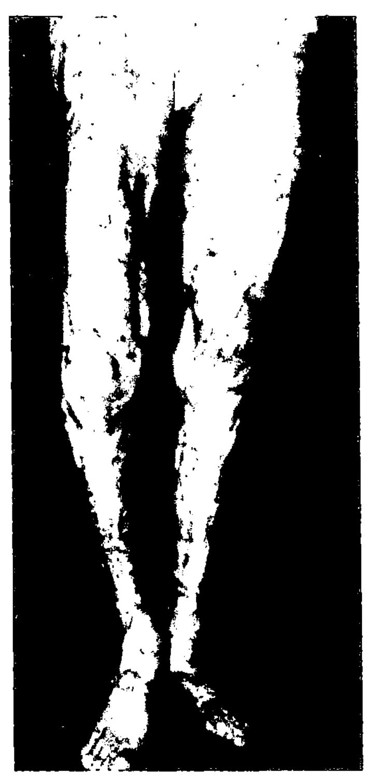

Abb. 6. Gleiche Patientin. Abheilung ohne Funktionsbehinderung.
Freie Beweglichkeit nach drei Monaten

Jahrelange Erfahrungen (2, 5, 12) konnten aufzeigen, daß die
Frühexzision, d. h. innerhalb der ersten drei Tage, zu den
besten funktionellen und auch ästhetischen Ergebnissen führt.

Bei diesem aktiven Vorgehen werden die Nekrosen exzidiert und
die Wundfläche unmittelbar durch autologe Spalthaut gedeckt.
Da die Frage der Tiefenausdehnung, insbesondere im Bereich des
Peritenons der Sehnen und Nerven sowie der Muskulatur, oft eine
große Rolle spielt, hat sich bei uns die von LECHNER und MILLESI
(11) empfohlene Methode der Bestimmung des vitalen Gewebes mit
Hilfe des DPND bewährt (Abb. 7).

Selbstverständlich können Haut und besonders die Epidermisan-
teile nicht angefärbt werden.

Die frühe physikalische Übungsbehandlung bei Extremitätenverbrennungen sowie die Lagerung während der inaktiven Phase des
Patienten spielen eine große Rolle.

Bei Patienten, die einen Verbrennungsschock erlitten haben, ergibt sich eine andere Behandlungsstrategie.

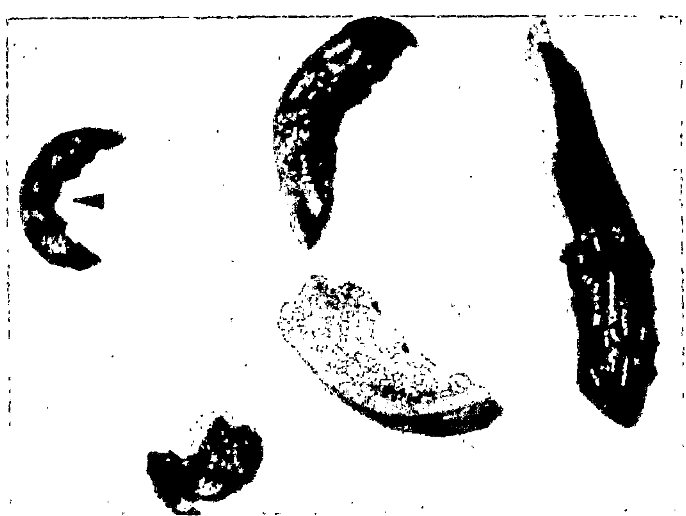

Abb. 7. Verschiedene Gewebsproben aus Muskulatur, Haut, Faszie,
Peritenon nach Färbung mit DPND. Ungefärbtes Gewebe ist nekrotisch, tiefblau gefärbtes vital. Im linken Bildanteil zeigt
sich Gewebe, das nur teilweise angefärbt ist; es muß ebenfalls
als größtenteils nekrotisch angesehen und daher auch entfernt
werden

Handelt es sich um Kombinationsverletzungen, von Inhalations-
traumen mit lokalen Verbrennungsschäden, so ist die Frühexzision der lokalen Schädigungen und Deckung innerhalb der ersten
24 h angezeigt (14).

Bei Verbrennungs- oder Verbrühungstraumen ohne Nebenverletzun-
gen ist die früh sekundäre Exzision möglich, wobei Gesicht,
Hände und Genitale, wie bereits erwähnt, primär exzidiert und
gedeckt werden. Eine offene Lokalbehandlung unter Verwendung
von Silbersulfadiazin wird bis zum Beginn der Rückresorption
durchgeführt, etwa um den achten Tag kann mit der Abtragung der
Nekrosen und schrittweisen Deckung begonnen werden. Der Umfang
der Nekrosenabtragung wird häufig durch den Blutverlust limitiert. Wir halten die Transfusion von fünf Konserven in einer
Sitzung für ein tolerables Maß. Andere Autoren nehmen als Limit die prozentuale Ausdehnung, sie tragen in einer Sitzung
z. B. nicht mehr als 20 % der Körperoberfläche ab. Jedenfalls
soll durch den chirurgischen Eingriff der Allgemeinzustand des
Patienten nicht verschlechtert werden. Andererseits verursacht
aber ein zu langes Abwarten nur eine Verschlechterung der lokalen Situation und damit auch der Allgemeinsituation des Patienten; durch die nicht entfernten, abgestorbenen Gewebsteile
sowie die lokale Kontamination der Wunde wächst die Gefahr der
allgemeinen Sepsis.

Materialien zur lokalen Deckung

Die erste Wahl ist selbstverständlich die autologe Haut, wobei
diese Möglichkeit aber gerade bei großen Verbrennungen begrenzt
ist. Spenderstellen stehen meist nicht genügend zur Verfügung.
Um die vorhandene Eigenhaut optimal zu nützen, verwenden auch
wir grundsätzlich Meshgraft (dorsale Handflächen und Gesicht
sind ausgenommen).

In zweiter Wahl steht Verwandtenhaut. Sie ist zwar auch nur eine Interimsdeckung, ergibt aber meistens eine bessere Lokal-
deckung als reine Fremdhaut.

Die dritte Wahl ist Fremdhaut, die frisch Verstorbenen entnommen werden kann. Durch Tieffrieren und Einbringen in flüssigen
Stickstoff kann diese Haut bis zu acht Monate gut transplantiert werden (4).

In weiterer Wahl stehen zur Interimsdeckung zur Verfügung:
Schweinehaut, die auch in Form von Meshgraft verwendet wird
und zumindest zweitägig gewechselt werden muß, sowie Kunsthaut,
wie z. B. Polyurethan, die aber auch nach zwei Tagen gewechselt
werden muß, da sie sonst fest einheilt und sehr schwer entfern-
bar ist. Durch Kombination von Fremdhaut und Kunsthaut kann
nach eigenen Erfahrungen die Verwendungsdauer von Fremdhaut
verlängert werden (3).

Das endgültige Behandlungsziel ist aber die Deckung aller Wundflächen durch Eigenhaut und die völlige Wiederherstellung des
Hautmantels. Eine Verlängerung der Verweildauer der Fremdhaut
durch Verwendung immunsuppressiver Substanzen (6) ist wohl nur
einzelnen Zentren vorbehalten. Aber gerade von BURKE kommen
hier neue Anstöße in Richtung eines Hautersatzes, der für die
Zukunft noch bessere Lösungen für die Lokaltherapie erwarten
läßt.

Jede Lokaltherapie muß im Sinne des Gesamtprogramms, d. h. Wiederherstellung der Funktion und Form, erfolgen. Ohne Rücksicht
auf den Ausgang der einzelnen schweren Verbrennungen hat unmittelbar in der Schockphase (Abb. 8, 9) bereits nach Beginn der
Lokalbehandlung eine zumindest passive physikalische Therapie
und Lagerung der Gelenke zu beginnen. Gerade an den Händen und
auch anderen Gelenken entscheidet sich das Schicksal der späteren Funktion wesentlich in der Anfangsphase der Behandlung.
Durch eine gute aktive und physikalische Führung können zahlreiche Sekundäroperationen vermieden oder zumindest vereinfacht
werden. Die gesamte Lokalbehandlung muß auf eine möglichst frühzeitige Gesamtmobilisierung des Patienten ausgerichtet sein.
Sobald es die Allgemeinsituation erlaubt, muß der Patient mit
den Verbänden mobilisiert werden und soll - soweit möglich -
in den Alltagsbetrieb der Verbrennungsstation einbezogen werden. Dieses ermöglicht eine wesentlich raschere Rehabilitation.

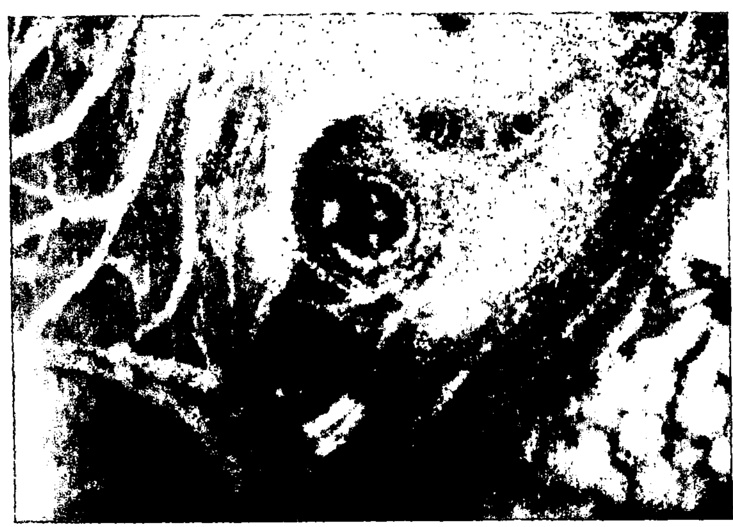

Abb. 8. Lokale Situation im Bereiche der Muskulatur nach Kolloidgabe: massive Ansammlung von markiertem Albumin um Arterien und Venen

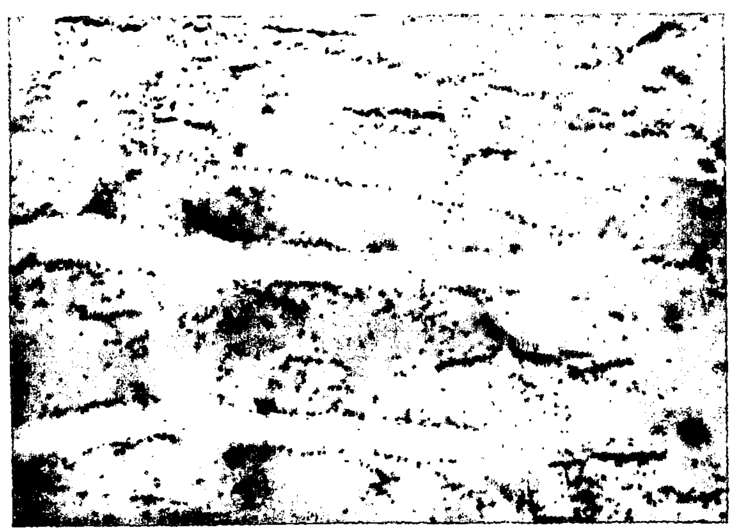

Abb. 9. Vermehrte Ödembildung im Bereich der Muskulatur bei üblicher Elektrolytsubstitution nach Verbrennung. Zwischen den Muskelfasern Ödemflüssigkeit und radioaktiv markiertes Albumin

Zusammenfassung

Bei Beachtung der für den Behandlungsplan zur Verfügung stehenden Möglichkeiten in bezug auf Isolierung, intensive Überwachung und Führung des Patienten kann zum heutigen Zeitpunkt die aktive chirurgische Therapie in Kombination mit einer bakteriologisch überwachten Lokaltherapie, wie z. B. mit Silbersulfadiazin oder Jod-PVP, als Methode der Wahl bezeichnet werden. Die Lokaltherapie ist ein wesentlicher Bestandteil im Gesamtkonzept der Behandlung schwerer Verbrennungen; sie muß unter dem Gesichtspunkt der Allgemeintherapie des Schocks und einer eventuell auftretenden Sepsis betrachtet werden.

Aktive Behandlung unter Zusammenarbeit von plastischer Chirurgie, Intensivtherapie, Chemotherapie, Kinderärzten und Physiotherapeuten stellt ein derzeit optimales Behandlungskonzept dar. Konservatives Abwarten verschlechtert nur die Chancen dieser Patienten.

Literatur

1. BERGER, A.: Zur Dynamik des kapillaren Flüssigkeitstransportes, insbesondere unmitelbar nach tiefen zweit- und drittgradigen Verbrennungen. Acta chirur. austriaca, Suppl. 5, 1 (1972)

2. BERGER, A., MEISSL, G., MILLESI, H.: Primary excision in the treatment of burn hands. In: Basic problems in burns. Berlin, Heidelberg, New York: Springer 1975

3. BOHMERT, H.: Epigard als temporärer Hautersatz bei Verbrennungswunden. Med. Welt 28, 826 (1977)

4. BURKE, J. F., BONDOC, C. C.: Clinical experience with viable frozen human skin and a frozen skin bank. Ann. Surg. 174, 371 (1971)

5. BURKE, J. F., CONRADO, C., BONDOC, C. C., QUINBY, W. C.: Primary burn excision and immediate grafting: A method shortening illness. J. Trauma 14, 389 (1974)

6. BURKE, J. F., QUINBY, W. C., BONDOC, C. C., COSIMI, A. B., RUSSEL, P. S., SZYFELBEIN, S. K.: Immunosuppression and temporary skin transplantation in the treatment of massive third degree burns. Ann. Surg. 182, 183 (1975)

7. DIEM, E., BERGER, A.: Die partielle frühe und tiefe Nekrosenexcision bei drittgradigen Verbrennungen mit sofortiger autologer Netztransplantation. Wien. klin. Wschr. 88, 696 (1976)

8. JANZEKOVIC, Z.: A new concept in the early excision and immediate grafting of burns. J. Trauma 10, 1103 (1970)

9. JELLINEK, S.: Der elektrische Unfall, 3. Aufl. Leipzig, Wien: Deuticke 1931

10. LARSON, D. L.: Local treatment in burns. In: Research in burns, p. 108. Bern, Stuttgart, Vienna: Huber 1971

11. LECHNER, G., MILLESI, H.: Fermentreaktion zur Bestimmung der Tiefe des Gewebsschadens bei Verbrennungen. Act. Chir. 2, 221 (1967)

12. MEISSL, E., DIEM, E., BERGER, A.: Die akute Fasciotomie bei Verbrennungen im Extremitätenbereich. Wien. klin. Wschr. (Im Druck)

13. SCHOENENBERGER, G. A., ALLGÖWER, M., KREMER, B., STÄDTLER, K.: Neue Gesichtspunkte zur Verbrennungskrankheit. Chirurg 47, 582 (1976)

14. SØRENSEN, B., PEDERSEN, E. K., FISKER, N. P., STEENSEN, J. P.: Acute excision or exposure treatment. Riv. Ital. Chirurgica Plastica 13, 11 (1981)

Klinische Allgemeintherapie eines Verbrennungspatienten
- Intensivtherapie -

Von B. Sørensen und G. Cold

Einleitung

Die Probleme um Verbrennungsschäden können dem Zeitpunkt entsprechend in vier Phasen eingeteilt werden.

Am allerwichtigsten ist für uns alle die Vorbeugung, die Phase 1 (4). Diese aber ist nicht das Thema dieses Workshops.

Die zweite Phase, die ganz akute, zu welcher die ersten 30 - 60 min gehören, ist vielleicht am interessantesten, jedoch auch am schwierigsten zu behandeln. Kaltes Wasser ist die entscheidende erste Hilfe (3). Diese Phase ist meiner Meinung nach die nächstwichtigste.

Die dritte Phase - die Schockphase - ist Gegenstand von sehr viel Forschung gewesen. Viel von unserem Wissen über Schock stammt aus der Forschung um den Verbrennungsschock. Die Zahl der Patienten, die vom Verbrennungsschock bedroht sind, ist jedoch gering. Für Dänemark gilt: Dänemark hat 5 Millionen Einwohner. Etwa 20.000 von ihnen müssen einmal im Jahr einen Arzt wegen Verbrennungen aufsuchen, aber nur 150 bis 200 erleiden eine so ausgedehnte Verbrennung, daß die Gefahr der Entwicklung eines Verbrennungsschocks besteht (6). Deswegen ist das Drittwichtigste, wenn es um Verbrennungen geht, daß die vielen kleinen Verbrennungen optimal behandelt werden.

Wir legen sehr viel Wert auf diese Feststellung, um unseren Beitrag - Intensivtherapie (Sekundärphase), Allgemeintherapie - in die richtige Perspektive setzen zu können. Für eine Verbrennungsklinik sind diese Probleme natürlich von größerem Interesse.

Die Abgrenzung

Da das Thema unseres Beitrags "Intensivtherapie" lautet, werden wir uns nur mit der Behandlung von Patienten beschäftigen, die eine Schockbehandlung bekommen haben - das sind Kinder mit einer Verbrennung von mehr als 10 % und Erwachsene mit mehr als 15 % der Körperoberfläche. Weiter werden wir die Patienten in zwei Gruppen einteilen: mit oder ohne Inhalationsschädigung.

Patienten ohne Inhalationsschädigung

Das Wichtigste bei jeder Art von Behandlung ist es, zum einen eine derart standardisierte Behandlung zu haben, daß allen das Normale oder Erwartete wohlbekannt ist, und zum andern ein Über-

wachungssystem zu haben, welches dem Arzt ermöglicht, Abweichungen von dem Erwarteten sofort zu erkennen. Die Überwachung
unserer Patienten läuft also ähnlich Ihrem Bankkonto: Der Etat,
die Bilanz und der Saldo.

Bei Patienten ohne Inhalationsschädigungen legen wir in Kopenhagen besonderen Wert auf die Bilanz; wir versuchen, soweit
wie möglich nichtinvasive Methoden zu verwenden. Wir kontrollieren Flüssigkeit und Elektrolyte, Kalorien und Proteine, Infektion und Spurenelemente.

Die Behandlung in Kopenhagen ist einfach: Ringer-Laktat als
universale Behandlung während der Schockphase (1) und offene
Wundbehandlung bis zum 14. Tag oder die akute Exzision zwischen
dem ersten und fünften Tag als lokale Behandlung (5).

Diese Standardbehandlung muß mit den nichtinvasiven Methoden
kontrolliert werden.

Nach dem Ende der Schockphase, d. h. 24 - 36 h nach der Verbrennung, wird der Zustand des Patienten neu beurteilt:

1. Hat der Patient von selber genügend getrunken?
2. Gibt es eine Indikation für eine Bluttransfusion?
3. Gibt es Zeichen einer Inhalationsschädigung?
4. Welche lokale Behandlung: offene oder Exzision?

Lautet die Antwort auf die erste Frage "Ja" und auf die zweite
und dritte Frage "Nein" - abgesehen von der Antwort auf die
vierte Frage -, werden Infusion und Blasenkatheter entfernt.
Außerdem werden alle Verbände entfernt.

Tabelle 1. Etat bei Verbrennungen - 24-Stunden-Bedarf

Kalorien:	60 kcal/kg KG + 30 kcal/% VKO (verbrannte Körperoberfläche)
Proteine:	3 g/kg KG + 1 g/% VKO
Wasser:	10 % des Körpergewichts während der ersten zwei bis drei Tage

Jetzt wird ein Etat aufgestellt (Tabelle 1). Am wichtigsten
sind die Kontrollen, die ermöglichen, den Etat einzuhalten.
Wie bereits erwähnt, ist unser Prinzip eine nichtinvasive Kontrolle. Unter anderem stellen wir deswegen eine Bilanz auf (Tabelle 2).

Die Bilanz besteht einesteils aus der Zufuhr. Dazu messen wir
die Menge von Wasser, Natrium, Kalorien und Proteinen, die dem
Patienten zugeführt wird (möglichst peroral), und andernteils
gehört zur Bilanz die Ausscheidung; sie betrifft nur den Harn.
Wir messen die 24-Stunden-Diurese und die Ausscheidung von Natrium, Kalium und Kreatinin.

Tabelle 2. Bilanz bei Verbrennungen - 24-Stunden-Bilanz

Zufuhr (per os):
Wasser (ml)
Natrium (mmol)
Proteine (g)

Ausscheidung (Urin):
Menge (ml)
Natrium (mmol)
Kalium (mmol)
Kreatinin (μmol)

Tabelle 3. Saldo bei Verbrennungen

Zweimal wöchentlich:
Wunde: Abstriche (Biopsie)

Blut: Hämoglobin, Albumin, Natrium, Kalium, Kreatinin, Harnstoff
Gerinnung: Faktor II, VII und X

Einmal wöchentlich: Zink

Dann fehlt uns noch der Saldo (Tabelle 3). Zweimal wöchentlich
werden mögliche Infektionen durch Wundabstriche kontrolliert.
Außerdem wird Blut entnommen, um die Werte von Hämoglobin, Albumin, Natrium, Kalium, Kreatinin, Harnstoff und die Gerinnungsfaktoren II, VII und X als Anhalt für eine Antikoagulationsbehand-
lung zu bestimmen. Zink im Serum wird einmal wöchentlich kontrolliert. Alle diese Labortests werden über eine Blutentnahme
bestimmt, unter anderem, um die Venen zu schonen.

Flüssigkeitssubstitution

Bereits während der Schockphase muß der Patient selber die ge-
forderte Flüssigkeitsmenge trinken. Auch nach der Schockphase
regen wir den Patienten an, so viel wie möglich zu trinken; während der ersten zwei bis drei Tage ist es unser Ziel, 10 % seines Körpergewichts an Flüssigkeit zu geben, später etwas weniger. Liegt der Patient im "Air-fluidized" Bett, muß er mehr
Flüssigkeit haben, und zwar Wasser ohne Elektrolyte.

In der Bilanz richten wir uns bei der Zufuhr nach der Diurese
und der Natriumausscheidung, bei der Bilanz der Kalorien und
Proteine teils nach der berechneten, teils nach der zugeführten
Menge.

Beispiel: Ein 34jähriger Mann mit einer sehr tiefen 50%igen
Verbrennung und verschiedenen Frakturen, entstanden durch einen Hubschrauberabsturz und brennende Kleidung. Der Patient
wird 44 h nach dem Unfall - nach der Schockphase - operiert.

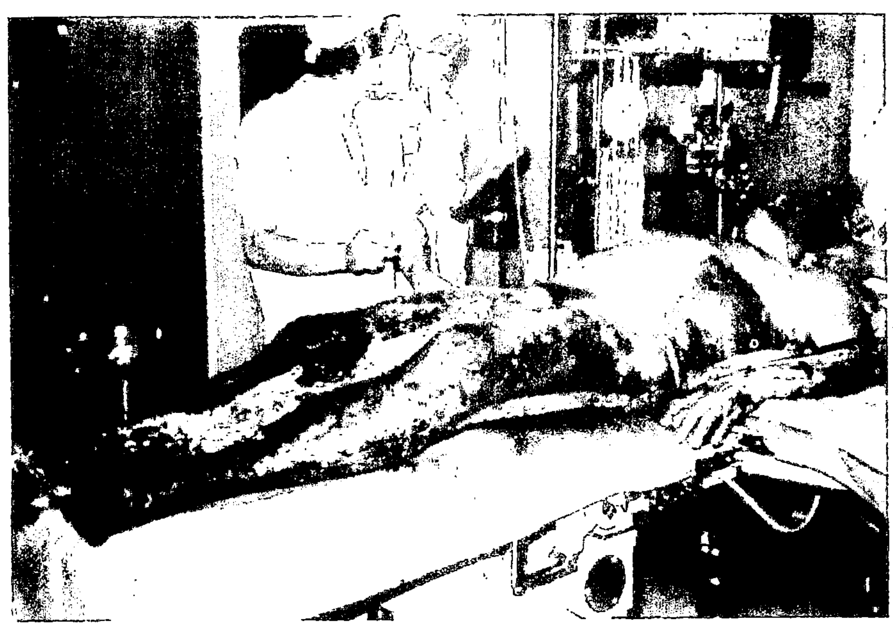

Abb. 1. 34jähriger Mann mit einer 50%igen Verbrennung mit Begleitfrakturen

Vor der Operation wog der Patient 100 kg. Beide Unterschenkel mit einem Gewicht von 6,8 kg mußten amputiert werden. Außerdem wurden 8 kg Nekrosen abgetragen, d. h. insgesamt 15 kg totes Gewebe. Das Körpergewicht betrug danach 85 kg (Abb. 1 - 4).

In der Abb. 5 ist unser Infusionsregime bei diesem Patienten zusammengefaßt.

Von besonderer Bedeutung ist die Natriumausscheidung im Harn. Eine erniedrigte Natriumausscheidung kann ein Symptom mehrerer pathophysiologischer Veränderungen sein; zwei davon sind auf der Kurve illustriert. Das Nächstliegende ist eine zu niedrige Natriumzufuhr (Siehe erster Pfeil). Trinkt ein Patient viel Milch und ißt er nur wenig, bleibt die Natriumzufuhr zu niedrig. Wir steigerten daher die Natriumzufuhr um 8 g/d. Unmittelbar danach steigen die Flüssigkeitsaufnahme und die Diurese an; dagegen dauert es trotz andauernder Zufuhr etwas bis zum Anstieg der Natriumausscheidung. Der Natriumgehalt im Serum wird auf der Kurve in mmol/l an den Tagen vor und nach dieser Behandlung gezeigt.

Bei dem zweiten Pfeil wurde der Patient zum dritten Mal operiert. Weil er jetzt auf der Rückseite beider Oberschenkel transplantiert wurde, liegt er auf dem Bauch, daraus resultiert ein erniedrigter Druck in der Vena cava. Weiterhin konstatieren wir ein erniedrigtes Hämoglobin und eine stark verminderte Natriumausscheidung, d. h. die Wahrscheinlichkeit einer Verminderung des zirkulierenden Blutvolumens ist groß. Deswegen geben

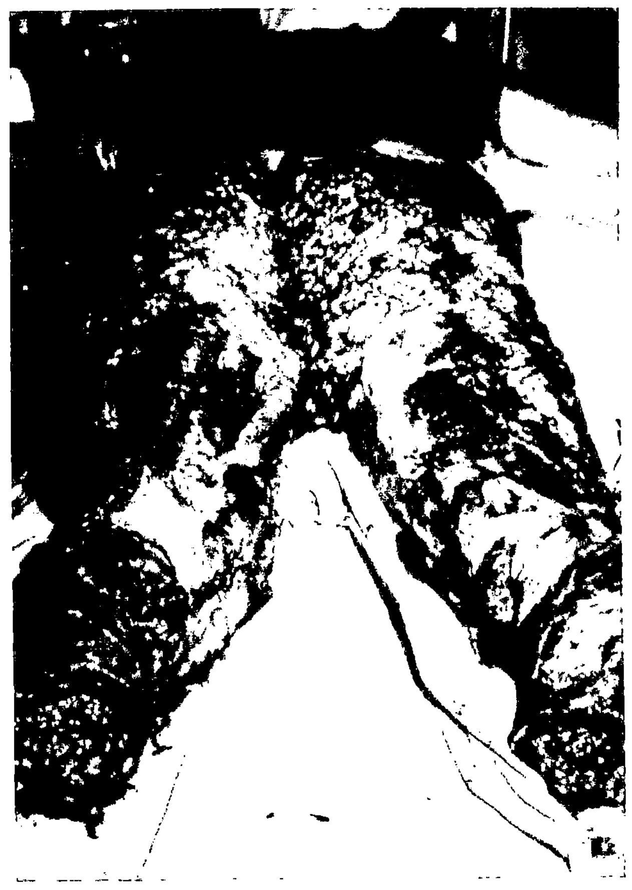

Abb. 2. Der Patient auf dem Operationstisch, 44 h nach der Verbrennung. Die Nekrosen sind abgetragen, beide Unterschenkel amputiert

wir 1,5 l Blut, mit dem unmittelbaren Effekt auf die Diurese,
die Natriumausscheidung und die Ödeme. Wenige Tage später geben
wir wieder 1,5 l, d. h. insgesamt 3 l Blut, erst danach normalisiert sich der Hämoglobinwert.

Eine dritte Ursache für eine erniedrigte Natriumausscheidung
ist eine gramnegative Sepsis, wofür sie eines der ersten Zeichen ist.

Ist die Natriumausscheidung normal, geht es dem Patienten gut.
Ist die Ausscheidung erniedrigt, muß sofort folgendes kontrolliert werden: Hat der Patient eine Sepsis? Ist das zirkulieren-
de Blutvolumen vermindert? Ist die Natriumzufuhr ausreichend?

Der diagnostische Wert der Natriumausscheidung im Harn ist von
JACKSON in seiner Arbeit "The sick cell syndrome" sehr eindring-
lich beschrieben (2).

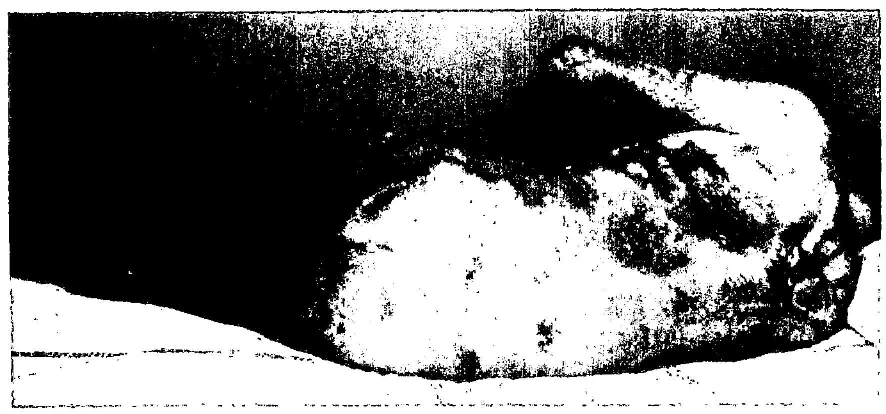

Abb. 3. Der Patient vier Monate später

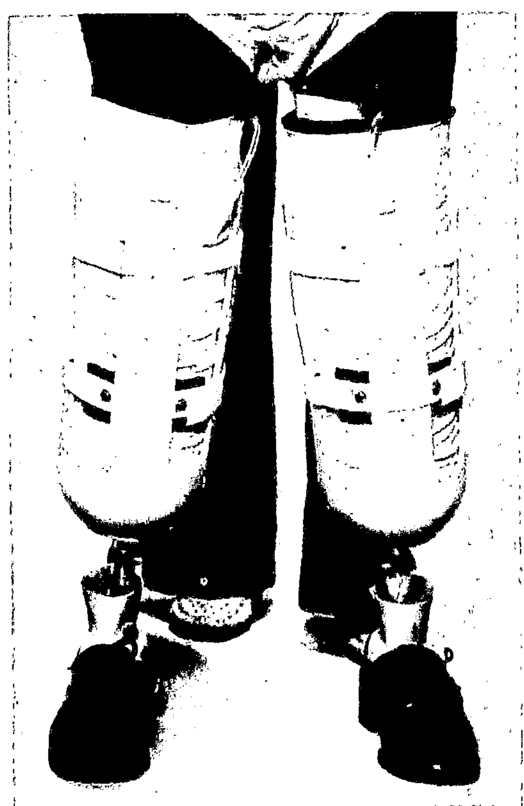

Abb. 4. Der Patient lernt mit den Prothesen zu gehen; die trans-
plantierte Haut verträgt die Belastung

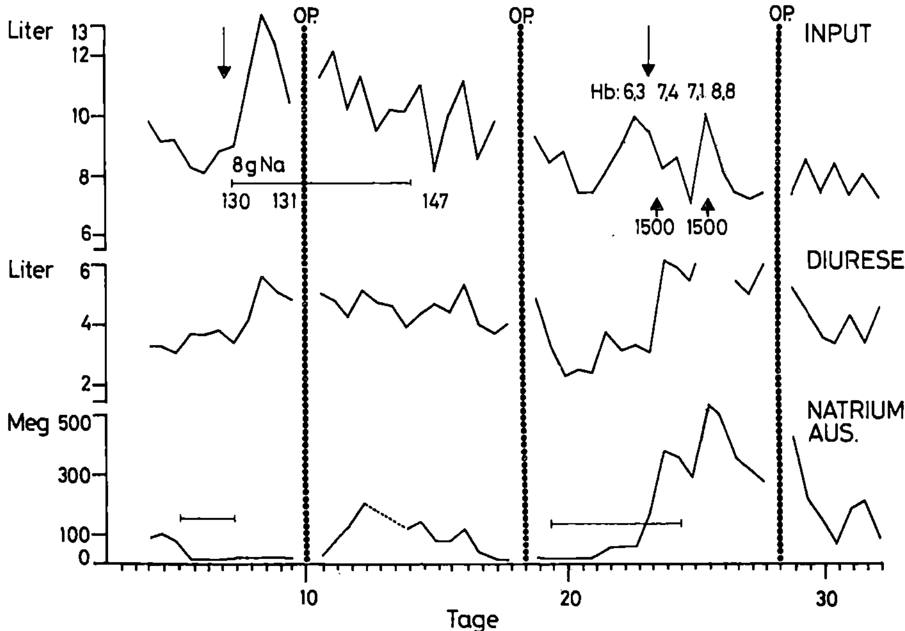

Abb. 5. Die tägliche Zufuhr und Ausscheidung von Flüssigkeit
und die Ausscheidung von Natrium vom ersten bis 26. Tag. Die
senkrechten Striche zeigen die Operationen an.
Obere Kurve: Flüssigkeitszufuhr in l/d;
mittlere Kurve: Diurese in l/d;
untere Kurve: Natriumausscheidung in mmol/d

Kalorien und Proteine

Obwohl dies das Thema des nächsten Beitrags ist, möchten wir
unser Vorgehen wegen seiner großen Bedeutung für die Behandlung
des Brandverletzten anhand des eben erwähnten Patienten - 34
Jahre, 85 kg (nach der Operation) - zeigen (Abb. 6).

Die senkrechten Striche zeigen wieder die Operationszeitpunkte
an. Die obere Kurve zeigt die perorale Kalorienzufuhr, wobei
es sich ausschließlich um natürliche Produkte handelt, wie
Milch, Joghurt usw. Beachten Sie bitte, daß täglich 6.000 -
7.000 kcal aufgenommen wurden.

Die untere Kurve zeigt die Proteinzufuhr, ebenfalls per os.
Achten Sie hier bitte auf die 200 g Protein/d. Die Kurve de-
monstriert unserer Meinung nach die vier Thesen, die wir in
Kopenhagen aufgestellt haben:

1. Orale Ernährung läßt sich immer durchführen und ist immer
   billiger als die intravenöse.

2. Wir kontrollieren die Zufuhr täglich und rechnen täglich zusammen. Es ist selbstverständlich sehr wichtig, die Zufuhr

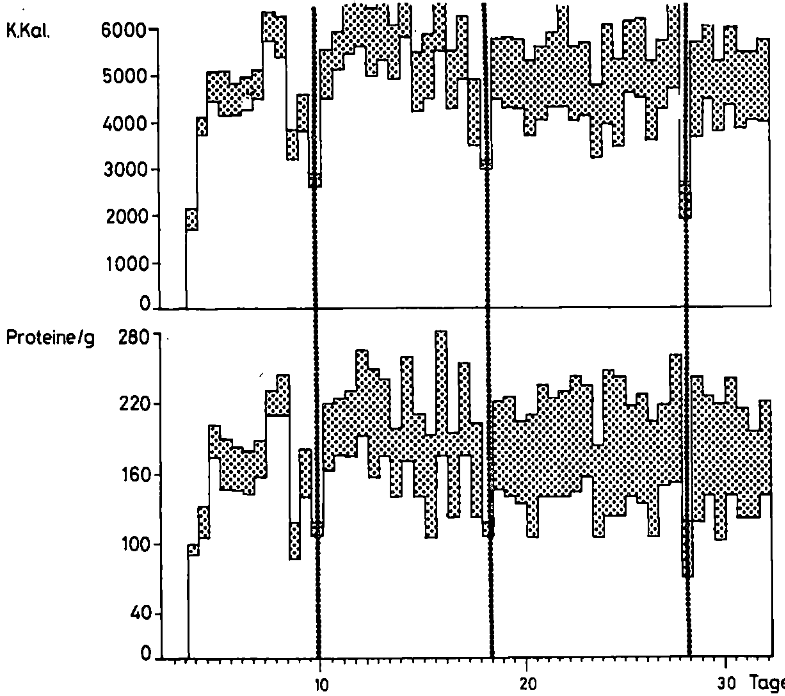

Abb. 6. Die tägliche Zufuhr von Kalorien und Proteinen vom ersten bis 26. Tag. Die senkrechten Striche zeigen die Operationen an

von Proteinen und Kalorien in der intravenösen und in der peroralen Ernährung zu messen. Das ist natürlich etwas schwieriger, weil z. B. auf den Kartoffeln nicht steht, wie viele Kalorien sie beinhalten.

3. Auch sehr schwer kranke Patienten können trinken. Die nicht schraffierte Fläche zeigt die flüssige Ernährung an, die schraffierte die feste Nahrung. Man sieht, daß der Patient, sobald er sich besser fühlt, einen immer größeren Teil der Ernährung in fester Form zu sich nimmt.

4. Der Proteingehalt flüssiger Nahrung ist ebenso groß wie der der festen. Vergleichen Sie bitte die beiden Kurven!

Teamwork ist auch hier notwendig:
- Die Krankenschwester rechnet zusammen.
- Die Diätassistentin kalkuliert.
- Der Arzt kontrolliert.

Zweimal wöchentlich werden Hämoglobin, Albumin und Elektrolyte kontrolliert. Nach unserer Erfahrung finden sich meist nur beim Hämoglobin Abweichungen. Ist das Hämoglobin erniedrigt, geben wir selbstverständlich Blut. Änderungen im Serumkalium und Serumnatrium finden wir so gut wie nie; während der letzten acht Jahre haben wir keinen einzigen Fall von Nierenversagen erlebt.

Das Albumin ist fast immer erniedrigt, wir machen jedoch keinen Versuch, es zu erhöhen.

Zweimal wöchentlich und bei jedem Verbandwechsel werden Abstriche für eine bakteriologische Untersuchung entnommen. Die Abstriche werden mit einem Kohlenstab mit Stewart-Medium entnommen. Dabei wollen wir lediglich eine grobe quantitative Kontrolle: kein, sparsames, mäßiges oder kräftiges Wachstum. Ebenso führen wir keine Biopsien durch.

Weiterhin wird einmal wöchentlich das Serumzink kontrolliert. Ist dieses erniedrigt, was öfters in der dritten bis vierten Woche beobachtet wird, geben wir Zink in Form von Brausetabletten.

Zusammenfassend kann man sagen, daß wir soweit wie möglich nichtinvasive Methoden verwenden und daß wir die Patienten möglichst selbst trinken und essen lassen. Haben die Patienten keine Inhalationsschädigung, gelingt dies praktisch immer, mit Ausnahme der schwer psychotischen Patienten, bei denen wir die Sondenernährung der intravenösen vorziehen.

Patienten mit Inhalationsschädigung

Handelt es sich um schwerere Fälle von Inhalationsschädigung, läßt sich die Diagnose innerhalb der 16. - 20. h stellen. Wir streben dann folgende Therapie an:

1. Akute Exzision und Transplantation mit vollständiger Defektdeckung durch Eigen- oder Fremdhaut.
2. Transnasale Intubation mit Beatmung.
3. Antibiotikagabe während der Operation.

Kommt es bei einem Patienten mit einer chirurgischen Komplikation zu einer akuten Urämie, zeigt die Erfahrung, daß der Zustand des Patienten ohne eine Behandlung des zugrundeliegenden chirurgischen Leidens nicht gebessert werden kann. Eine Dialyse allein ist nicht ausreichend.

Vor vielen Jahren behandelten wir diese Patienten mit Inhalationsschädigung nur konservativ, später zunehmend mit dem Respirator. Werden Patienten mit festsitzenden Verbrennungsnekrosen mit dem Respirator behandelt, sterben sie sozusagen alle durch Infektionen oder andere Komplikationen. Auch hier gilt offenbar: Die zugrundeliegende chirurgische Komplikation muß unbedingt behandelt werden. Respiratortherapie allein macht es nicht - genau wie bei einer Urämie.

Heute operieren wir deshalb die Patienten akut, wobei wir alle Nekrosen entfernen und sofort transplantieren, um eine universale Deckung zu erreichen - soweit wie möglich mit Eigenhaut, sonst mit Fremdhaut. Während der Respiratortherapie sind die Chancen der Transplantateinheilung groß, da der Patient ja für mindestens acht Tage stilliegt. Nur diese Patienten werden in der anästhesiologischen Abteilung überwacht. Die ärztliche

Verantwortung liegt jetzt bei den Anästhesisten, selbstverständlich in enger Kooperation mit den Ärzten unserer Abteilung; die Wundpflege wird von unserem Krankenpflegepersonal
durchgeführt.

Auch bei diesen Patienten kontrollieren wir, wie bei den Patienten ohne Inhalationsschädigung, folgendes:

1. die Flüssigkeitsbilanz,
2. die Zufuhr von Proteinen und Kalorien,
3. die Infektionen,
4. das Hämoglobin.

Die Anästhesisten überwachen den Patienten in bezug auf die
Respiration. Dabei ist die Kontrolle der Blutgase sehr wichtig.
Während der Respiratortherapie haben die Patienten immer einen
venösen Zugang, während wir immer die perorale Ernährung vorziehen. Bei diesen Patienten jedoch kann die Ernährung wegen
der Respiratorbehandlung ebenso gut intravenös erfolgen.

Die Indikationen für eine Intubation sind:
Stridor,
Sekretverhaltung,
Atelektasen,
PaO_2 < 70 mm Hg bei Befeuchtung und F_IO_2 > 0,6.

Die Patienten werden danach ins Intensivzentrum zur weiteren
Behandlung verlegt. 15 - 30 min nach Beginn der Beatmung und
Absaugen der Atemwege wird eine arterielle Blutgasanalyse durch-
geführt.

CPAP (Spontanatmung mit kontinuierlich positivem Atemwegsdruck)
ist bei folgenden Zuständen indiziert:
Atelektase,
PaO_2 < 70 mm Hg bei Befeuchtung und F_IO_2 > 0,6.

Die Indikation zur Respiratorbehandlung ist unter folgenden Umständen gegeben:
$PaCO_2$ > 45 - 50 mm Hg,
arterieller pH-Wert < 7,30,
Atemfrequenz > 40/min,
Vitalkapazität < 1 l.

In Verbindung mit Intubation, CPAP und Respiratorbehandlung ist
oft eine leichte Sedierung nötig. Wir verwenden dazu Diazepam
und/oder Phenothiazinderivate. Falls eine Respiratortherapie indiziert ist, wird eine primär kontrollierte Respiration in Verbindung mit tieferer Sedierung angestrebt, um Muskelunruhe und
spontane Respiration zu verhindern. In solchen Fällen werden Mor-
phinderivate gegeben, falls diese nicht ausreichen, zusätzlich
ein Barbiturat mit einem Muskelrelaxans. Im Prinzip wird die
Sedierung so oberflächlich wie möglich angestrebt, um eine Einwirkung auf die zentrale Hämodynamik und die Darmfunktion zu
vermeiden. Die Respiratortherapie wird durchgeführt, bis eine
wesentliche Besserung im Lungenbefund eintritt (kontrolliert
anhand der Röntgenaufnahme), mit der Fähigkeit, arterielles
Blut zu oxygenieren.

Eine Respiratorentwöhnung geschieht über IMV (intermittierende mandatorische Beatmung), mit PEEP kombiniert. Diese wird nicht eingeleitet, falls Niereninsuffizienz, chirurgische Komplikationen oder Sepsis vorliegen.

Die Indikationen zur Extubation sind:
$PaO_2 > 70$ mm Hg bei $F_IO_2 < 0,4$,
$PaCO_2 < 45$ mm Hg,
pH > 7,30,
Vitalkapazität > 1,5 l,
Atemfrequenz < 30/min.

Die Patienten mit schwerer Ateminsuffizienz benötigen oft eine umfassendere Überwachung. Im Prinzip werden nichtinvasive Methoden vorgezogen, aber die unvermeidliche und tiefergreifende Einwirkung der Respiratortherapie und der Sedierung auf den Kreislauf und die Darmfunktion machen einen venösen Zugang notwendig.

Unmittelbar nach der Intubation werden eine Duodenalsonde, ein Blasenkatheter und ein Subklavia- oder Jugularis-interna-Katheter gelegt. Dennoch versuchen wir, dem Patienten weiterhin perorale Kost zu geben oder sie via Duodenalsonde zuzuführen. Wegen der verminderten Darmmotilität und einer eventuellen Magenatonie ist jedoch meistens eine parenterale Zufuhr notwendig. Im Prinzip wird weiter versucht, dem Patienten die großen und notwendigen Kalorien- und Proteinmengen zuzuführen; als Ergänzung werden Vitamine und Spurenelemente gegeben.

Sobald der Zustand des Patienten sich bessert und/oder der Kreislauf sich stabilisiert hat, wird über die weitere Verwendung des zentralen und des Blasenkatheters entschieden.

Bei schweren Schockzuständen wird die zentrale Überwachung dadurch erweitert, daß ein Swan-Ganz-Katheter und eine intraarterielle Kanüle zur Sicherung der kreislaufstabilisierenden Behandlung eingelegt werden. Sobald die Stabilisierung erreicht ist, werden die Katheter wieder entfernt.

Die invasive Überwachung in Verbindung mit der Respiratortherapie umfaßt also:
ZVD mehrmals täglich.
Arterielle Gasanalyse (einmal täglich und nach Bedarf).
Außerdem werden die bereits in Tabelle 3 zusammengefaßten Analysen gemacht.

Die nichtinvasive Überwachung umfaßt:
Urinmenge/h (bei Kreislaufinstabilität),
sonst pro 24 h,
EKG mit präkordialen Elektroden,
ösophageale und periphere Temperatur.

Die nichtinvasive respiratorische Überwachung umfaßt:
Volumetrische Messung:
Atemvolumen, Totraum, Minutenvolumen, effektives Minutenvolumen.

Respiratorische Druckmessung:
"Peak"-Druck,
"Plateau"-Druck.
Daraus können der Widerstand und die Compliance berechnet werden.

Statische Compliance.

Metabolische Messungen:
Endexspiratorisches CO_2,
CO_2-Produktion,
Errechnung des kalorischen Bedarfs.

Röntgen der Lungen zweimal wöchentlich.

Wie erwähnt, verlangt der pulmonal insuffiziente Brandverletzte eine intensivere Überwachung, die oft invasive Methoden nötig macht. Die Prinzipien bezüglich Behandlung und Überwachung sind jedoch gleich:
- Perorale Ernährung so lange wie möglich,
- Etat und Bilanz über:
  Wasser und Elektrolyte,
  Kalorien und Proteine,
- minimale Sedierung,
- nichtinvasive Überwachung vorziehen,
- kritische Haltung zur invasiven Überwachung.

Beide Spezialgebiete - das des Plastischen Chirurgen und das des Anästhesisten - zum Wohle des Patienten zusammenzubringen, ist nicht immer ganz leicht. Uns in Kopenhagen ist es glücklicherweise gelungen.

Literatur

1. HALL, K. V., SØRENSEN, B.: The treatment of burn shock: results of a 5-year randomized, controlled clinical trial of Dextran 70 v. Ringer lactate solution. Burns 5, 107 (1978)

2. JACKSON, D.: The sick cell syndrome in burns. In: Basic problems in burns (eds. R. VRABEC, Z. KONICKOVA, J. MOSEROVA), p. 173. Prague: Avicenum - Czechoslovak Medical Press 1975

3. OFEIGSSON, O. J.: Early treatment of cutaneous burn injuries. Research Institute Nedri As, Hveragerdi, Iceland. Bulletin No. 22 (1975)

4. SØRENSEN, B.: Prevention of burns and scalds in a developed country. J. Trauma 16, 249 (1976)

5. SØRENSEN, B., PEDERSEN, E. K., FISKER, N. P., STEENSEN, J. P.: Acute excision or exposure treatment. Riv. Ital. Chirurgica Plastica 13, 11 (1981)

6. THOMSEN, M., BJØRN, L., SØRENSEN, B.: The total number of burn injuries in a Scandinavian population: a repeated estimate. Burns 5, 72 (1978)

Ernährungstherapie

Von S.-O. Liljedahl und J. Larsson

Die Pathophysiologie im Anschluß an die Initialphase eines Verbrennungstraumas ist dadurch charakterisiert, daß der Organismus allmählich in einen schweren Streßzustand versetzt wird,
der vor allem durch Hypermetabolismus, Katabolismus, Anämie sowie großen Wasser- und Wärmeverlust gekennzeichnet ist. In
schweren Fällen ist die Infektionsabwehr herabgesetzt, was
Wund- und Allgemeininfektionen zur Folge hat. Das Ausmaß der
Veränderungen steht mit der Ausdehnung der Vollhautverbrennun-
gen in Zusammenhang.

Eine optimale Infektionsbekämpfung, chirurgische Wundbehandlung
und adäquate Nahrungszufuhr verringern die Komplikationsrate
und damit die Mortalität. Den Patienten mit Verbrennungen über
30 % sollte nach unserer Ansicht zusätzlich Nahrung zugeführt
werden.

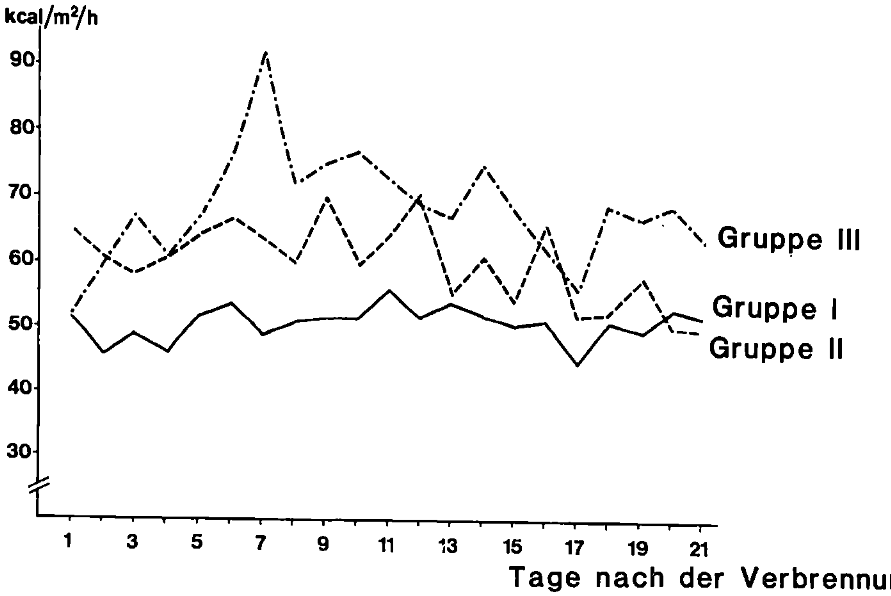

Abb. 1. Energiestoffwechsel während der ersten drei Wochen bei
40 Patienten mit schweren (Gruppe I und II) und sehr schweren
Verbrennungen (Gruppe III). Der Normalbereich des Energiestoff-
wechsels liegt zwischen 35 und 40 kcal/m²/h

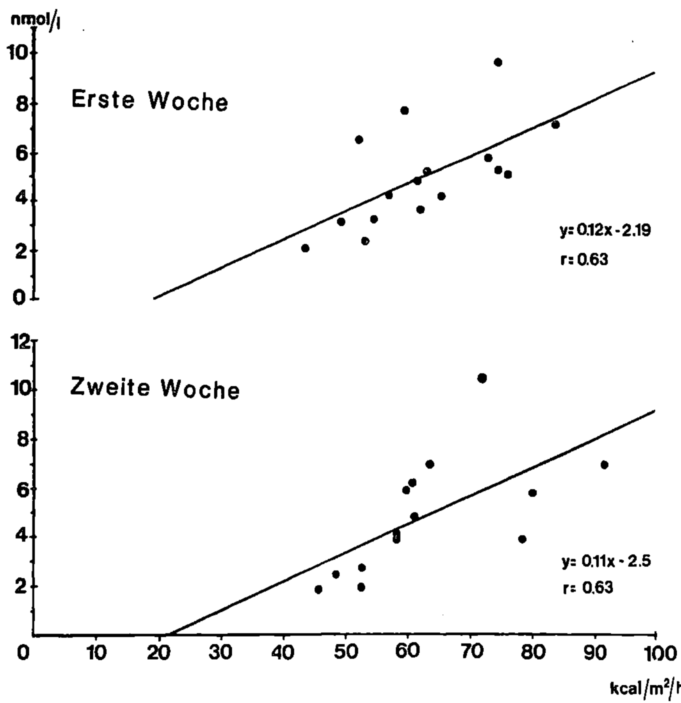

Abb. 2. Relation zwischen Energieverbrauch und Plasmakonzentration des Noradrenalins bei schweren und sehr schweren Verbrennungen während der zwei ersten Wochen

Bei keinem anderen Trauma oder Krankheitszustand kommt es zu einer so intensiven Steigerung der Stoffwechselprozesse wie bei einer schweren Verbrennung.

Abb. 1 zeigt den Energiestoffwechsel während der ersten drei Wochen bei 40 Patienten mit schweren und sehr schweren Verbrennungen, die im Wärmebett behandelt wurden. Der Energiestoffwechsel erhöht sich bereits am ersten Tage und erreicht seinen höchsten Wert sieben bis 14 Tage nach dem Trauma.

Dies entspricht einem Energieverbrauch von 3.200 kcal/d während der ersten drei Wochen. Der hohe Energieverbrauch normalisiert sich nicht vor Exzision der Nekrosen und Teilhauttransplantation. Die Ursachen für den Hypermetabolismus sind die Wärmeverluste, erhöhter Stoffwechsel in den Wundgebieten sowie Schmerzen und Angst. Der wichtigste Mediator ist das Noradrenalin.

Abb. 2 zeigt die Relation zwischen Energieverbrauch und Plasmakonzentration des Noradrenalins bei schweren Verbrennungen während der zwei ersten Wochen. Es besteht eine signifikante lineare Korrelation zwischen diesen Variablen (3, 4).

Wir wenden drei Methoden zur Deckung des hohen Energieverbrauchs von Verbrennungspatienten an:

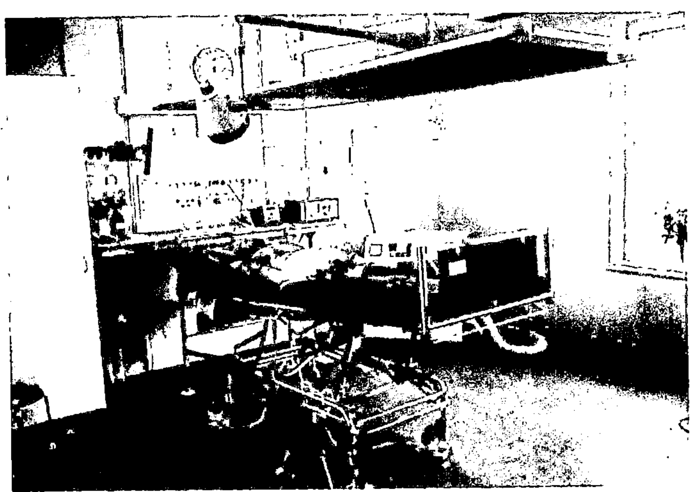

Abb. 3. Behandlungszimmer mit Wärmedach und Wärmebett für Verbrennungspatienten an der chirurgischen Klinik in Linköping

1. Wärmebehandlung,
2. Abdeckung der Wundflächen mit Homo- und Heterotransplantaten,
3. Ergänzung der peroralen Ernährung durch intravenöse Zufuhr
   von Intralipid, Aminosäuren und Glukose.

Unsere Untersuchungen haben gezeigt, daß der Wärmeverlust bei
ausgedehnten Verbrennungen zur Steigerung der Stoffwechselprozesse beiträgt. Bei Behandlung im Wärmebett kann die erhöhte
Stoffwechselrate um 20 - 30 % gesenkt werden. Darüber hinaus
konnten wir bei wärmebehandelten Verbrennungsfällen zeigen, daß
in dem Maße, in dem sich der Sauerstoffverbrauch verminderte,
auch die Noradrenalinsekretion sank.

Abb. 3 zeigt eine Patientin in einem Wärmebett. Über dem Bett
befindet sich ein Wärmedach, das Strahlungswärme zuführt. Die
Kranke kann die Wärmeeinstellung selbst regulieren. Die Messung
des Sauerstoffverbrauchs zeigt, daß der Sauerstoffbedarf am
niedrigsten ist, wenn sich die Patientin am wohlsten fühlt. Die
von den Patienten gewünschte Temperatur pflegt bei 33 - 34 °C
und die relative Luftfeuchtigkeit bei 25 % zu liegen. Es sind
vor allem die Wärmeverluste über Strahlung und Konvektion, die
vermindert werden.

Der tägliche Energieverbrauch bei ausgedehnten Verbrennungen,
die nicht wärmebehandelt werden, kann auf etwa 5.000 kcal/d berechnet werden. Bei Behandlung der Patienten in einem Wärmebett
mit Wärmedach wird der Energiestoffwechsel um 1.000 - 1.500
kcal/d reduziert. Durch frühzeitige Abdeckung der Wundflächen
mit Homo- oder Heterotransplantaten werden weitere 500 - 1.000
kcal/d gespart. Um den aktuellen Energiebedarf zu decken, müssen dem Patienten doch mindestens 3.000 - 3.500 kcal/d zuge-

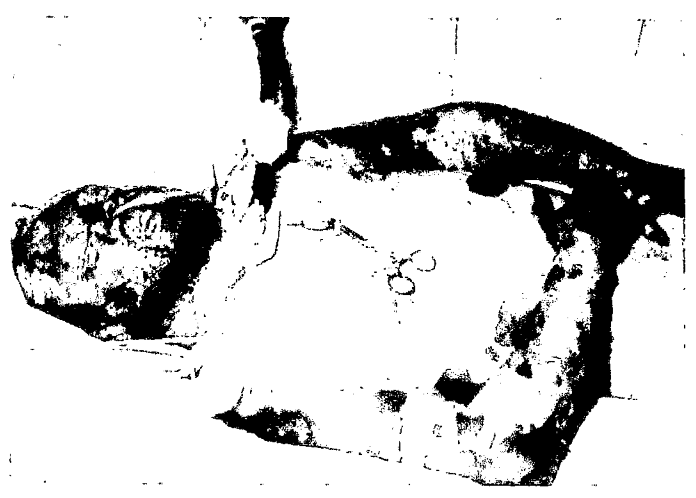

Abb. 4. 32jähriger Patient mit 70%igen Verbrennungen und mit
einem Verbrennungsschaden der Lunge drei Tage nach dem Unglück.
Die Ernährung wird sowohl durch einen Subklaviakatheter als
auch durch eine Magensonde verabreicht

führt werden. Unsere Patienten hatten einen erhöhten Energieumsatz von 3.200 kcal/d während der ersten drei Wochen. Gleichzeitig verliert der Patient 5 - 6 l Wasser täglich durch Verdunstung über die Wundflächen. Um den Energie- und Flüssigkeitsbedarf decken zu können, führen wir sowohl peroral als
auch parenteral Nahrung und Flüssigkeit zu.

Abb. 4 zeigt einen 32jährigen Patienten mit 70%igen Verbrennungen und mit einem Verbrennungsschaden der Lunge drei Tage nach
dem Unglück. Die Ernährung wird sowohl durch einen Subklaviakatheter als auch durch eine dünne Magensonde gegeben. Bei ausgedehnten Verbrennungen ist es besonders in den ersten Wochen
sehr wichtig, die perorale Nahrungszufuhr aufrechtzuerhalten.
Die starke Sympathikuserregung führt zu einer Darmatonie, wes-
halb das Risiko, in dieser Periode bei peroraler Nahrungszufuhr
zu erbrechen und damit zu aspirieren, sehr groß ist. Während
der letzten zwei Jahre haben wir bei allen Patienten mit Verbrennungen im Gesicht am ersten Tage eine dünne Magensonde gelegt und gleich Wasser, Milch und Antazida zugeführt. Die anderen Patienten durften während der ersten Tage 1 - 2 l Wasser
und Milch trinken. Klagten die Patienten über Übelkeit, wurde
eine Magensonde gelegt. Bei allen Kranken mit Verbrennungen
über 30 % der Körperoberfläche wurde die intravenöse Nahrungszufuhr im Laufe des zweiten Tags begonnen.

Abb. 5 zeigt, daß der Patient die intravenöse Ernährung durch
einen tunnelierten Silikonkatheter erhält. Mit der Katheter-
pflege sind wir außerordentlich genau und bemühen uns, zu Anfang die peripheren Venen zu benutzen. Oft muß jedoch bereits
während der ersten 24 h ein zentraler Venenkatheter gelegt wer-

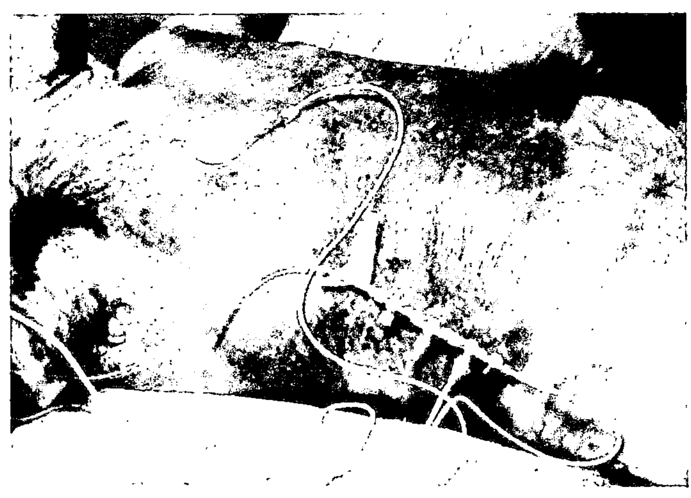

Abb. 5. Die intravenöse Ernährung erhält der Patient durch einen tunnelierten Silikonkatheter

den. Alle 24 h werden etwa 2.500 IE Heparin mit den Nährlösungen zugeführt. Bei parenteraler Ernährung verwenden wir die Nährlösungen mit Zusätzen von Spurenelementen und Vitaminen nach WRETLIND (1972). Diese Standardlösungen erleichtern die praktische Arbeit, weil man nur drei Flaschen braucht.

Die Tabellen 1 a und b zeigen Zusammensetzung und Menge der Nährlösungen, die bei Verbrennungspatienten angewendet werden. Die Zufuhr beginnt in der Regel während des dritten Tags. In den ersten Wochen werden täglich etwa 70 g Aminosäuren, 325 g Glukose und 100 g Fett in Form von Intralipid gegeben.

Tabelle 1 b zeigt, daß während der folgenden Wochen täglich ca. 140 g Aminosäuren, 450 g Glukose und 200 g Fett in etwa 5 l Flüssigkeit zugeführt werden. Der Patient erhält damit 3.200 kcal/d. Die perorale Zufuhr wird allmählich erhöht; in der Regel werden 2 - 3 l mit einem Kaloriengehalt von ungefähr 1.000 kcal gegeben. Wir versuchen natürlich, die Patienten möglichst schnell peroral zu ernähren. In dem Maße, in dem die perorale Zufuhr von Fett, Eiweiß und Kohlenhydraten erhöht werden kann, wird die intravenöse Zufuhr vermindert.

Während der letzten Jahre haben wir bei peroraler Ernährung unserer Verbrennungskranken das Clinifeed-System mit einer Sonde mit einem inneren Durchmesser von 1 mm angewandt.

Wir waren bis jetzt mit der enteralen Zufuhr von hochkalorischen Lösungen vorsichtig, weil unsere Patienten mit Diarrhö reagierten. Während des letzten Jahres haben wir Semper-Sondennahrung mit guten Resultaten gegeben. Bis zu 2.000 kcal konnten vom dritten Tag ab täglich während der ersten drei Wochen zugeführt werden, ohne daß Durchfall oder andere Komplikationen

Tabelle 1 a. Zusammensetzung und Menge der Nährlösungen, die in der ersten Woche bei Verbrennungspatienten angewendet werden

Nährlösung pro Tag	Aminosäuren (g)	Kohlenhydrate (g)	Fett (g)	Kalorien (kcal)
3 l Glukose 5,5 %		150		600
0,5 l Glukose 20 %		100		400
1 l Vamin mit Glukose	70	100		400
0,5 l Intralipid 20 %			100	1.000
Gesamtmenge 5 l	70	350	100	2.400
Menge/kg KG	1	5	1,5	35

Tabelle 1 b. Zusammensetzung und Menge der Nährlösungen, die ab der zweiten Woche bei Verbrennungspatienten angewendet werden

Nährlösung pro Tag	Aminosäuren (g)	Kohlenhydrate (g)	Fett (g)	Kalorien (kcal)
2 l Glukose 5,5 %		100		400
2 l Vamin mit Glukose	140	200		800
1 l Intralipid 20 %			200	2.000
Gesamtmenge 5 l	140	300	200	3.200
Menge/kg KG	2	4	3	45

auftraten. Die dünne Sonde ist nicht besonders unbequem und
der Patient kann neben der Sonde anfangen zu essen und zu trinken. Besonders nachts wird dann die Sondennahrung gegeben und
die perorale Zufuhr auf ca. 5.000 kcal/d über längere Zeit gesteigert.

Semper-Sondennahrung hat eine niedrige Viskosität, ist gebrauchs-
fertig und braucht nicht verdünnt zu werden. Über das Clinifeed-
System werden etwa 2 l/d über die Sonde gegeben. Die Sondenernährung konnte viele Wochen lang ohne Stopp in der Sonde oder
andere Schwierigkeiten komplikationslos gegeben werden. 1 ml
Semper-Sondennahrung niedrigviskös gibt 1 kcal und hat eine Osmolarität von ca. 200 mosm. 18 Energieprozent entsprechen Eiweiß, isoliert aus Soya und Molke. 33 Energieprozent entsprechen
Fetten aus Palmen-, Soya-, Baumwoll- und Sonnenblumensamen. 49
Energieprozent entsprechen Kohlenhydraten, hauptsächlich aus
hydrolysierter Maisstärke. Die Lösung ist mit Mineralien, Vitaminen und Spurenelementen angereichert. Die Tropfgeschwindig-
keit wird so eingestellt, daß während 4 - 6 h 1 l Nahrung zugeführt wird. Bei der Handhabung des Ernährungssystems ist sorgfältig auf hygienisches Arbeiten zu achten, um das Risiko einer bakteriellen Kontamination so gering wie möglich zu halten.

Die häufigsten Komplikationen, die bei der intravenösen Ernäh-
rungsbehandlung auftreten können, sind
- hyperosmolares Dehydratationssyndrom,
- Hypophosphatämie,
- Mangel an essentiellen Fettsäuren,
- Hyperglykämie,
- Triglyzeridämie,
- Komplikationen bei Venenzugängen,
- Sepsis.

Manche Patienten entwickelten früher ein hyperosmolares Syndrom, das oft zu einem Nierenschaden mit hoher Sterblichkeit
führte. Es ist deshalb wichtig, daß diesen Patienten keine allzu hyperosmolare Lösungen gegeben werden. Intralipid ist in
dieser Hinsicht ein ideales Nährstoffpräparat, da es dem Patienten große Kalorienmengen in einer isoosmolaren Lösung zuführt. Bei fehlender Fettzufuhr besteht das Risiko, daß ein
Mangel an essentiellen Fettsäuren auftritt, der Hautverände-
rungen und verschlechterte Wundheilung zur Folge hat. Die Patienten vertragen Intralipid sehr gut. Eine Erhöhung der Tri-
glyzeridkonzentrationen kommt bei einer täglichen Zufuhr von
500 - 1.000 ml Intralipid 20 % sehr selten vor. Die Elimination
von Intralipid aus der Blutbahn ist bei Verbrennungspatienten
stark erhöht. Sie decken mit der Fettemulsion den gesteigerten
Energiebedarf. In Fällen, in denen die Plasmaphosphatwerte
herabgesetzt sind, geben wir zusätzlich eine Phosphatlösung,
etwa 100 ml/d. Eine Hypophosphatämie tritt normalerweise zwischen dem dritten und siebten Tag auf. Als Kohlenhydratquelle
verwenden wir jetzt hauptsächlich Glukose und als Proteinquelle
die Aminosäurenlösung Vamin. Steigt der Blutzuckerwert über
10 mmol/l, geben wir kontinuierlich 24 - 36 IE Insulin/l Glukoselösung intravenös.

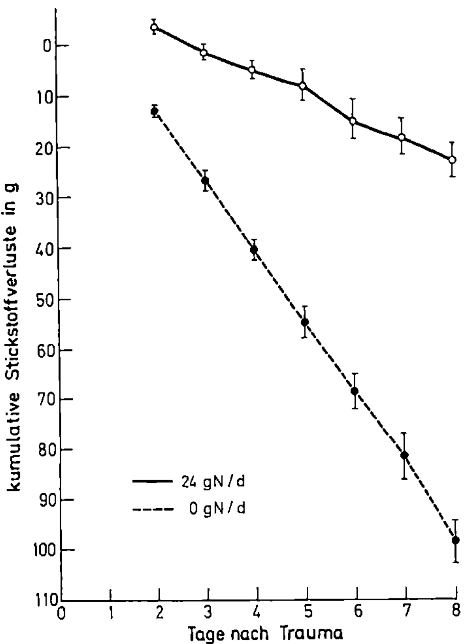

Abb. 6. Stickstoffbilanz bei schweren Verbrennungen. Die Patienten, die eine vollständige parenterale Ernährung mit Glukose und Aminosäuren sowie Intralipid erhielten, hatten eine signifikant bessere Stickstoffbilanz während der ersten Woche als die Patienten, die nur Glukose und Intralipid erhielten

Abb. 6 zeigt die Stickstoffbilanz. Bei schweren Verbrennungen bewirkte eine vollständige parenterale Ernährung mit Glukose, Aminosäuren und Intralipid eine signifikant bessere Stickstoffbilanz während der ersten Woche als unvollständige parenterale Ernährung ohne Aminosäuren (5). Unsere Untersuchung zeigt, daß die verbesserte Stickstoffbilanz nach Aminosäurenzufuhr bei schweren Verbrennungen auf einer verbesserten Eiweißsynthese in der Skelettmuskulatur beruht. BURKE und Mitarbeiter (2) haben auf die negativen Seiten einer hohen Glukosezufuhr bei Verbrennungen hingewiesen. Sie beschrieben eine erhöhte Belastung der Lungenfunktion durch vermehrte Bildung von CO_2 und bei mehreren Patienten eine Leberverfettung.

ASKANAZI und Mitarbeiter (1) haben auch gezeigt, daß die tägliche Zufuhr von über 500 g Glukose bei Traumapatienten zu einer erhöhten Streßreaktion und besonders erhöhten Noradrenalinspiegeln führt. Unsere Abb. 7 zeigt dagegen, daß bei unseren Patienten die Katecholaminspiegel und besonders das Noradrenalinniveau während des Verlaufs sinkt, obwohl die Kalorienzufuhr steigt.

Das Körpergewicht kann bei Patienten mit ausgedehnten Verbrennungen durch vollständige Ernährungsbehandlung mit Fett, Kohlenhydraten, Eiweiß, Spurenelementen und Vitaminen aufrechter-

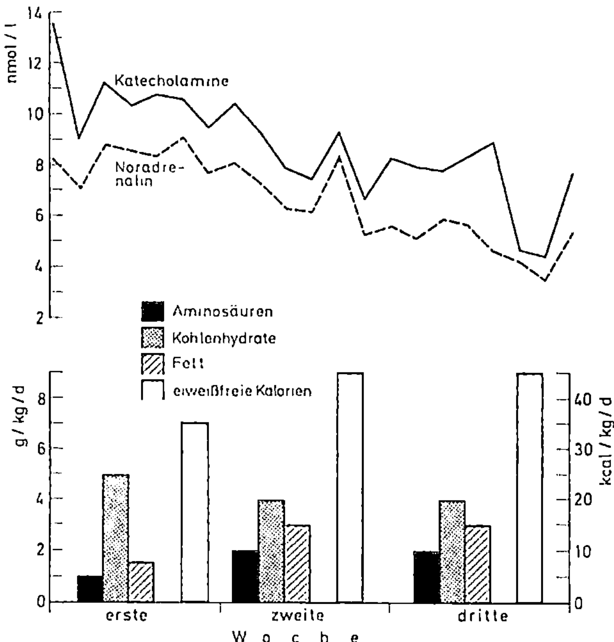

Abb. 7. Eine vollständige parenterale Ernährung bei schweren
Verbrennungen führt während des Verlaufs nicht zu einer erhöhten Streßreaktion. Die Katecholaminspiegel und das Noradrenalinniveau sinken, obwohl die Kalorienzufuhr steigt

halten werden. Wir zeigten, daß der Gewichtsverlust bei Patienten mit schweren Verbrennungen nach vier Monaten nur 5 % des
Ausgangsgewichts betrug. Während des Krankheitsverlaufs kontrollierten wir täglich die Elektrolytkonzentration im Blut und
Harn, wie auch Blutgase, Blutzucker, Serumprotein, Serumkrea-
tinin, Harnstoff und die Osmolarität in Plasma und Harn. Es
ist wichtig, daß die intravenöse Zufuhr genau überwacht und
Intralipid in einem Zeitraum von 5 - 6 h verabreicht wird. Die
intravenöse Ernährung ist leicht durchzuführen. Das Pflegepersonal ist für die Mischung der Zusatzlösungen zu unseren Stamm-
lösungen verantwortlich. Das hat während der letzten neun Jahre
bei uns in Linköping gut funktioniert. In unserer Abteilung ar-
beitet Pflegepersonal, das eine gute Ausbildung in allen Fragen der Pflege und technischen Handhabung bekommen hat.

Eine systematisch durchgeführte Ernährungsbehandlung in Verbindung mit sorgfältiger Katheter- und Wundpflege sowie gezielter Antibiotikatherapie haben dazu geführt, daß schwere Infektionen bei Verbrennungspatienten beherrscht werden können. Bei
septischen Krisenzuständen geben wir 5%ige Glukoselösung zusammen mit Insulin, Kalium und Magnesium neben verzweigtketti-
gen Aminosäuren, Plasma und Immunglobulinen. Wenn die akute
Krise gemeistert ist, setzen wir die Ernährungsbehandlung mit
Glukose, Intralipid und Vamin fort (4).

Mit unserer enteralen Technik haben wir sehr wenige Komplikationen gesehen. Das kann damit erklärt werden, daß wir sehr vorsichtig vorgehen und bei der Sondenernährung hochvisköse und hochkalorische Lösungen vermeiden. Daneben versuchen wir den Patienten dazu zu stimulieren, parallel mit der enteralen Ernährung so schnell wie möglich mit dem Essen und Trinken zu beginnen. Wir geben den Patienten dann das, was sie wünschen.

Während der letzten zehn Jahre sind unsere Behandlungsresultate verbessert worden (4). Dafür gibt es mehrere Gründe.

Am wichtigsten ist aber wohl, daß schwere Allgemeininfektionen durch eine peinlich genaue allgemeine und lokale Behandlung der Verbrennungspatienten beherrscht werden konnten. Die Anwendung neuer Antibiotika, eine adäquate Wärme- und Ernährungsbehandlung sowie sorgfältige Wundpflege sind neben der großen Erfahrung des diensthabenden Krankenhauspersonals wesentliche Voraussetzungen für die erfolgreiche Therapie schwerer Verbrennungen.

Literatur

1. ASKANAZI, J., CARPENTIER, Y. A., ELWYN, D. H., et al.: Influence of total parenteral nutrition on fuel utilization in injury and sepsis. Ann. Surg. 191, 40 (1980)

2. BURKE, J. F., WOLFE, R. R., MULLANY, C. J., MATHEWS, D. E., BIER, D. M.: Parameters of optimal glucose infusion and possible hepatic and respiratory abnormalities following excessive glucose intake. Ann. Surg. 190, 274 (1979)

3. LILJEDAHL, S.-O.: Treatment of the hypercatabolic state in burns. Ann. Chir. Gynaec. 69, 191 (1980)

4. LILJEDAHL, S.-O.: Die Behandlung von Verbrennungen. In: Parenterale Ernährung. Klinische Ernährung (eds. F. W. AHNEFELD, E. HOLM, G. KLEINBERGER), Bd. 1, p. 124. München: Zuckschwerdt 1980

5. LILJEDAHL, S.-O., FÜRST, P., LARSSON, J., SCHILDT, B., VINNARS, E.: Changes in aminoacid and nitrogen metabolism associated with severe burns. In: Abstracts ESPEN. Third European Congress on Parenteral and Enteral Nutrition. Maastricht, 27. - 30. September 1981

6. WRETLIND, A.: Complete intravenous nutrition. Nutr. Metab. 14, Suppl. 1 (1972)

Besonderheiten bei Starkstromverletzungen

Von H.E. Köhnlein

Nur ein kleiner Teil der Verbrennungen wird durch Starkstrom
verursacht. Nach amerikanischen Statistiken von HUNT sind es
0,04 %. In der Bundesrepublik Deutschland ereignen sich jährlich etwa 4.000 - 4.500 schwere Unfälle durch elektrischen
Strom. In etwa 80 % der Fälle sind Männer betroffen, nur 20 %
waren Frauen. Etwa jeder zehnte Verletzte stirbt an der Stark-
stromverletzung. Nach POLLAK waren zwischen 1968 und 1977 in
Österreich 38,6 % aller durch Elektrizität verursachten Todesfälle durch Starkstrom bedingt. Drei von vier Unfallopfern
starben noch am Unfallort. In den USA lag dieses Verhältnis
der starkstrombedingten Todesfälle zu denen, die durch Schwach-
strom zu Tode kamen, nach WRIGHT bei 220 Todesfällen bei 1 : 1.
Bei den Schwachstromtodesopfern fanden sich nur in 40 % der
Fälle Verbrennungen.

Art und Ausmaß der Schädigung hängen von Stromstärke, Spannung
und Widerstand ab.

Beim Starkstrom unterscheidet man die Niederspannung unter
1.000 Volt von der Hochspannung über 1.000 Volt.

Bei der Niederspannung beobachtet man vor allem umschriebene
Brandwunden. Nur in einem von vier Fällen finden sich nach
POLLAK Strommarken (Abb. 1), wie wir sie von Verletzungen durch
Haushaltsstrom kennen. Hier reicht die Gewebszerstörung immer
in tiefe Gewebsschichten, oft bis auf Sehnen, Nerven oder Kno-
chen. Daher sind frühzeitige Exzisionen und Deckung angezeigt.

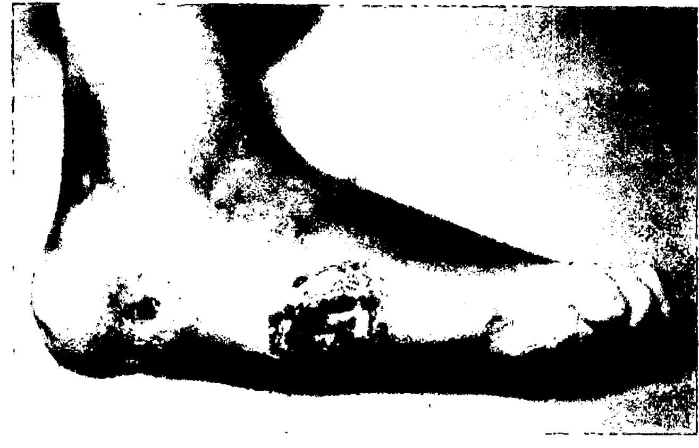

Abb. 1. Strommarken

Tabelle 1. Komplikationen von Starkstromverletzungen

---

1. Amputationen
2. Herzmuskelschäden
3. Kopfverletzungen
4. Verminderung der Nervenleitgeschwindigkeit

Der elektrische Strom verursacht bei seinem Weg durch den Körper durch die Entwicklung der Jouleschen Wärme tiefe Gewebsnekrosen. Der Strom folgt dabei häufig den Blutgefäßen und verursacht noch in großer Entfernung von der Eintrittspforte Thrombosen und Zerstörungen der Gefäßwand.

Bei der Hochspannungsverletzung mit Strom über 1.000 Volt Spannung treten immer ausgedehnte Verbrennungen auf, außerdem kommt es zur tiefgreifenden Zerstörung von Knochen, Muskeln, Gefäßen und Nerven, zur Zerreißung innerer Organe, Eröffnung von Körperhöhlen und traumatischen Amputationen, wie bei einem neunjährigen Buben, der auf einen Hochspannungsmasten geklettert war. In Texas betrug die durchschnittlich verbrannte Körperoberfläche 15,2 % bei 102 Starkstromverbrannten. In über der Hälfte der Fälle hatte das verbrannte Gebiet eine Ausdehnung von weniger als 10 % der Körperoberfläche.

Amputationen sind oft notwendig, bei LABORDE in 11 von 22 Fällen, bei HUNT in 25 von 102 Fällen. Dabei waren häufig Doppel- und Trippelamputationen. Wir selbst waren einmal zu einer Oberschenkelamputation und einmal zu Fingeramputationen gezwungen.

Etwa 15 % der Starkstromverletzten haben kardiale Irregularitäten oder entwickeln sie innerhalb von 24 h nach dem Unfall. In den meisten Fällen sind die Arrhythmien nur vorübergehend und der Herzrhythmus wird innerhalb von 48 - 72 h wieder normal. Herzinfarkte und diffuse Myokardschädigungen wurden aber beobachtet. Die Bestimmung des Isoenzyms CKMB der Kreatinkinase erlaubt nach HACKL eine Aussage über das Ausmaß der Schädigung, wenn der Isoenzymtiter auf über 10 % der Gesamtkreatinkinase-Aktivität ansteigt. Erstaunlicherweise fand POLLAK bei Autopsien an 16 Starkstromtoten keine Herzveränderungen. HUNT führte bei seinen 102 Starkstromverunfallten in allen Fällen eine Herzszintigraphie mit ^{99m}Tc durch und fand nur zwei abnorme Befunde.

Wenn schon bei der Aufnahme des Patienten Hämoglobin und Myoglobin im Urin nachweisbar sind - häufig schon makroskopisch an einer braunroten Verfärbung zu erkennen -, so ist das nicht immer ein Zeichen für eine erhebliche Crush-Verletzung der Muskulatur. Etwa 48 h nach der Verletzung läßt sich das Ausmaß der Nekrosen recht genau mit einem Muskelszintigramm mit ^{99m}Tc bestimmen.

Sobald ein Verletzter aus der Gefahrenzone geborgen ist, muß mit der Behandlung begonnen werden, wobei der ausreichende Flüssigkeitsersatz von überragender Bedeutung ist. Die Flüs-

Tabelle 2. Therapie von Starkstromverletzungen

Infusion
Ringer-Laktatlösung 4 ml x % x kg KG

Pro Liter Zusatz von
40 - 60 mval $NaHCO_3$ bis zur Urinalkalisierung
(stündliche pH-Messung)

---

sigkeitsverluste sind schon in den ersten Stunden sehr hoch,
sie können nicht wie bei normalen Verbrennungen von der Ausdehnung der verbrannten Körperoberfläche her geschätzt werden.
Bei Benützung einer Verbrennungsformel würde der Patient immer
unterinfundiert. Nimmt man die Prozentzahl der verbrannten Körperoberfläche als Maß, müssen 4 ml Ringer-Laktatlösung pro
Prozent und kg Körpergewicht gegeben werden. Besser ist es,
unter Kontrolle des zentralvenösen Drucks einen Urinfluß von
50 - 100 ml/h aufrechtzuerhalten. Finden sich Blutfarbstoffe
im Urin, muß der Urinfluß mindestens 100 ml/h betragen. Manchmal muß die Diurese durch Infusion von hochprozentigem Mannitol forciert werden. Jedem Liter infundierter Flüssigkeit werden 40 - 60 mval Natriumbikarbonat zugesetzt, bis eine Alkali-
sierung des Urins erreicht ist. Blutverluste treten im allgemeinen, wenn nicht Kombinationsverletzungen vorliegen, in den
ersten 24 h nicht auf, es sei denn, man entschließt sich bereits anfangs zur tangentialen Exzision der verbrannten Areale.
Nur dann sind zu diesem frühen Zeitpunkt bereits Bluttransfu-
sionen indiziert.

Tabelle 3. Therapie von Starkstromverletzungen

Urinfluß 50 - 100 ml/h

Wenn Blutfarbstoff im Urin mindestens 100 ml/h

Zur forcierten Diurese 12,5 g Mannitol

Kontrolle des zentralvenösen Drucks

Muskelszintigramm mit ^{99m}Tc

Die Lokalbehandlung hängt unter anderem vom Ausmaß des durch die
Szintigraphie festgestellten Muskelschadens ab. Wie bei jeder
Verbrennung gilt auch hier die Regel, daß das zerstörte Gewebe
sobald wie möglich zu entfernen ist.

Mumifizierte Extremitäten werden amputiert. Mit Hilfe der Szintigraphie gelingt es fast immer, das Ausmaß der Muskelschädi-
gung so genau festzustellen, daß schon bei der ersten Exzision
alles nekrotische Gewebe entfernt werden kann. Frühexzisionen
sollte man nur bei geringer Keimbesiedlung ($< 10^5$ Keime pro
Gramm Gewebe) durchführen, sonst ist es besser zu warten und
zunächst mit einem topischen Medikament wie Sulfadiazin oder

Mefanidazetat zu behandeln. Ist man sich bei der Exzision nicht
sicher, so ist es besser, zunächst Platzhalter, z. B. Schweinehaut, zu verwenden und Mesh-Autotransplantate erst dann durchzuführen, wenn man sicher ist, daß keine neuen Nekrosen mehr
auftreten. Bei nicht wenigen Patienten sind später gestielte
Lappenplastiken erforderlich, um belastungsfähiges Gewebe zu
bekommen.

Neben den schon erwähnten Amputationen und Herzmuskelschäden
sind Kopfverletzungen häufig. KOERLOFF beschrieb vier Fälle mit
schweren Kopfverletzungen, bei denen die Eintrittsstelle des
Stromes am Kopf war. Auch neurologische Spätschäden sind nicht
selten, deshalb sollte schon bei der Aufnahme immer eine genaue
neurologische Untersuchung mit Bestimmung der Nervenleitgeschwindigkeit erfolgen. Eine Verminderung der Nervenleitgeschwindigkeit ist manchmal noch nach 1 1/2 Jahren nachweisbar. CHRISTEN-
SEN glaubt, daß es sich bei den Nervenschäden entweder um eine
primäre Gefäßschädigung oder um eine Schädigung des Rückenmarks
selbst handelt. Die neurologischen Schäden sind häufig erst
mehrere Tage nach dem Unfall nachweisbar.

Zusammenfassend muß man sagen, daß es sich bei Starkstromverletzungen immer um schwerste Unfälle handelt, die mit einer hohen Mortalität belastet sind, und daß viele Verletzte schon am
Unfallort sterben. Zusätzlich zur chirurgischen Therapie ist im
weiteren Verlauf immer eine ausgezeichnete physikalische und
Beschäftigungstherapie erforderlich sowie eine psychologische
Betreuung vor allem bei den oft notwendigen Amputationen.

<u>Literatur</u>

1. ANSORGE, D.: Die doppelseitige Schultergelenksluxationsfrak-
   tur als Folge eines Starkstromunfalles. Zbl. Chir. <u>105</u>, 465
   (1980)

2. ARTY, C. P.: Electrical burns. Surg. Gynec. Obstet. <u>125</u>,
   1316 (1967)

3. BAXTER, C. R.: Present concepts in the management of major ·
   electrical injury. Surg. Clin. N. Amer. <u>50</u>, 1401 (1970)

4. BAXTER, C. R.: Burns. A team approach, chap. 15. Philadelphia: Saunders 1979

5. BAXTER, C. R., CURRERI, P. W., MARVIN, J. A.: The control
   of burn wound sepsis by the use of quantitative bacteriolo-
   gic studies and subeschar clysis with antibiotics. Surg.
   Clin. N. Amer. <u>53</u>, 1509 (1973)

6. BUTLER, E. D., GANT, T. D.: Electrical injuries, with special reference to the upper extremities. Amer. J. Surg. <u>134</u>,
   95 (1977)

7. CLAYTON, J. M., HAYES, A. C., HAMMEL, J., et al.: Xenon-133 determination of muscle blood flow in electrical injury. J. Trauma 17, 293 (1977)

8. CHRISTENSEN, J. A., SHERMAN, R. T., BALIS, G. A., WUAMETT, J. D.: Delayed neurologic injury secondary to high-voltage current, with recovery. J. Trauma 20, 166 (1980)

9. ERBS, G.: Verletzungen durch den elektrischen Strom. Diagnostik 14, 60 (1981)

10. FARREL, D. F., STARR, A.: Delayed neurological sequelae of electrical injuries. Neurology 18, 601 (1968)

11. HACKL, J. M., PUSCHENDORF, B., DIENSTL, F., DWORZAK, E., HAID, B.: Die Aussagekraft der CKMB bei Polytraumen und Starkstromverletzungen. Infusionstherapie 5, 204 (1978)

12. HUNT, J. L., MASON, A. D. jr., MASTERSON, T. S., PRUITT, B. A.: The pathophysiology of acute electric injuries. J. Trauma 16, 335 (1976)

13. HUNT, J. L., SATO, R. M., BAXTER, C. R.: Acute electrical burns. Arch. Surg. 115, 434 (1980)

14. HUNT, J., LEWIS, S., PARKEY, R., BAXTER, C.: The use of technetium-99m stannous pyrophosphate scintigraphy to identify muscle damage in acute electric burns. J. Trauma 19, 409 (1979)

15. KÖPPEN, S., PAINE, F.: Klinische Elektropathologie. Stuttgart: Thieme 1955

16. KÖRLOF, B., NYLÉN, B., PLYM-FORSHELL, K.: Skull injuries caused by high voltage electricity. Scand. J. plast. reconstr. Surg. 11, 75 (1977)

17. LABORDE, T. C., MEIER, R. H. Amputations resulting from electrical injury: A review of 22 cases. Arch. phys. Med. rehabil. 59, 134 (1978)

18. POLLAK, S.: Pathomorphologische Befundkonstellationen beim Tod durch hochgespannten elektrischen Strom. Arch. Kriminol. 165, 1 (1980)

19. QUINBY, W. C. jr., BURKE, J. F., TRELSTAD, R. L., et al.: The use of microscopy as a guide to primary excision of high-tension electrical burns. J. Trauma 18, 423 (1978)

20. ROUSE, R. G., DIMICK, A. R.: The treatment of electrical injury compared to burn injury: A review of pathophysiology and comparison of patient management protocols. J. Trauma 18, 43 (1978)

21. SOLEM, L., FISCHER, R. P., STRATE, R. G.: The natural history of electrical injury. J. Trauma 17, 487 (1977)

22. WILKINSON, C., WOOD, M.: High voltage electric injury.
    Amer. J. Surg. $\underline{136}$, 693 (1978)

23. WRIGHT, R. K., DAVIS, J. H.: The investigation of electri-
    cal deaths: a report of 220 fatalities. J. forensic Sci.
    Soc. $\underline{25}$, 514 (1980)

Zusammenfassung der Diskussion zum Thema: „Klinik der Verbrennungsbehandlung – Allgemein- und Lokaltherapie"

FRAGE:
Soll bei den heute häufigen chemischen Verbrennungen mit fraglichem Inhalationstrauma Kortison routinemäßig, systemisch oder per inhalationem gegeben werden?

ANTWORT:
Die Untersuchungen von DILLER (5, 6) zeigen, daß speziell nach Phosgeninhalation mit schweren Atemstörungen gerechnet werden muß, die oft erst nach einer Latenzzeit von 8 - 12 h auftreten, dann jedoch häufig zu Lungenödem führen. Bei der Inhalation von Reizgasen ist das freie Intervall typisch. In diesen Fällen scheint die Frühapplikation von Glukokortikoiden durchaus sinnvoll und indiziert. Keinesfalls kann sie jedoch als Routinemaßnahme bei Verbrennungen allgemein, auch bei Mitbeteiligung des Respirationstrakts, empfohlen werden (13). Man könnte damit mehr schaden als nützen. Im Zweifelsfall sollte bei einem Inhalationstrauma der frühzeitigen Intubation und Beatmung der Vorzug gegenüber einer Kortisontherapie gegeben werden. SPIJKER argumentiert, daß bei Vorliegen eines Bronchospasmus eher Sympathikomimetika angezeigt seien als Glukokortikoide. Die Art der Ersttherapie am Unfallort hängt wesentlich davon ab, wer sie durchführt. Der Rettungssanitäter wird das im Rettungswagen vorhandene Auxiloson-Dosier-Aerosol (Dexamethason-Spray) einsetzen, während der Notarzt sich im Zweifelsfall immer für die frühzeitige Intubation entscheiden sollte.

Tritt ein Bronchospasmus auf, ist natürlich auch die Anwendung von bronchodilatierenden Sympathikomimetika, wie Fenoterol (Berotec) oder Terbutalin (Bricanyl) zu diskutieren, die eine sofortige Wirkung besitzen.

Bei Rauchinhalation und fraglicher Entwicklung von Blausäuredämpfen gilt als Therapie der Wahl DMAP (Dimethylaminophosphat, drei Tabletten oder eine Ampulle); anschließend muß sofort eine Ampulle Natriumthiosulfat nachinjiziert werden (3, 4).

FRAGE:
Soll der Verbrennungspatient mit Inhalationstrauma stets intubiert und beatmet werden?

ANTWORT:
Die Gefahr einer primären Atemwegsverlegung durch rasche Ausbildung eines Pharynx- und Larynxödems ist groß. In allen Zweifelsfällen - spätestens nach Auftreten eines inspiratorischen Stridors - sollte die Indikation zur Intubation unbedingt ge-

stellt werden. LARSSON weist darauf hin, daß das Inhalationstrauma sich immer dann deletär auswirkt, wenn es mit einer allgemeinen Verbrennung kombiniert ist. Hier kommt es aller Wahrscheinlichkeit nach neben der Ödembildung in den oberen Luft-
wegen in der Lungenstrombahn zu Thrombozyten- und Leukozyten-
aggregationen, die ihrerseits zu einer pulmonalen Insuffizienz
führen. Beide Faktoren zusammen bewirken dann die arterielle
Hypoxämie, deren Entstehung es durch frühzeitige Beatmung zu
verhindern gilt. Hier ist noch nicht die Rede von den sekundären Störungen, wie die Anschoppung der Lunge durch zu hohe Flüssigkeitsbelastung oder die Pneumonie, die im weiteren Verlauf
komplizierend hinzutreten können.

FRAGE:
Ist die orale Flüssigkeitszufuhr bei der außerklinischen Erstversorgung von Verbrennungspatienten grundsätzlich zu empfehlen?

ANTWORT:
Kann eine Infusion vor Einlieferung in die Klinik nicht angelegt werden, leistet die orale Flüssigkeitssubstitution wert-
volle Dienste. Wichtig ist, daß dabei außer Wasser vor allem
auch die erforderlichen Elektrolyte - möglichst mit annehmba-
rem Geschmack - zugeführt werden (z. B. sogenannte Elektrolyt-
Limonade). Dies gilt natürlich besonders dann, wenn in einer
Katastrophensituation viele Verbrennungspatienten gleichzeitig
anfallen. Untersuchungen haben gezeigt, daß mit einer oralen
Flüssigkeitssubstitution auch bei mittelschweren Verbrennungen
ein Zeitraum von 5 - 6 h überbrückt werden kann, ohne daß die
Patienten in einen durch Flüssigkeitsmangel bedingten Schockzustand gekommen wären. Allgemein ist vor einer oralen Flüssigkeitsaufnahme zu warnen, wenn der Patient bereits in einem
Schockzustand ist, da dann aufgrund der eingeschränkten intesti-
nalen Durchblutung keine Flüssigkeitsresorption stattfindet,
oder wenn damit zu rechnen ist, daß der Patient sofort nach der
Klinikeinlieferung zur Erstversorgung der Verbrennungswunden
eine Narkose erhalten muß, und wenn eine Gesichtsverbrennung
vorliegt (wegen der möglichen Mitbeteiligung der Schleimhäute
im Mund- und Rachenbereich).

FRAGE:
Sollen in der außerklinischen Erstversorgung spezifische Antidote zur Erstversorgung von chemisch bedingten Verbrennungen
eingesetzt werden?

ANTWORT:
Davor ist dringend zu warnen, da dadurch der rechtzeitige Beginn der Spülbehandlung mit Wasser eventuell gefährlich verzögert würde. Wenn überhaupt, ist diese Behandlung speziellen
Fachleuten vorbehalten, die aufgrund spezifischer Informationen, z. B. in Betrieben, exakte Kenntnisse über die gezielte
Therapie besitzen.

FRAGE:
Der Nutzen der Kaltwasserbehandlung in der Erstversorgung von
Verbrennungspatienten ist unbestritten. Es scheint logisch,
durch Verwendung von Eiswasser die Geschwindigkeit der Tempe-
ratursenkung in der verbrannten Haut noch zu steigern. Gibt es
Befunde, die diese Ansicht unterstützen?

ANTWORT:
Untersuchungen von KÖHNLEIN haben gezeigt, daß durch die Verwendung von Eiswasser der Vasospasmus in der Umgebung der Verbrennung verstärkt wird, d. h. die Perfusionsstörungen zunehmen.
Es sollte also keinesfalls Eiswasser zur Erstbehandlung verwendet werden, sondern normal temperiertes Leitungswasser. Wasser
unter 8 °C hat über einen vasospastischen Effekt negative Auswirkungen, über 22 °C konnten auch keine positiven Effekte festgestellt werden (16, 18).

FRAGE:
Können von der Kaltwasserbehandlung noch andere Effekte erwartet werden?

ANTWORT:
SØRENSEN berichtet über Hautverätzungen mit Laugen, die er über
viele Stunden mit Abduschen behandelte. Die Indikation war hier
nicht die Abkühlung der Haut, sondern der Neutralisationseffekt
durch das Spülen. Dementsprechend führte er diese Behandlung so
lange durch, bis pH-Messungen auf der Haut normale Werte ergaben.

FRAGE:
Ist es vorstellbar, daß bei Hochtemperaturverbrennungen die Anwendung von Eispackungen doch Vorteile bringen würde?

ANTWORT:
Versuche mit Trockeneis bei dieser Art von Verbrennungen haben
gezeigt, daß es anschließend immer zu einer massiven reaktiven
Hyperämie in den benachbarten Hautgebieten gekommen ist. Diese
sollte jedoch wegen der Resorption von Verbrennungsprodukten in
jedem Falle vermieden werden.

FRAGE:
Beschränkt sich die Kaltwassertherapie auf die Behandlung von
Extremitätenverbrennungen, und ist sie limitiert auf die außer-
klinische Erstversorgung?

ANTWORT:
Am Unfallort wird vom Laienhelfer die Kaltwasseranwendung si-
cher bevorzugt bei Extremitätenverbrennungen eingesetzt werden.
In der Klinik kann das Ganzkörperduschen - bei entsprechend

ausgedehnten Verbrennungen - durchaus indiziert sein. Speziell
hier ist jedoch auf die Gefahr einer Auskühlung des Patienten
zu achten. Die Temperatur des Wassers sollte so gewählt werden,
daß der Patient sich dabei wohl fühlt und die Schmerzen nach-
lassen. Eine Frierreaktion muß auf jeden Fall vermieden werden,
da dadurch ein Sauerstoffdefizit mit Sicherheit verstärkt würde.

Dies gilt auch für die Verabreichung von Infusionen. Wenn große
Mengen von im Kühlschrank gelagertem Humanalbumin infundiert
werden, kann es durchaus zu einer Auskühlung des Patienten kommen, die unbedingt verhindert werden sollte. Die Gefahr der Unterkühlung ist natürlich besonders groß bei Kindern, die nach
einer Kaltwasserbehandlung eventuell naß in die Klinik transportiert werden. Um eine Auskühlung in diesen Fällen zu verhindern, sollten die Kinder in eine Metalline-Folie eingewickelt
werden.

LARSSON weist darauf hin, daß die Schmerzen im Verbrennungsareal eventuell durch eine lokale metabolische Azidose entstehen können, die durch die Kaltwasseranwendung aufgrund der Senkung des Sauerstoffbedarfs vermindert oder verhindert werden
kann. Darüber hinaus gibt es Befunde, die auf eine membransta-
bilisierende Wirkung der Kaltwasseranwendung auf die Kapillaren
hinweisen.

FRAGE:
Dient die Kaltwasseranwendung der direkten Senkung der Temperatur in den betroffenen Hautarealen, d. h. wird eine erhöhte
Temperatur gesenkt oder die Temperatur in den nicht betroffenen
benachbarten Hautarealen von normaler auf subnormale Temperatur
reduziert?

ANTWORT:
Die wichtigste Aufgabe des Wassers scheint zu sein, als guter
Wärmeleiter zu dienen und damit zu einem raschen Temperaturab-
fall in der Haut und subdermal zu führen. Entscheidend ist dabei, daß ein Temperaturgradient sowohl nach außen als auch innerhalb der Haut erreicht wird. Die gute Speicherfähigkeit der
Haut für Wärme, auf die DOMRES hinwies, bewirkt, daß auch subdermal hohe Temperaturen vorliegen, deren Ableitung lange Zeit
in Anspruch nehmen kann. Aus dieser Erkenntnis resultiert die
Empfehlung, die Kaltwasseranwendung bis zu einer Stunde durchzuführen und sie nach den Angaben des Patienten über Schmerzintensität, in Abhängigkeit von der Kühlung, zu steuern.

Daneben kann die Senkung der Temperatur auf subnormale Werte
durchaus auch sinnvoll sein, da durch die Senkung des Stoffwechsels ein reduzierter Sauerstofftransport für die Zellen
dann eventuell noch ausreichend sein kann. Schließlich muß auf
die Tatsache hingewiesen werden, daß die Patienten unter dieser Behandlung weniger oder gar keine Schmerzen haben, d. h.
daß auch die Auswirkungen des Schmerzes wegfallen. SØRENSEN berichtet, daß seine Patienten während der Kaltwasserbehandlung
keine Analgetika benötigen, daß er seine Therapie sogar nach

dem Kriterium Schmerzfreiheit richtet. Zudem ist zu bedenken,
daß durch die Kaltwasserbehandlung wahrscheinlich die verbren-
nungsbedingte massive Freisetzung von Prostaglandinen und Kini-
nen reduziert werden kann.

FRAGE:
In seinem Beitrag wies HERMANS auf die Vorteile des sitzenden
Transports von Verbrennungsverletzten hin. Gibt es darüber Er-
fahrungen aus anderen Zentren?

ANTWORT:
In Abhängigkeit vom Schockzustand und den Angaben des Patienten kann eine halbsitzende Lagerung mit angehobenen Beinen
durchaus empfohlen werden (vergleichbar der Lagerung in einem
Zahnarztstuhl).

FRAGE:
Welches invasive Monitoring ist bei Schwerverbrannten mit Schocksymptomatik anzustreben?

ANTWORT:
Prinzipiell ist jeder intravasale Zugang bei Verbrennungspatienten hoch infektionsgefährdet. Die Indikation zum Legen eines
Katheters ist daher sehr streng zu stellen. Doch wäre es wenig
sinnvoll, wenn die Möglichkeiten einer Steuerung der Therapie,
die bei polytraumatisierten Patienten wesentliche Vorteile gebracht haben, bei Schwerverbrannten nicht wahrgenommen werden
sollten.

Die in der Schockphase notwendige aggressive Therapie mit Flüs-
sigkeits- und Volumensubstitution und der eventuell notwendige
Einsatz positiv-inotroper Substanzen kann nur dann optimal durchgeführt werden, wenn diese Therapie überwacht wird. Nicht die
Verbrennung per se führt zur Indikation, z. B. zum Legen eines
Swan-Ganz-Katheters, sondern die Schocksymptomatik nach einer
Verbrennung. Solange diese Instabilität des Kreislaufs anhält,
muß die entsprechende Überwachung unabhängig von der Infektionsgefahr sichergestellt sein. Auch hier hat der Grundsatz zu gelten: So kurz und so wenig wie möglich, jedoch auch so viel und
so lange wie nötig, wobei die Notwendigkeit sich an die besonderen Schwierigkeiten bei der Verbrennung zu adaptieren hat.

Die Indikation für den zentralvenösen Katheter stellt sich nicht
nur aus Gründen des Monitorings, sondern auch wegen der Notwendigkeit einer parenteralen Ernährung. Diese Indikation scheint
unumstritten anerkannt zu werden. Nach Untersuchungen von LARS-
SON kann die Rate katheterbedingter Septikämien durch die Un-
tertunnelung der Haut, d. h. räumliche Trennung von Punktions-
stelle der Haut und Eintritt des Katheters in das Gefäß, deutlich reduziert werden.

Es ist bekannt, daß reversibel geschädigtes Gewebe bei Verbrennungen nur dann erhalten werden kann, wenn eine Therapie rechtzeitig und ausreichend einsetzt. Am wichtigsten ist sicherlich
die Normalisierung der Perfusion, die eine normale Hämodynamik
voraussetzt. Um eine Überinfusion einerseits und ein zu niedri-
ges Herzzeitvolumen andererseits zu vermeiden, ist die Überwachung in dieser Akutsituation von besonderer Bedeutung. Die
Überwachung anderer Parameter, z. B. des Urinvolumens, kann nur
indirekte Hinweise auf die Hämodynamik geben, die Steuerung der
Volumensubstitution ist damit nicht möglich. Unabhängig davon
kommt der Beobachtung der Diurese große Bedeutung zu.

FRAGE:
Wann ergibt sich die Indikation für eine Beatmung des Verbrennungspatienten?

ANTWORT:
Die Indikation zur Beatmung sollte nicht allein nach den arteriellen Blutgasen gestellt werden. Eine nachgewiesene Hypoxämie zwingt zur Beatmung (Grenzwert: $PO_2 \leqslant 60$ mm Hg bei F_IO_2
von 0,21), jedoch sollte bereits ein anhaltender Schockzustand
zur Beatmung veranlassen. SØRENSEN hat sich in Absprache mit
der Anästhesie inzwischen dazu entschlossen, nach ausgedehnten
Exzisionen die Patienten für ca. acht Tage nachzubeatmen. Bei
Hauttransplantationen im Gesicht hat ZELLWEGER gute Erfahrungen
mit einer Nachbeatmung in Vollnarkose über ca. drei Tage gemacht. Das Angehen der Transplantate ist dadurch wesentlich erleichtert. Selbstverständlich schränkt das nicht das Ausmaß der
übrigen physiotherapeutischen Maßnahmen ein.

FRAGE:
Ergeben sich beim Verbrennungstrauma Indikationen für die prophylaktische Anwendung von Antibiotika?

ANTWORT:
Ehe diese Frage zu beantworten ist, muß abgeklärt werden, gegen welchen Keim sich die Prophylaxe richten soll.

Streptokokken waren früher sehr gefürchtet, da sie das Angehen
von Transplantaten gefährdeten. Dennoch sollte heute aus diesem Grund eine Prophylaxe nicht mehr betrieben werden, da der
Nachweis dieses Keims bei entsprechenden mikrobiologischen Möglichkeiten innerhalb von 15 min möglich ist (GRANINGER).

Eine routinemäßige Prophylaxe wird von GRANINGER auch dann nicht
empfohlen, wenn ein Inhalationstrauma vorliegt. Selbstverständlich ist in diesen Fällen die frühzeitige bakteriologische Untersuchung des Trachealsekrets unumgänglich. Die unkritische Anwendung von Antibiotika wird mit Sicherheit zur Entwicklung von
polyresistenten Keimen führen und ist deshalb strikt abzulehnen.

HERMANS berichtet, daß ein Patient erst dann auf seiner Station aufgenommen wird, wenn auf einer vorgeschalteten Quarantänestation seine Bakterienflora bestimmt worden ist.

FRAGE:
Welches mikrobielle Monitoring empfiehlt sich bei Verbrennungspatienten?

ANTWORT:
Neben den regelmäßigen Hautabstrichen ist selbstverständlich die Urinkultur, der Trachealabstrich und bei septischen Temperaturen die Blutkultur zu nennen. Muß ein intravasaler Katheter wegen Entzündungszeichen entfernt werden, muß auch er mikrobiell untersucht werden. Nach GRANINGER konnte bei fast allen seiner Verbrennungspatienten der letzten drei Jahre der Keim, der eine Sepsis verursacht hatte, bereits drei Tage zuvor auf der Haut des Patienten nachgewiesen werden. Dies gilt speziell für die Areale, in denen Hauttransplantate nicht angewachsen sind.

Durch die regelmäßige bakteriologische Kontrolle kann jederzeit ein gezielter Einsatz von Antibiotika erfolgen. Auf die Bedeutung eines quantitativen Bakteriennachweises weisen sowohl GRANINGER als auch HERMANS hin. Eine optimale Behandlung einer Verbrennung ist nur bei Gewährleistung des quantitativen Bakteriennachweises möglich.

FRAGE:
Gibt es außer der Antibiotikatherapie Möglichkeiten, mit der lokalen oder systemischen Infektion fertig zu werden, d. h. die geschwächte Abwehrlage des Patienten zu verbessern?

ANTWORT:
Große Bedeutung bei der Verbesserung der Abwehrlage des Patienten kommt der Ernährung zu. Durch orale hochkalorische Ernährung konnte die Mortalität bei Septikämien entscheidend gesenkt werden (11). Die Zufuhr von Immunglobulinen stößt vielfach auf Kritik, da die für den Patienten notwendigen Antikörper gegen grampositive und gramnegative Keime nur in beschränktem Maße in den Präparaten enthalten sind. In Kürze werden jedoch Hyperimmunglobuline gegen Pseudomonas aeruginosa und gegen andere gramnegative Erreger zur Verfügung stehen. Solange diese Hyperimmunglobuline nicht erhältlich sind, erscheint gerade die Gabe von Serumkonserven (z. B. Biseko), die neben den Immunglobulinen auch Albumin und andere Transportproteine enthalten, sinnvoller als die Verabreichung von reinen Immunglobulinen. Schließlich bietet sich die aktive Immunisierung an; bei Pseudomonas-Septikämien konnten so wiederholt gute Erfolge erzielt werden.

Die unspezifische Stimulation des RES, die im Tierexperiment zu einer enormen Resistenzsteigerung führt (7), konnte am Menschen mangels geeigneter Substanzen bisher nicht durchgeführt werden.

Interessant ist, daß die künstliche Infektion einer Brandwunde, z. B. mit einem Pseudomonas-aeruginosa-Stamm niedriger Virulenz, vor der invasiven Infektion mit virulenten Keimen schützen kann (12).

FRAGE:
Im Beitrag GRANINGER wurden sehr hohe Dosen Gentamicin empfohlen. Ist hier nicht die Gefahr der Nephrotoxizität gegeben?

ANTWORT:
Die angegebenen Dosierungen bergen natürlich das Risiko einer Nierenschädigung in sich. Speziell für Verbrennungspatienten sollte gelten, daß ein Antibiotikum nach Wirkspiegel dosiert wird und nicht nach Dosierungsrichtlinien. Es hat sich gezeigt, daß die zur Erzielung des Wirkspiegels notwendigen Dosen bei Verbrennungspatienten zum Teil extrem über den üblichen Dosierungen liegen. Diese hochdosierte Antibiotikatherapie darf aber nicht ohne Spiegelmessungen durchgeführt werden (22).

FRAGE:
Wie ist die klinische Beobachtung zu erklären, daß es im Verlauf einer hyperosmolaren Natriumzufuhr zu einem teilweise exzessiven Natriumanstieg im Serum kommt, ohne daß die Niere mit einer erhöhten Natriumausscheidung reagiert?

ANTWORT:
LOEW erklärt dies damit, daß die Niere durchschnittlich nur bis zu 680 mval/d Natrium ausscheiden kann. Wird mehr Natrium zugeführt bzw. wird Natrium aus dem Verbrennungsödem zusätzlich rückresorbiert, wird dieses Limit überschritten, und es kommt zu einem Anstieg des Serumnatriumspiegels. Weiterhin sollte beachtet werden, daß die Aldosteronsekretion nicht nur durch eine Hyponatriämie, sondern auch durch eine Hypovolämie stimuliert wird. Eine Hypovolämie kann jedoch bei Verbrennungspatienten gerade in der ersten Phase sehr häufig auftreten.

FRAGE:
Warum wird mit hypertonen Natriumlösungen therapiert? Sollte die Tatsache einer Hypernatriämie hier nicht zur Vorsicht mahnen?

ANTWORT:
Die Untersuchungen von HETTICH haben gezeigt, daß bei Verbrennungspatienten ein hoher Natriumbedarf tatsächlich besteht. Kurzfristige Natriumkontrollen haben bei weniger Natriumzufuhr immer erniedrigte Serumnatriumkonzentrationen ergeben. Ob das Natrium nur in die Verbrennungsödeme oder auch intrazellulär abwandert, ist nicht endgültig geklärt. Sobald die Natriummengen wieder mobilisiert werden, besteht durchaus die Gefahr einer Hypernatriämie. Selbstverständlich ist weiterhin zu berück-

sichtigen, daß die Flüssigkeitsverluste über die verbrannten
Hautareale bei dieser Therapie nur durch hochkonzentrierte Natriumlösungen ersetzt werden.

FRAGE:
Besteht die Möglichkeit, über eine parenterale Ernährung das
Immunsystem zu stimulieren?

ANTWORT:
Die Untersuchungen von ALEXANDER (1) zeigen, daß bei einer hochkalorischen Ernährung (bis zu 100 kcal/kg/d, bei Kindern bis
zu 150 kcal/kg/d) eine Stimulation des Immunsystems möglich ist.
Innerhalb von drei Tagen konnte dadurch eine darniederliegende
Granulozytenfunktion wieder normalisiert werden. LARSSON warnt
dagegen vor einer zu hohen Energiezufuhr, weil es dadurch zu
einer metabolischen Dysbalance kommen kann. Durch eine extrem
hochkalorische Ernährung kann die CO_2-Produktion so gesteigert
werden, daß aus diesem Grunde eine Beatmung des Patienten notwendig wird.

FRAGE:
Welcher Zugangsweg empfiehlt sich für die erforderliche Zufuhr
der Nährstoffe und welche kalorischen Richtwerte sind beim Verbrennungspatienten anzustreben?

ANTWORT:
Wahrscheinlich ist eine enterale Zufuhr der Nährstoffe einer
parenteralen vorzuziehen. Endgültige Aussagen für den Verbrennungspatienten sind jedoch noch nicht möglich. SØRENSEN bevorzugt die orale Nahrungsaufnahme aus der Überlegung heraus, daß
über diesen Weg eine übermäßige Zufuhr nicht möglich erscheint.
Er strebt eine Kalorienzufuhr von etwa 5.000 kcal/d an, LARSSON
hält dagegen 3.000 - 4.000 kcal/d für ausreichend.

ZUR LOKALBEHANDLUNG

FRAGE:
Welche Vorteile sind von der Gerbungsbehandlung zu erwarten?

ANTWORT:
Sinn der Gerbungsbehandlung (erster Schritt: mechanische Säu-
berung durch Bürsten und Desinfektion mit Jod-PVP, zweiter
Schritt: Auftragen der 5%igen Tanninlösung, dritter Schritt:
Auftragen der 10%igen Silbernitratlösung) ist es, durch Verminderung der Flüssigkeits- und Eiweißverluste den Patienten ohne
Infektion über den gefürchteten protrahierten Schockzustand weg-
kommen zu lassen. Es werden die durch die Frühexzision entstehenden unkontrollierten Flüssigkeits- und Blutverluste verhin-

dert, die Patienten scheinen dadurch in einer stabileren hämodynamischen Situation gehalten werden zu können. Die Abtragung
des Schorfs ist dann in einer Zeit möglich, in der der Patient
wesentlich stabiler ist. Außerdem scheint die Gerbungsbehandlung die Toxinresorption zu verzögern (17). Die Spontanheilung
der zweitgradigen Verbrennung verkleinert die Exzisionsfläche
und vergrößert die Spenderregion für autologe Transplantate.

FRAGE:
Als Nachteil der lokalen Behandlung mit 10%iger Silbernitratlösung werden mögliche Zellschäden und ein hoher Verlust von
Natrium- und Kaliumionen angegeben. Wie sind diese Einwände zu
bewerten?

ANTWORT:
Der Einwand, daß mit der 10%igen Silbernitratlösung Zellschäden verursacht werden können, ist nicht von der Hand zu weisen.
Das in Tübingen entwickelte Modell der Messung der Zellabsterberate hat allerdings bisher keinen Hinweis dafür erbracht, daß
mit der Gerbungsbehandlung wesentliche sekundäre Zellschäden
gesetzt würden. Die Tatsache, daß es innerhalb von ca. 14 Tagen
unter dem Gerbungsschorf zu einer Abheilung und spontanen Re-
epithelisierung oberflächlich dermaler Verbrennungen kommt,
spricht eindeutig gegen eine derartige sekundäre Zellschädigung.

Die Mitteilung über hohe Elektrolytverluste unter Silbernitrat-
behandlung bezogen sich auf die Behandlung mit silbernitratan-
gefeuchteten Tüchern. Sie gilt nicht mehr für die heute übliche Schorfbehandlung. Hier liegen die Elektrolytverluste im
Gegenteil sehr niedrig. Die Verdunstung geht durch den Schorf
natürlich unverändert weiter, d. h. Wasserverluste sind vorhanden, Eiweißverluste bleiben jedoch aus.

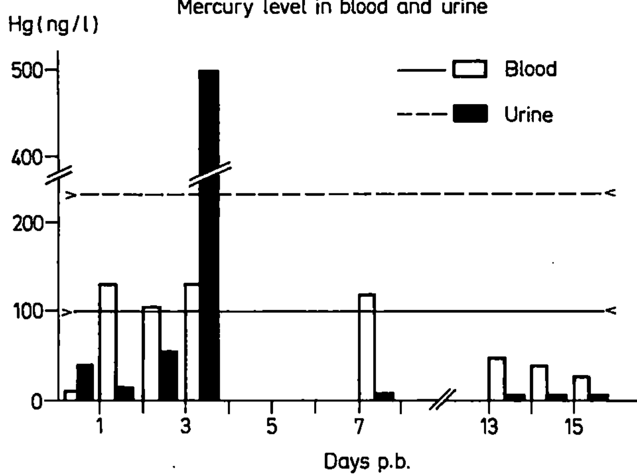

Abb. 1. Quecksilberresorption nach einmaliger Gerbung mit Mercurochrom (Nach 8)

Die bei der Anwendung von quecksilberhaltigen Antiseptika auf
der nicht vorbehandelten Verbrennungswunde beobachtete hohe
Quecksilberresorption kann verhindert werden durch die kombinierte Anwendung von Mercurochrom mit einer 5%igen Tanninlösung
und einer 10%igen Silbernitratlösung (Abb. 1). Die Ursache für
diese verminderte Quecksilberresorption wird in einer Ausfällung des koagulierten Eiweißes im Verbrennungsbereich gesehen
(8).

Ein weiterer wesentlicher Vorteil der Gerbungsbehandlung besteht ohne Zweifel in der Reduktion der Infektionsgefährdung.
Untersuchungen in Tübingen haben gezeigt, daß der normale Wund-
schorf von Keimen innerhalb von 3 h durchwandert wird, während
die Keime den Gerbungsschorf noch nach 24 h nicht durchdringen
konnten (Zitiert nach HETTICH).

FRAGE:
Warum wird noch das Tannin benützt? Würde nicht die Anwendung
von Silbernitrat alleine auch ausreichen?

ANTWORT:
Der Schorf ist ohne Zusatz von Tannin wesentlich weniger stabil; seine lederartige Beschaffenheit ist mit alleiniger Sil-
bernitratbehandlung nicht zu erreichen. Außerdem ist die Halt-
barkeit des Schorfs mit Tannin besser.

Da die Eiweißfällung durch das Tannin ein wesentlicher Effekt
zu sein scheint, verwendet HETTICH zuerst Tannin und dann Silbernitrat. Vor Beginn der Gerbung ist die Desinfektion der Haut
durchzuführen.

FRAGE:
Kommt der früher behaupteten Lebertoxizität von Tannin noch eine relevante Bedeutung zu?

ANTWORT:
WEBER et al. (19, 20) haben in ihren Untersuchungen bei der
Tanninbehandlung wesentlich weniger Leberzellnekrosen gefunden
als bei der offenen Behandlung von Verbrennungen. Sie führen
dies auf eine Verminderung der Toxinresorption nach Tanninan-
wendung zurück. Eine spezifische lebertoxische Wirkung von
Tannin ist damit entkräftet.

FRAGE:
Führt die Gerbungsbehandlung durch die Schorfbildung nicht öfters zu einer Beeinträchtigung der Durchblutung im darunter-
liegenden Gewebe?

ANTWORT:
Der klinische Verlauf (spontane Wundheilung unter dem Gerbungs-

schorf) spricht eindeutig gegen eine solche Annahme. Vielmehr
ist davon auszugehen, daß jede zirkuläre Verbrennung über das
sich entwickelnde Ödem zu einer Kompression des benachbarten
Gewebes führt. Die Dehnbarkeit der betroffenen Haut ist mit und
ohne Gerbung stark eingeschränkt. Entscheidend ist die Überprü-
fung einer ausreichenden Kapillardurchblutung. Da die Beurteilung des Kapillarflow in der Peripherie oft sehr schwierig sein
kann, könnte ein Gerät zur Messung dieses Flow, wie es gerade
in Skandinavien entwickelt worden ist, von Bedeutung sein (Peri-
flux der Fa. Perimed, Stockholm). Es ist zu hoffen, daß durch
diese Messung der Zeitpunkt einer notwendigen Escharotomie ex-
akter zu bestimmen ist. HETTICH weist darauf hin, daß der Hochlagerung der betroffenen Extremitäten besondere Bedeutung zukommt.

FRAGE:
Welche Alternativen bestehen zur Gerbungsbehandlung?

ANTWORT:
POCHON zieht zumindest bei Kindern die Salbenbehandlung mit
Silbersulfadiazin (z. B. Flammazine) vor, da sie eine bessere
Inspektion der Haut erlaubt und die Physiotherapie früher be-
gonnen werden kann. Dies ist besonders bei Kindern von entschei-
dender Bedeutung.

Wegen der gewünschten Frühmobilisation nimmt HETTICH ebenfalls
die Hände von der Gerbungsbehandlung aus. Im übrigen weist er
darauf hin, daß die Gerbungsbehandlung keinesfalls als alleinige konservative Therapie anzusehen ist. Sie soll lediglich
den Zeitpunkt der Exzision verbrannter Hautareale aus dem Sta-
dium des Schockzustands verschieben. Die Gerbungsbehandlung ersetzt die Exzision keinesfalls. Auch die beste Gerbung kann eine Infektion unter dem Schorf auf die Dauer nicht verhindern.
Besonders kritisch ist, daß eine sich unter dem Schorf entwickelnde Infektion primär nicht bemerkbar ist und sich unter
Umständen erst in einer Sepsis des Patienten äußert.

Stellt sich die Alternative Verband oder Schorf, so ist besonders für Kinder die Schorfbehandlung wesentlich weniger bela-
stend als der wiederholte Verbandwechsel. Darüber hinaus wird
durch die Schorfbildung die Entstehung granulierender Wunden
vermieden. Der Zeitpunkt zur Exzision ist dann erreicht, wenn
sich der Schorf nach etwa zwei bis drei Wochen abzuheben beginnt, mit dem weiteren Vorteil, dann unter aseptischen Kaute-
len operieren zu können.

FRAGE:
Wenn die Frühexzision einer Wunde, d. h. die Exzision innerhalb von drei Tagen nach der Verbrennung, nicht möglich ist,
wird die offene Behandlung als Alternative zur Gerbung empfohlen. Welche Erfahrungen liegen hierüber vor?

ANTWORT:
Wenn die Frühexzision nicht möglich ist, behandelt SØRENSEN
die Brandwunden offen weiter. Die Exzision kann bis etwa zum
14. Tage hinausgeschoben werden, erst nach diesem Zeitpunkt
steigt seinen Erfahrungen nach die Rate der Infektionen an.
Ein zweiter Grund so lange zu warten, ist für ihn die Tatsache,
daß eine Wunde, die innerhalb von 14 Tagen abheilt, wenig oder
keine Narben hinterläßt; eine Heilung erst nach zwei oder drei
Wochen gibt dagegen meist schlechte Narben. Deswegen exzidiert
er noch nicht abgeheilte Wunden nach 14 Tagen.

BERGER befürwortet prinzipiell auch die Frühexzision, soweit
es der Zustand des Patienten zuläßt. Ist die Hauttransplantation erst nach 14 Tagen möglich, entsteht selbstverständlich
das Problem der Hautinfektion, das auch durch Sulfadiazin nicht
vollständig beherrscht werden kann.

FRAGE:
Wie ist die Früh- oder Primärexzision zu definieren?

ANTWORT:
Es kommt nach Auffassung von HETTICH nicht so sehr darauf an,
welche Zeit zwischen Trauma und Exzision verstrichen ist; entscheidend ist, daß die Wundfläche noch nicht infiziert ist und
keine Granulationen aufweist. Solange diese Kriterien erfüllt
sind, spricht er von Frühexzision. Der Vorteil des Abwartens
besteht darin, daß oberflächliche dermale Verbrennungen (Typ
II a) bis zu diesem Zeitpunkt abgeheilt sein können, die Exzision also nur mehr die tatsächlich transplantationswürdigen Bezirke betrifft. Die Tatsache, daß bei einer Gerbungsbehandlung
in der Mehrzahl der Fälle die direkte Deckung mit autologem
Material unter aseptischen Voraussetzungen auch nach 14 Tagen
erfolgen kann, läßt die Verwendung des Ausdrucks Frühexzision
auch nach dieser Zeitspanne noch als gerechtfertigt erscheinen.

FRAGE:
Die Verwendung von Jod-PVP zwingt zu häufiger Wiederholung des
Auftragens. Besteht dabei die Gefahr einer Jodintoxikation?

ANTWORT:
BALOGH et al. (2) konnten bei drei Patienten Jodintoxikationen
nach der Anwendung von Jod-PVP nachweisen (2). Weiterhin kann
eine langfristige Therapie mit Jod eine Struma und eine mani-
feste Hypothyreose hervorrufen. WUILLOUD et al. (21) berichte-
ten z. B. über ein Neugeborenes, das nach Behandlung einer Om-
phalozele mit Jod-PVP eine Hypothyreose entwickelte. Bei den
Beobachtungen handelt es sich um den sogenannten Wolff-Chaikoff-
Effekt: Die Thyroxinfreisetzung wird durch einen akut erhöhten
Jodspiegel (Jodresorption über die Wundfläche) vermindert. Dieser Effekt tritt jedoch nur während der Therapie auf, nach Beendigung der Jodbehandlung wird Thyroxin wieder normal freigesetzt. Eine erhöhte Resorption von Jod fanden auch HUNT et al.

bei der Behandlung von Verbrennungspatienten mit Jod-PVP-Salbe
(9). NINNEMANN und STEIN wiesen nach, daß Jod-PVP immunsuppressiv wirkt, was bei einer systemischen Infektion den Patienten
durchaus gefährden kann (15). Als Nachteil muß schließlich noch
neben dem häufigen Verbandwechsel die starke Schmerzhaftigkeit
des Auftragens genannt werden.

FRAGE:
Wodurch wird das Ausmaß einer tangentialen Hautexzision limitiert?

ANTWORT:
SØRENSEN vertritt die Meinung, daß die Exzision nicht durch die
Zahl der transfundierten Blutkonserven limitiert werden sollte.
HETTICH hat jedoch die Erfahrung gemacht, daß bei der primär
praktisch immer erniedrigten Thrombozytenzahl bereits nach zehn
Konserven mit Gerinnungsstörungen zu rechnen ist, die zu einem
Abbruch der Exzision zwingen.

Gegen die von SØRENSEN vorgeschlagene Methode, jede vierte Kon-
serve als Frisch- oder Warmblut zu transfundieren, wendet sich
EKLUND mit dem Hinweis, daß die Thrombozyten im Frischblut zu
Mikroembolien in der Lunge führen können; die pulmonale Insuffizienz kann damit noch verstärkt werden.

LARSSON spricht sich auch für eine limitierte Exzision aus, da
es nicht sehr sinnvoll erscheint, zu dem Verbrennungstrauma
noch große Wunden hinzuzufügen. Dies gilt besonders dann, wenn
Methoden existieren, die die Resorption des fraglichen Toxins
verhindern können.

SØRENSEN begründet sein Vorgehen der ausgedehnten Exzision mit
dem Hinweis, daß er dadurch die Ursache der Störung (Toxine,
Nekrosen) entfernt und den Organismus damit besser in die Lage
versetzt, mit dem Trauma fertig zu werden.

FRAGE:
Wie wird die Bäderbehandlung von Verbrennungswunden heute beurteilt? Besteht hierdurch nicht die Gefahr des Schaffens eines feuchten Milieus?

ANTWORT:
HERMANS hat das Bad aus seiner Station verbannt. SØRENSEN läßt
seine Patienten eine Woche nach der Hauttransplantation baden.
Vorher gehört es nicht zu seinen therapeutischen Maßnahmen.
BERGER läßt die Patienten abduschen, weil das Sulfadiazin oder
das Jod-PVP schwer zu entfernen ist. ZELLWEGER duscht seine
Patienten, weil er mit Sulfadiazin behandelt. Dies betrifft natürlich nur die Flächen, die nicht transplantiert bzw. exzidiert wurden. Ein Vollbad kommt erst in einer sehr späten Phase
in Frage. Er verspricht sich davon ein besseres Abheilen von
Granulationsflächen und der vielen kleinen Wunden, die oft am

Ende einer Verbrennungsbehandlung noch bestehen bleiben. LIL-
JEDAHL läßt seine Patienten etwa ab dem dritten Tag nach der
Transplantation regelmäßig baden. KÖHNLEIN bestätigt, daß auch
er wegen der Sulfadiazinbehandlung die Patienten regelmäßig abduschen muß. Gebadet werden die Patienten nicht. Bei der Gerbungsbehandlung verbiete sich Baden und Duschen von selbst.

SCHLUSSFOLGERUNGEN

1. Infusionsbehandlung

Für die initiale Infusionstherapie zur Prophylaxe bzw. Therapie des Verbrennungsschocks ergeben sich nach wie vor unterschiedliche Auffassungen in bezug auf die Notwendigkeit und
Effektivität der kolloidalen Volumenersatzmittel. Die erforderliche ausreichende Natriumsubstitution in der Größenordnung
von 20 - 25 mval/kg innerhalb der ersten 24 h ist dagegen unumstritten.

Einerseits wird argumentiert, daß es nur mit Hilfe von Kolloiden gelingt, die Hämodynamik schnellstmöglich zu normalisieren
und zu verbessern; andererseits infundieren die Befürworter
der reinen Elektrolyttherapie im Extremfall sogar hyperosmolare Salzlösungen, um zunächst den im Verhältnis zum Wasserbe-
darf weit höheren Bedarf an Natrium auszugleichen.

Unter der Vorstellung, daß während der ersten 10 - 12 h nach
einem schweren Verbrennungstrauma der physiologische onkoti-
sche Gradient zwischen intravasalem und interstitiellem Raum
aufgrund des eingetretenen Kapillarmembranschadens weitgehend
aufgehoben ist, wird dabei bewußt eine Abnahme des Plasmavolu-
mens mit Anstieg des Hämatokrits in "hämodynamisch vertretbare
Grenzen" in Kauf genommen. Als Grenzwerte werden angegeben:

1. zentraler Venendruck 2 - 4 cm H_2O,
2. systolischer Blutdruck 100 mm Hg,
3. Hämatokrit 60 %,
4. Urinausscheidung 1 ml/kg/h.

Die Infusionstherapie mit hyperosmolaren Salzlösungen ist nur
für die klinische Versorgung geeignet und bedarf einer äußerst
sorgfältigen Überwachung. Unerfahrenheit und Unachtsamkeit können leicht zu einer folgenschweren Gefährdung des Brandverletzten durch Hypernatriämie, Hypoproteinämie mit generalisierter
Ödemneigung sowie Hypovolämie und Verschlechterung der Blut-
rheologie führen.

Generell sind folgende Überwachungs- und Therapiekontrollen
bei allen schwerverbrannten Patienten zu fordern:

1. Fortlaufende Kontrolle von Puls und Blutdruck (EKG-Monitor) und Körpertemperatur.

2. Einstündlich:
   Zentraler Venendruck
   Urinausscheidung

3. Dreistündlich:
   a) Im Blut:
      Hämoglobin, Hämatokrit
      Elektrolyte, Osmolalität
      Blutzucker, Laktat
      Blutgase, Säuren-Basen-Status
      Harnstoff, Kreatinin
      Gesamteiweiß, Albumin

   b) Im Urin:
      Elektrolyte
      Osmolalität

4. Sechsstündlich:
   Bilanzierung

5. 12- bis 24stündlich:
   Gerinnungsstatus
   Transaminasen
   Gewichtskontrolle

Eine hyperosmolare Infusionstherapie wird nur während der ersten 20 - 24 h durchgeführt; sie ist abzubrechen, wenn

1. die Gesamtnatriumzufuhr 25 mval/kg/d zu übersteigen droht,
2. bei zwei aufeinanderfolgenden Urinnatriumbestimmungen eine ansteigende Natriumkonzentration festgestellt wird oder
3. das Serumnatrium über 150 mval/l ansteigt.

Zusammengefaßt lassen sich folgende Infusionsempfehlungen für die Initialtherapie bei Schwerverbrannten gegenüberstellen, wobei zu berücksichtigen ist, daß jede Empfehlung stets nur als Richtlinie gelten kann, die den jeweiligen individuellen Umständen und Erfordernissen anzupassen ist.

Tabelle 1. Außerklinische Erstversorgung

Initial	1.000 ml Dextran 60 4,5 % oder 6 % alternativ: 1.500 ml Ringer-Laktat
Anschließend stündlich (bis zur klinischen Versorgung)	500 - 1.000 ml Ringer-Laktat

Tabelle 2. Klinische Erstversorung (erste 48 h)

Prinzip	Infusions- periode	Zeit	Dosierung/ jeweilige Infusionsperiode
1. Elektrolytlösung + Kolloide *	I	< 8 h	RL: 1,0 ml/kg/% VKO
	II	< 24 h	DEX/ALB: 0,5 ml/kg/% VKO
	III	< 48 h	
1. a) Plasmalösung + Wasser **	I	< 4 h	
	II	< 8 h	$\dfrac{kg\ KG}{2}$ x % VKO = ml PPL
	III	< 12 h	
	IV	< 18 h	
	V	< 24 h	und 2.000 ml Glukose 5 %/24 h
	VI	< 36 h	
	VII	< 48 h	
2. Elektrolytlösung	I	< 8 h	RL: 1,5 (- 2) ml/kg/% VKO
	II	< 24 h	(in Periode III zusätzlich Al-
	III	< 48 h	buminlösung nach Kreislaufver- halten und Labor)
2. a) Hyperosmolare Elektrolyt- lösung ***	I	< 24 h	Fox-Lösung nach Urinausschei- dung und Kreislaufverhalten
	II	< 48 h	Ringer-Laktat plus Albuminlösung nach Urin, Kreislauf und Labor

Erläuterungen: VKO = verbrannte Körperoberfläche
            RL = Ringer-Laktat
            DEX = Dextran 60 4,5 % oder 6 %
            ALB = Albumin 5 %
            PPL = Plasmaproteinlösung

*   Spätestens ab Periode II wird Dextran durch 5%iges Albumin ersetzt

**   (Nach 14)

***   Hyperosmolare Lösung nach Fox:

Natrium	225 mval/l
Kalium	5 mval/l
Kalzium	4 mval/l
Magnesium	2 mval/l
Chlorid	160 mval/l
Azetat	75 mval/l

<u>Berechnungsbeispiel für die initiale Infusionstherapie der ersten 24 h</u>

Patient: 75 kg
            50 % VKO

<u>Nach 1.:</u>   RL   1,0 x 75 x 50 x 2   =   7.500 ml
            DEX/ALB   0,5 x 75 x 50 x 2   =   3.750 ml

            Gesamtflüssigkeitszufuhr   11.250 ml
            Gesamtnatriumzufuhr   1.664 mval ≙ 22 mval/kg

<u>Nach 1. a:</u> PPL   37,5 x 50 x 5   =   9.375 ml
            Glukose   5 %   =   2.000 ml

            Gesamtflüssigkeitszufuhr   11.375 ml
            Gesamtnatriumzufuhr   1.312 mval ≙ 17,5 mval/kg

<u>Nach 2.:</u>   RL   1,5 x 75 x 50 x 2   =   11.250 ml
            Gesamtnatriumzufuhr   1.462 mval ≙ 19,5 mval/kg

Insgesamt kann davon ausgegangen werden, daß in den zweiten
24 h nur 50 % der Infusionsmenge der ersten 24 h gegeben werden. Dabei gleichen sich die unterschiedlichen Empfehlungen bezüglich der Zusammensetzung weitgehend an. In dieser Phase entsteht darüber hinaus die Notwendigkeit, den energetischen Bedarf durch entsprechende Substitution energieliefernder Substrate auf enteralem oder parenteralem Wege abzudecken.

2. Lokalbehandlung

In der Frage der Lokalbehandlung ergibt sich Übereinstimmung
darüber, daß allgemein eine möglichst rasche Exzision der Verbrennungsnekrosen und die Deckung der Defekte mit autologer
Spalthaut angestrebt wird. Das gilt besonders für Gesicht und
Hände. Die Exzision (Nekrektomie) soll im Zweifelsfall besser
zu tief als zu oberflächlich vorgenommen werden. Gesundes Fett-
gewebe kann dabei erhalten und sofort gedeckt werden. Es soll
nicht prinzipiell bis zur Muskelfaszie exzidiert werden.

Zur Deckung des Gesichts wird außer von ZELLWEGER (1 : 1,5)
kein Meshgraft verwendet. Für die Hände und Finger hat sich
die Meshgraft-Technik (1 : 1,5) bewährt. Am Stamm sowie an Beinen und Armen sind Meshgrafts (1 : 3) bevorzugt. Die Verwendung
von 1 : 6 vergrößerten Meshtransplantaten soll nur in Extrem-
fällen Anwendung finden. Hier hat sich die Überdeckung der autologen Meshgrafts mit homologen Transplantaten bewährt.

Die Grenzen der Exzision werden hauptsächlich im Blutverlust
(Schock) gesehen. Auch bei Verwendung von Frischblut wird eine
Transfusion von ca. zehn Konserven als Maximalwert betrachtet.

Falls autologe Transplantate nicht in genügender Menge vorhanden sind, sollen zur passageren Deckung entsprechend der Wer-
tigkeit des Ersatzmaterials

1. möglichst frische homologe Haut,
2. tiefgefrorene Schweinehaut,
3. synthetische Hautersatzpräparate eingesetzt werden.
(Wechsel der homologen Transplantate nach sieben bis 12 Tagen,
der Schweinehauttransplantate nach drei bis fünf Tagen, der
synthetischen Ersatzpräparate möglichst täglich.)

Nur die oben genannte Einschränkung der Indikation zur Nekrektomie oder eine absolute Kontraindikation gegen eine operative
Behandlung (Schock) rechtfertigen eine längerdauernde antiseptische oder enzymatische konservative Lokalbehandlung. Die konservative Lokalbehandlung ist nicht prinzipiell nur trocken oder
feucht durchzuführen, auch wenn in den einzelnen Zentren hier
sehr unterschiedlich vorgegangen wird. Übereinstimmend wurde
für die Feuchtbehandlung das Vollbad zugunsten des Duschens
verlassen. Das Duschen hat keine Berechtigung während der Trans-
plantationsphase und im Zusammenhang mit dem trockenen bzw. ger-
benden Verfahren (Tanningerbung, offene Jod-PVP-Behandlung).

Die Vertreter der Salbenbehandlung mit Silbersulfadiazin bevorzugen den Verbandwechsel in Verbindung mit der Reinigung durch
Duschen. Auch die enzymatischen (prinzipiell feuchten) Verfahren werden bevorzugt mit Duschen kombiniert.

Bevorzugte Antiseptika für die trockene Behandlung:
1. J-PVP-Gel (fälschlich als J-PVP-Salbe im Handel) sowie die
   rasch trocknenden J-PVP-Lösungen,
2. Gerbung mit Tannin und Silbernitrat (einmalig).

Merke: Es ist immer möglich, von der trockenen Behandlung auf
eine feuchte Salbenbehandlung überzugehen, es ist aber immer
schwierig, eine feuchte Behandlung auf eine trockene umzustel-
len.

Bevorzugte Antiseptika für die feuchte Salbenbehandlung:
Silbersulfadiazin-Creme
(Sulfamylon ist wegen der carboanhydrasehemmenden Wirkung weit-
gehend verlassen worden).

Verbandfrequenzen:
J-PVP-Gel bei intakten Blasen und kleinflächigen Verbrennungen
a) prophylaktisch angewandt: Verbandwechsel einmal täglich,
b) bei großflächigen offenen Verbrennungen: mindestens sechsstündlich,
c) nach Vorbehandlung durch Gerbung: täglich oder zweitägig.

Bei Silbersulfadiazin in allen Fällen möglichst zweimal täglich (die Salbenreste sollten einmal täglich durch Duschen entfernt werden).

Aufgrund der Baseler Untersuchung (17) darf durch die Gerbungsbehandlung (Tübinger Dreiphasengerbung) eine verminderte Toxinresorption angenommen werden. Weitere therapeutische Ansatzpunkte ergeben sich für das Cerium; bezüglich der Resorption
und Eigentoxizität ist dieses Präparat für die klinische Anwendung jedoch noch nicht ausreichend untersucht.

Literatur

1. ALEXANDER, W.: The role of host defense mechanisms in surgical infections. Surg. Clin. N. Amer. 60, 107 (1980)

2. BALOGH, D., BAUER, M., HACKL, J. M., ANDERL, H.: Iodine resorption and excretion in Betaisodona (Betadine) treatment of extensive burns. Chir. plastica (Berl.) 5, 127 (1980)

3. DAUNDERER, M.: Vergiftungstherapie - Antidote. Fortschr. Med. 99, 1590 (1981)

4. DAUNDERER, M.: Vergiftung mit Brandgasen. Dtsch. Ärztebl. 79, 46 (1982)

5. DILLER, W. F.: Zur Frage von Lungenreizstoffvergiftungen. Arbeitsmed. Sozialmed. und Präventivmed. 13, 233 (1978)

6. DILLER, W. F.: Phosgen-Vergiftung. Dtsch. Ärztebl. 79, 67 (1982)

7. DREWS, J.: A role for immune stimulation in the treatment of microbial infections? Infection 8, 2 (1980)

8. HETTICH, R., SCHMIDT, K., HELLER, W., KOSLOWSKI, L.: Quecksilberresorption bei lokaler antiseptischer Behandlung nach Verbrennung. Med. Welt 26, 986 (1975)

9. HUNT, J. L., SATO, R., HECK, E. L., BAXTER, Ch. R.: A critical evaluation of povidone-iodine absorption in thermally injured patients. J. Trauma 20, 127 (1980)

10. JONES, R. J., ROE, E. A., GUPTA, J. L.: Controlled trials of a polyvalent Pseudomonas vaccine in burns. Lancet 1979 II, 977

11. LENNARD, E. S., ALEXANDER, J. W., CRAYCRAFT, T. K., MacMILLAN, B. G.: Association in burn patients of improved antibacterial defense with nutritional support by the oral route. Burns 1, 98 (1975)

12. LEVENSON, S. M., GRUBER, D. K., GRUBER, Ch., WATFORD, A., SEIFTER, E.: Burn sepsis: Bacterial interference with Pseudomonas aeruginosa. J. Trauma 21, 364 (1981)

13. MOYLAN, J. A.: Smoke inhalation: Diagnostic techniques and steroids. J. Trauma 19, 917 (1979)

14. MUIR, J.: The use of the Mount Vernon formula in the treatment of burn shock. Intens. Care Med. 7, 49 (1981)

15. NINNEMANN, J. L., STEIN, M. D.: Induction of suppressor cells by burn treatment with betadine. Zit. nach Burns 9, 26 (1982)

16. OFEIGSSON, O. J.: Early treatment of cutaneous burn injuries. Research Institute Nedri As, Hveragerdi, Iceland. Bulletin No. <u>22</u> (1975)

17. SCHÖLMERICH, J., RICHTER, I. E., MASTARI, H., SCHMIDT, K., KREMER, B.: Zur therapeutischen Beeinflußbarkeit der Toxinresorption bei Hautverbrennungen. Synthetischer Hautersatz oder Tanningerbung. Anaesthesist <u>30</u>, 185 (1981)

18. SØRENSEN, B.: First aid in burn injuries. Modern Treatment <u>4</u>, 1199 (1967)

19. WEBER, E.: Die Tanninbehandlung bei der Verbrennungskrankheit. Arch. klin. Chir. <u>282</u>, 122 (1955)

20. WEBER, E., GÖRING, G., LANGER, G.: Med. heute <u>15</u>, 340 (1966)

21. WUILLOUD, A., KEHRER, B. H., ZUCKINGER, K. H., BOSSI, E.: Erworbene Hypothyreose bei einem Neugeborenen durch jodhaltige Salben. Kinderchirurgie <u>20</u>, 181 (1977)

22. ZELLNER, P. R., METZGER, E.: Hochdosierte Gentamycintherapie beim schwer Brandverletzten. Klinikarzt <u>9</u>, 1043 (1980)

Spezielle Probleme der Allgemeinbehandlung von Verbrennungen bei Kindern

Von I. Butenandt

Ein großer Teil aller Verbrennungen betrifft das Kindesalter.
Zahlenmäßig stehen hierbei die Verbrühungen im Vordergrund.
Hauptursachen für Verbrühungen sind einerseits das Herunter-
reißen von Gefäßen mit heißen Getränken oder Wasser vom Tisch
oder Herd und andererseits das rückwärts Hineinfallen in ein
am Boden stehendes größeres Gefäß mit heißen Flüssigkeiten.
Der Häufigkeitsgipfel von Verbrühungen liegt im zweiten Lebensjahr, so daß es sich bei den Patienten mit Verbrennungen im
Kindesalter vorwiegend um Kleinkinder handelt (5).

Je jünger das Kind und je ausgedehnter die Verbrennung ist, um
so ernster ist die Prognose. So beträgt z. B. auch bei optima-
ler Behandlung die Letalitätswahrscheinlichkeit bei einer 50%igen
Verbrennung für einen Säugling 75 %, für zwei- bis vierjährige
Kinder 50 % und für über vierjährige Kinder nur 30 % (7). Aber
auch schon wesentlich weniger ausgedehnte Verbrennungen können
für das Kind lebensbedrohend sein. Deshalb sollte im Säuglings-
alter jede Verbrennung bei einer Ausdehnung von über 5 % der
Körperoberfläche und im Kindesalter von über 10 % Grund zur
stationären Behandlung sein.

Unterschiede in der Behandlung von Verbrennungen bei Kindern
im Vergleich zum Erwachsenen ergeben sich vor allem aus den Besonderheiten des kindlichen Wasserhaushalts und seines Stoffwechsels: Der kindliche Organismus ist - bezogen auf das Körpergewicht - wasserreicher als der des Erwachsenen, und auch
der Wasserumsatz des Kindes ist im Vergleich zu dem des Erwachsenen deutlich erhöht. Bedingt ist der erhöhte Wasserumsatz dadurch, daß Kinder - bezogen auf das Körpergewicht - eine größere Körperoberfläche haben, ihr Gesamtstoffwechsel intensiver
ist und die Konzentrationsleistung der Nieren nur langsam steigt.

Hieraus leitet sich ab, daß das Kind bei vergleichbaren Verbrennungsflächen einen weit größeren Verlust an Wundexsudat und Ver-
dunstungswasser erleidet als der Erwachsene. So wird verständlich, daß insbesondere der Säugling und das Kleinkind mit einer
Verbrennung, relativ gesehen, wesentlich mehr Flüssigkeit brauchen als der Erwachsene und daß auch ihr Bedarf an elektrolytfreiem Wasser größer ist.

Für den Erwachsenen wird für die ersten 24 h nach einer Verbrennung - neben dem Erhaltungsbedarf - eine zusätzliche Infusionsmenge von 2 (- 3) ml/kg KG/% verbrannter Körperoberfläche angegeben. Diese Menge reicht bei Säuglingen und Kleinkindern nicht
aus. Um bei schweren Verbrennungen eine normale Urinausscheidung und eine gute Kreislauffunktion zu erhalten, sind durchschnittlich 5 ml/kg KG/% verbrannter Körperoberfläche oder
6.000 ml/m^2 verbrannter Körperoberfläche erforderlich. Dies ist

das Zwei- bis Zweieinhalbfache der beim Erwachsenen notwendigen Menge, und zwar zusätzlich zum physiologischen Erhaltungsbedarf (4, 5, 8).

Der physiologische Erhaltungsbedarf beträgt für Kinder 1.800 ml/m^2
Körperoberfläche. Er liegt also für Kinder bis zu einem Gewicht
von 10 kg bei etwa 100 ml/kg KG, bis zu 20 kg bei etwa 80 ml/
kg KG und bis zu 40 kg um etwa 60 ml/kg KG und Tag. Er ist also
auch höher als der des Erwachsenen.

Uns hat sich eine "kombinierte Verbrennungslösung" gut bewährt,
mit der wir sowohl den Erhaltungsbedarf als auch den zusätzlichen Bedarf decken. Sie enthält während der ersten 24 h nach
dem Unfall bei schweren Verbrennungen 93 mmol Natrium, 66 mmol
Chlor, 27 mmol Bikarbonat, 22 g Glukose und 17 g Eiweiß pro
Liter (5).

Wir bereiten sie uns in praxi so zu, daß wir einer 500-ml-Infu-
sionsflasche mit einer Lösung von 0,9%igem NaCl und 5%iger Glukose im Verhältnis 1 : 1 (oder Jonosteril päd III) 15 ml 1-mo-
lares Natriumbikarbonat (8,4 %) und 50 ml einer 20%igen Human-
albuminlösung zugeben. Nach Einsetzen der Urinproduktion wird
der Lösung frühzeitig 1-molares KCl (7,45 %) in einer Menge von
5 - 10 ml pro Infusionsflasche zugegeben, was einer Kaliumzu-
fuhr von 2 - 4 mval/kg KG/24 h entspricht (Siehe Tabelle 1).

Der Vorteil dieser "kombinierten Verbrennungslösung" liegt darin, daß eine einzige Lösung infundiert wird und nur die Infusionsgeschwindigkeit nach dem aktuellen Bedarf, d. h. vor allem nach der Urinausscheidung, dem Hämatokrit und dem klinischen
Zustand, variiert wird. Wir streben eine normale Urinausscheidung von etwa 1 - 2 ml/kg/h und einen normalen Hämatokrit an.
Der Hämatokrit liegt im Kindesalter - abgesehen von der Neuge-
borenenzeit - immer unter 40 %, beim Kleinkind um 35 % (Siehe
Tabelle 2).

Ab dem zweiten Tag muß der Salzgehalt der "kombinierten Verbrennungslösung" deutlich reduziert werden, da der Verlust von
Salzwasser über die Wunde und ins Interstitium wesentlich geringer wird, die Verdunstung aber unverändert anhält. Diesem
tragen wir Rechnung, indem wir am zweiten Tag als Grundlösung
eine 0,3%ige NaCl-Lösung (oder Jonosteril päd II) und ab dem
dritten Tag eine 0,18%ige NaCl-Lösung (oder Jonosteril päd I)
mit 5 % Glukose wählen, der wir wiederum 20%iges Humanalbumin
zugeben (Siehe Tabelle 3).

Der zusätzliche Flüssigkeitsbedarf beträgt am zweiten Tag noch
etwa 3 ml/kg KG und ab dem dritten Tag nur noch etwa 1 ml/kg
KG/% verbrannter Körperoberfläche, zusätzlich zum physiologischen Bedarf.

Es ist auch möglich, den physiologischen Erhaltungsbedarf ge-
trennt vom zusätzlichen Bedarf zu infundieren (8, 9). Die Infusionslösung zur Deckung des Erhaltungsbedarfs sollte dann
0,18%iges NaCl und 5- bis 10%ige Glukose enthalten, die "Verbrennungslösung" 130 mmol Natrium, 102 mmol Chlor, 28 mmol Bi-

Tabelle 1. Infusion bei kindlichen Verbrennungen für die ersten
24 h nach dem Unfall mit einer kombinierten Lösung

Kombinierte Verbrennungslösung für die ersten 24 h		enthält pro 1.000 ml	
NaCl 0,9 % + Glukose 5 % = 1 : 1	500 ml	Na^+	93 mmol/l
NaHCO$_3$ 8,4 %	15 ml	Cl^-	66 mmol/l
Humanalbumin 20 %	50 ml	HCO_3^-	27 mmol/l
		Glukose 22	g/l
		Protein 17	g/l
Summe pro Infusionsflasche	565 ml		
5 - 10 ml KCl 7,45 % pro Flasche = 2 - 4 mmol/kg/24 h			

Infusionsmenge für die ersten 24 h:

Normaler Bedarf	plus	zusätzlicher Bedarf
100 - 60 ml/kg KG		4 - 6 ml/kg KG

Tabelle 2. Durchschnittliche Normwerte bei Kindern

Alter (Jahre)	Körpergewicht	Hämatokrit	Urinmenge/h	Energiebedarf kcal/kg/Tag
1 - 3	10 - 14 kg	35 %	10 - 25 ml	90
4 - 6	15 - 23 kg	36,5 %	20 - 25 ml	80
7 - 9	24 - 30 kg	37,5 %	25 - 30 ml	65
10 - 14	31 - 50 kg	39 %	30 - 60 ml	50

karbonat und 17 g Eiweiß pro Liter. In praxi stellt man sich
diese Lösung durch Zugabe von 150 ml Humanserum, Humanalbumin
5 % oder Frischplasma, 22 ml 1-molarer Natriumchloridlösung
(5,85 %) und 12 ml 1-molarem Natriumbikarbonat (8,4 %) zu 250 ml
Aqua destillata her (Siehe Tabelle 4).

Der Vorteil von zwei unterschiedlichen Infusionslösungen - einerseits für den Erhaltungsbedarf und andererseits für den zusätzlichen Bedarf - liegt darin, daß die Glukose kontinuierlich
in gleicher Menge infundiert wird, da nur die Infusionsgeschwindigkeit der "Verbrennungslösung" variiert werden muß. Außerdem
kann man den Eiweißanteil in Form von Frischplasma zuführen,
was für Neugeborene und junge Säuglinge günstig ist, wenn es
freilich auch das Hepatitisrisiko beinhaltet.

Außer der erstaunlich hohen zusätzlichen Infusionsmenge müssen
bei der Infusionstherapie für Kinder mit Verbrennungen zwei wei-

Tabelle 3. Infusion bei kindlichen Verbrennungen nach den ersten 24 h nach dem Unfall mit einer kombinierten Lösung

Kombinierte Verbrennungslösung nach den ersten 24 h	Zweiter Tag	Dritter Tag
NaCl 0,9 % + Glukose 5 % = 1 : 2	500 ml	
NaCl 0,9 % + Glukose 5 % = 1 : 4		500 ml
Humanalbumin 20 %	50 ml	50 ml
Summe pro Infusionsflasche	550 ml	550 ml
KCl 7,45 %:	3 - 4 mmol/kg/24 h	

Infusionsmenge pro 24 h			
Normaler Bedarf	plus	zusätzlicher Bedarf	
100 - 60 ml/kg KG	+	3 ml/kg	1 ml/kg

Tabelle 4. Infusion bei kindlichen Verbrennungen für die ersten 24 h nach dem Unfall

Normaler Bedarf	Zusätzlicher Bedarf
1.800 ml/m^2 oder	6.000 ml/m^2 verbrannter Körperoberfläche oder
100 - 60 ml/kg KG	4 - 6 ml/kg/% verbrannter Körperoberfläche

"4 : 1-Lösung"	"Verbrennungslösung"		enthält pro 1.000 ml	
Glukose 5 - 10 %	250 ml	Aqua destillata	Na^+	130 mmol/l
NaCl 0,18 %	150 ml	Humanserum oder Frischplasma	Cl^-	102 mmol/l
+ KCl 7,45 %	22 ml	NaCl 5,85 %	HCO_3^-	28 mmol/l
2 - 4 ml/kg/24 h	12 ml	$NaHCO_3$ 8,4 %	Protein	17 g/l

tere Punkte besonders berücksichtigt werden: Die Notwendigkeit einer frühzeitigen Glukosezufuhr und der relativ große Bedarf an elektrolytfreiem Wasser. Hypoglykämie und hyperosmolares Syndrom bedrohen das Kind bereits in den ersten 24 h nach der Verbrennung.

Junge Kinder haben einen begrenzten Glykogenvorrat, so daß sie möglicherweise unfähig sind, Glukose in adäquater Menge zu mobilisieren und deshalb trotz Streßzustand in eine Hypoglykämie geraten können. Besonders groß ist die Gefahr bei Neugeborenen. Bei einem fünf Tage alten Säugling mit einer 35%igen Verbrennung wurde auf dem Transport nur 5%iges Humanalbumin infundiert. Die Zeit von 1 1/2 h reichte aus, um den Blutzuckerwert auf 19 mg/dl absinken zu lassen (Abb. 1).

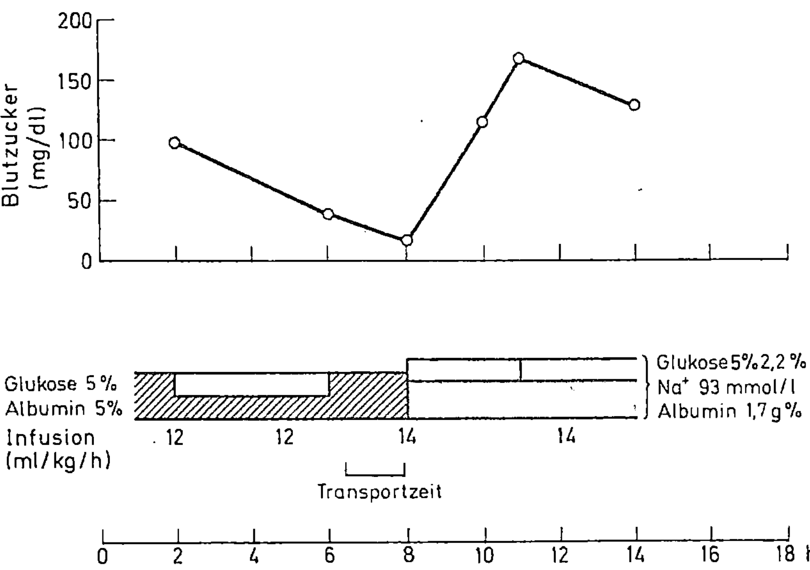

Abb. 1. Hypoglykämie 8 h nach dem Verbrennungsunfall bei einem
fünf Tage alten Kind mit einer 30%igen Verbrennung

Die Gefahr eines hyperosmolaren Syndroms wird ab dem dritten
Tag besonders groß, wenn Salzwasser aus dem Interstitium rückresorbiert wird. Jetzt ist besonders auf die ausreichende Zufuhr von elektrolytfreiem Wasser zu achten. Aber auch während
der ersten zwei Tage braucht ein Kind unbedingt freies Wasser.
So wurde z. B. über ein 14 Monate altes Kind mit einer 18%igen
Verbrühung berichtet (10), das 22 h nach dem Unfall an einem
hyperosmolaren Koma verstarb. Das Kind erhielt während der ersten 8 h sowohl intravenös als auch oral eine physiologische
Salzlösung. Trotz ausreichender Volumenzufuhr - dokumentiert
durch den stark absinkenden Hämatokrit - reagiert das Kind mit
einer Anurie. Diese wurde statt mit freiem Wasser mit Furosemid
- scheinbar erfolgreich - behandelt. Die Folgen waren Krämpfe,
Hyperpyrexie und ein rascher Anstieg des Serumnatriums auf über
190 mmol/l (Abb. 2).

Ein 12 Monate altes Kind mit einer 25%igen Verbrühung reagier-
te nach Infusion einer physiologischen Kochsalzlösung während
des Transports ebenfalls mit einer unzureichenden Urinausscheidung, obgleich der abfallende Hämatokrit eine ausreichende Volumengabe annehmen ließ. Vorübergehende Zufuhr einer reinen
Glukoselösung wurde prompt mit einer überschießenden Urinausscheidung beantwortet (Abb. 3).

Ein Nierenversagen in der Schockphase der Verbrennungskrankheit
ist bei Zufuhr einer adäquaten Menge von Salz und Wasser selten. Wir haben es auch bei schwersten Verbrennungen über 60 %
der Körperoberfläche nicht gesehen. Man muß allerdings berücksichtigen, daß es kein Schema gibt, nach dem ein Kind mit ei-

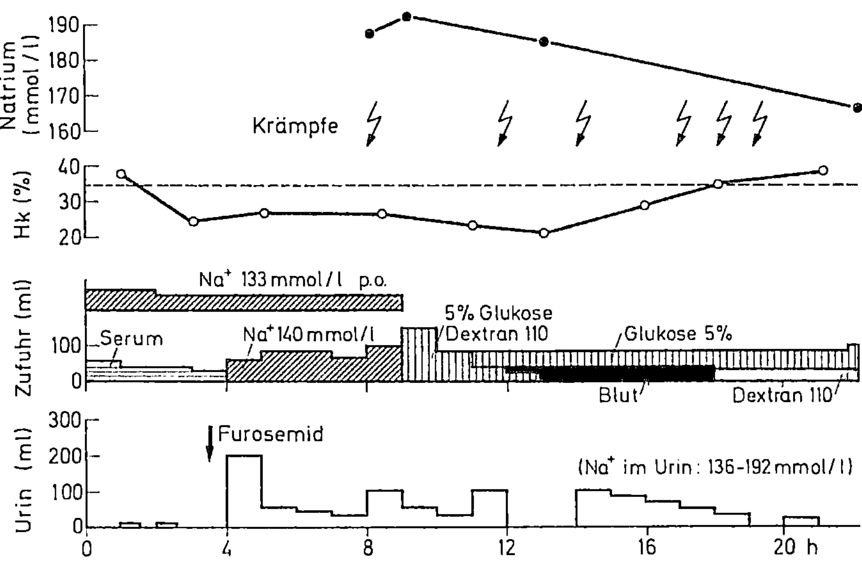

Abb. 2. Hyperosmolares Koma innerhalb der ersten 24 h nach dem Verbrennungsunfall bei einem 14 Monate alten Kind mit einer 18%igen Verbrühung (Nach 10). Einfuhr 870 ml, Ausfuhr 350 ml in den ersten 8 h

ner Verbrennung narrensicher behandelt werden kann. Eine laufende Kontrolle der als notwendig erachteten Infusionsmenge und ihrer Zusammensetzung ist unbedingt notwendig. Dies gilt ganz besonders für kleine Kinder, da diese gegenüber Veränderungen im Flüssigkeitshaushalt besonders empfindlich reagieren.

Säuglinge und Kleinkinder unter vier Jahren erleiden bei Verbrennungen unter anderem einen besonders stark ausgeprägten Abfall der Immunglobuline im Serum und sind daher gegen Infektionen besonders anfällig (6, 11). In der ersten Woche erreichen die Immunglobuline im Serum ihren Tiefstwert. Es sollen daher frühzeitig Immunglobulinpräparate mit normaler Halbwertszeit (100 mg/kg i.v.) oder Frischplasma (15 ml/kg) zugeführt werden, bei Bedarf täglich. Die Gabe von Frischplasma hat den Vorteil, daß hierdurch nicht nur Immunglobuline, sondern auch andere opsonierende Serumbestandteile zugeführt werden, die die immer gestörte Funktion der Granulozyten verbessern können.

Bei sehr kleinen Kindern mit schweren Verbrennungen oder bei auftretenden Komplikationen, z. B. einer durch Antibiotikatherapie nicht sicher beherrschbaren Sepsis, empfehlen wir eine Frischblutaustauschtransfusion mit dem zweifachen Blutvolumen des Kindes. Die mehrfach beschriebene günstige Wirkung der Austauschtransfusion (3, 12) ist im einzelnen nicht geklärt. Einerseits werden toxische Eiweißprodukte oder bakterielle Toxine entfernt, andererseits Blutbestandteile - insbesondere Opsonine, Komplementkomponenten und bakterielle Antikörper, aber auch Gerinnungsfaktoren und Erythrozyten - zugeführt. Bei Neugeborenen

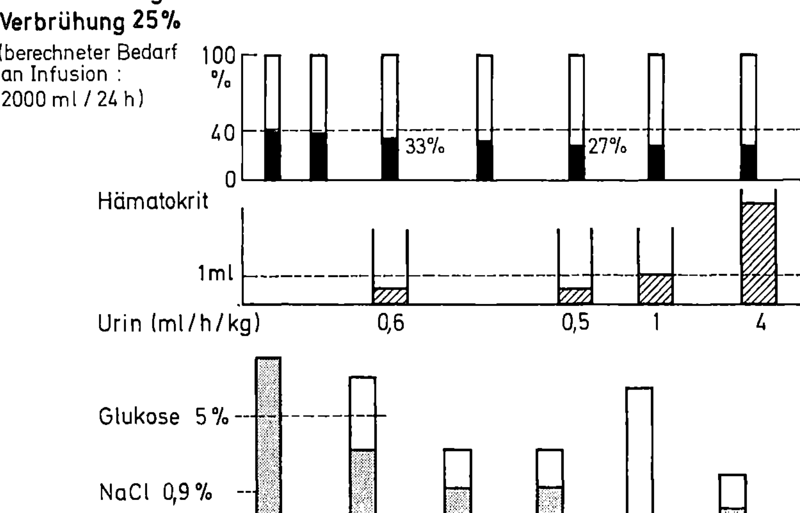

Abb. 3. Behebung einer Oligurie bei scheinbarer Niereninsuffizienz während der ersten 24 h nach einer Verbrühung durch zusätzliche Gabe von salzfreier Infusionslösung

mit einer Sepsis konnte BELOHRADSKY (2) die klinisch hilfreiche Wirkung und den Wert einer Austauschtransfusion nachweisen: Es kam zu einer hochsignifikanten Verbesserung der in vitro gemessenen serumabhängigen und intragranulozytären Bakterienabtötung aufgrund der Substitution opsonierender Serumfaktoren. Die Serumspiegel der Immunglobuline sowie der C3- und C4-Komplemente wurden signifikant angehoben. Außerdem wurde je nach Antikörpergehalt des Austauschbluts eine signifikante Anhebung der Titer bei den Neugeborenen nachgewiesen.

Im weiteren Verlauf der Verbrennungskrankheit spielt auch beim Kind die ausreichende Kalorienzufuhr eine entscheidende Rolle in der Verbesserung der körpereigenen Abwehr. Je schwerer die Verbrennung ist, um so schwieriger - aber auch um so bedeutungsvoller - ist eine Ernährungstherapie, um den Verlusten durch Katabolismus zu begegnen und den Bedarf für anabole Leistungen zu sichern.

Beim Erwachsenen liegt der Kalorienbedarf nach einer Verbrennung erheblich über dem des Gesunden. Der zusätzliche Bedarf beträgt 30 kcal und 1,5 g Eiweiß/% verbrannter Körperoberfläche. Beim Kind ist die Situation anders: Es verbraucht in gesunden Tagen einen bedeutenden Teil der aufgenommenen Kalorien für seine Aktivität. Strikte Bettruhe reduziert daher den Kalorienbedarf. Um bei einem Kind mit einer schweren Verbrennung einen befriedigenden Ernährungszustand ohne Gewichtsabnahme zu erhal-

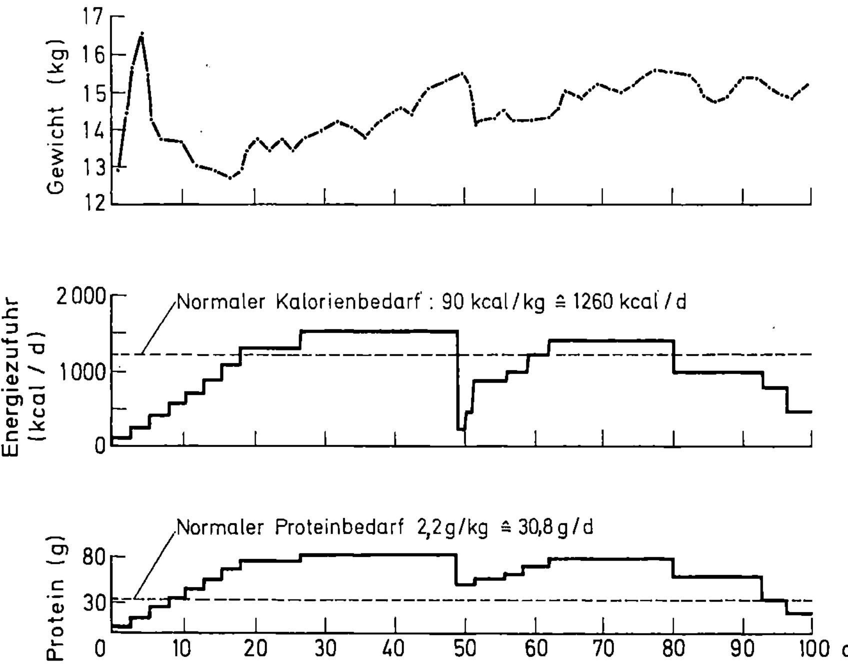

Abb. 4. Gewichtszunahme bei ausreichender Kalorienzufuhr unter einer oralen Ernährung mit Kuhmilch bei einem dreijährigen Kind mit einer 50%igen Verbrühung

ten, ist daher meist nur wenig mehr als die Kalorienmenge ausreichend, die dem Energiebedarf des Kindes in gesunden Tagen entspricht (Tabelle 2). Auch die von SOLOMON (13) korrigierte zusätzliche Kalorienzufuhr - die Hälfte bis zwei Drittel der beim Erwachsenen notwendigen Menge - braucht das Kind nicht immer. Voraussetzung ist allerdings, daß die normale Kalorienmenge tatsächlich kontinuierlich zugeführt wird, was gelegentlich problematisch sein kann.

In praxi hat es sich bewährt, bereits in den ersten Tagen Kuhmilch über eine Magensonde zu geben und ihre Menge kontinuierlich zu steigern, und zwar so lange, bis das Kind nicht mehr an Gewicht abnimmt, sondern möglichst eine leichte Gewichtszunahme erreicht. Ein dreijähriges, 14 kg schweres Mädchen mit einer 50%igen Verbrennung benötigte hierfür z. B. 1.300 - 1.500 kcal/Tag, also nur wenig mehr als seinem normalen Energiebedarf von 90 kcal/kg/Tag entsprach. Die Proteinzufuhr betrug allerdings das Doppelte des Normalbedarfs (Abb. 4).

Falls erforderlich, werden die täglichen Milchmengen bei schweren Verbrennungen in der Altersgruppe von ein bis drei Jahren bis zu 200 ml/kg, von vier bis sechs Jahren bis zu 180 ml/kg, von sieben bis neun Jahren bis 150 ml/kg und über zehn Jahre bis zu 100 ml/kg KG gesteigert (1). Säuglinge sollten eine mit Kohlenhydraten angereicherte Zweidrittelmilch erhalten, um die Konzentrationsfähigkeit der Nieren nicht zu überfordern. Neben der angeordneten Menge Milch (oder Sondennahrung) dürfen die

Kinder eine normale altersentsprechende Wunschkost zu sich nehmen und sollten hierzu auch ermuntert werden. Auf eine ausreichende Zufuhr von Vitaminen und Spurenelementen ist zu achten.

Ist eine ausreichende orale Ernährung nicht möglich, so ist auch bei Kindern eine parenterale Ernährung mit Glukose, Aminosäuren und Fett indiziert und frühzeitig zu beginnen.

Auf eine insbesondere bei Kleinkindern mit Verbrennungen im Gesicht und Halsbereich auftretendes Problem möchte ich noch hinweisen: Es kann in den ersten Stunden nach dem Unfall - möglicherweise begünstigt durch das Einatmen von heißem Dampf - auch bei nicht sehr ausgedehnten oberflächlichen Verbrühungen zu einer akuten stenosierenden Laryngitis kommen, die zur Intubation des Kindes zwingt. Eine Tracheotomie halten wir nicht für notwendig.

Die speziellen Probleme der Behandlung von Kindern mit Verbrennungen und nicht zuletzt die besonderen physischen und psychischen Bedürfnisse eines Kindes sollten Grund dafür sein, daß Kinder mit Verbrennungen von Kinderkrankenschwestern, Pädiatern und Kinderchirurgen betreut, also in Kinderkrankenhäusern oder kinderchirurgischen Kliniken behandelt werden. Voraussetzung hierfür ist allerdings, daß man in diesen Krankenhäusern auch Erfahrung mit der Behandlung von Verbrennungen hat. Deshalb ist es wünschenswert, daß für Kinder spezielle Verbrennungszentren, möglichst in Kinderkrankenhäusern mit kinderchirurgischen Abteilungen, eingerichtet werden. Nur hierdurch wird es möglich sein, die Letalität von Kindern mit schweren Verbrennungen zu senken.

Literatur

1. ABSTON, S., MAXWELL, R. R., LARSON, D. L.: Nutritional management of the acutely burned child. In: Research in burn, p. 688. Bern, Stuttgart, Wien: Huber 1971

2. BELOHRADSKY, B. H.: Die serumabhängige und granulozytäre Bakterizidie beim Neugeborenen. Untersuchungen zum therapeutischen Einfluß der Austauschtransfusion auf die bakterielle Neugeborenensepsis. München: Habilitationsschrift 1981

3. BETTEX, M., KUFFER, F., SCHÄRLI, A., KUMMER, M.: Exchange transfusion for severely burned children. Lancet 1968 I, 976

4. BUTENANDT, I.: Flüssigkeitszufuhr bei Verbrühungen und Verbrennungen. Notfallmed. $\underline{3}$, 532 (1977)

5. BUTENANDT, I., COERDT, I.: Verbrennungen im Kindesalter. Bücherei des Pädiaters, Heft 81. Stuttgart: Enke 1979

6. DANIELS, J. C., LARSON, D. L., ABSTON, S., RITZMANN, St. E.: Serum protein profiles in thermal burns. J. Trauma $\underline{14}$, 137 (1974)

7. FELLER, J., FLORA, J. D., BAWOL, R.: Baseline results of therapy for burned patients. JAMA _236_, 1943 (1976)

8. LEHNER, M.: Der heutige Stand der Verbrennungsbehandlung beim Kind. Z. Kinderchir. _17_, 1 (1975)

9. POCHON, J. P.: Verbrennungen und Verbrühungen im Kindesalter. Der informierte Arzt _5_, 24 (1980)

10. RAO, D. D.: Hypernatriaemia: a cause of death in burn patients. Burns _4_, 277 (1978)

11. RITZMANN, St. E., LARSON, D. L., McCLUNG, Cl., ABSTON, S., FALLS, D., GOLDMAN, A. S.: Immunglobulin levels in burned patients. Lancet 1969 I, 1152

12. SANTEL, L. J., VUČKOV, S., BELEZNAY, O., GLAŽAR, D.: Austauschtransfusionen bei schweren Verbrennungen. Erfahrungen bei 4 Neugeborenen. Z. Kinderchir. _21_, 106 (1977)

13. SOLOMON, J. R.: Nutrition in severely burned child. In: The management of the burned child. Prog. Pediatr. Surg. _14_, 63 (1981)

Spezielle Probleme der Lokalbehandlung bei Kindern

Von J. P. Pochon

1 Generelle Betrachtungen

Obwohl sich die Lokaltherapie bei Kindern nicht wesentlich von
derjenigen des Erwachsenen unterscheidet, sind doch einige wichtige Unterschiede zu beachten. Kinder sind nicht einfach "kleine Erwachsene". Angefangen bei Einrichtungen und Personal bis
hin zu Problemen der Thiersch-Entnahmestellen stößt man auf Details, die für eine optimale Pflege wichtig sind (1).

1.1 Spezielle Anforderungen an Personal und Einrichtungen

In der Behandlung von Kindern spielt ein Faktor eine besonders
wichtige Rolle: die Angst. Nicht nur Angst vor Schmerzen und vor
dem Unbekannten, sondern zusätzlich die Trennung von den Eltern
nach dem akuten Unfallereignis sind Faktoren, die auch für die
Lokaltherapie von Bedeutung sind. Das Pflegepersonal muß im Um-
gang mit kindlichen Patienten diesem Umstand Rechnung tragen.
Die fehlende Kooperation macht es häufig unmöglich, "vernünftig"
mit dem Kind zu sprechen und die erforderlichen Manipulationen
vorzunehmen. Die Lagerung von verbrannten Kindern ist schwierig. Extremitäten müssen fixiert werden, sollen sie wirklich
über die gewünschte Zeit richtig gelagert werden. Aber auch die
Räumlichkeiten sind mit den entsprechenden Spieleinrichtungen
für Kinder anzupassen.

1.2 Der wachsende Organismus

Die Spätprognose von Verbrennungen kann bei Kindern dadurch verschlechtert werden, daß eine massive Narbenbildung ohne entsprechende Therapie nicht nur zu Fehlstellungen, sondern zu Fehl-
wachstum von Extremitäten führen kann. Das Verhindern von ex-
tremer Narbenbildung durch frühzeitige Transplantation ist bei
Kindern wichtig. Schienen und Kompressionsanzüge während und
nach der Heilung müssen dem wachsenden Organismus laufend angepaßt werden.

1.3 Berechnung der verbrannten Körperoberfläche

Die Proportionen des kindlichen Körpers sind anders als beim
Erwachsenen. Immerhin gilt grob ab dem siebten Lebensjahr die
Neunerregel. Für kleinere Kinder nimmt als Faustregel der Kopf
15 %, ein Arm 10 %, der gesamte Rumpf ca. 33 % und die beiden
Beine zusammen 32 % ein. Kopf und beide Arme, der Rumpf und die
beiden Beine umfassen ca. je ein Drittel der Körperoberfläche
(Abb. 1).

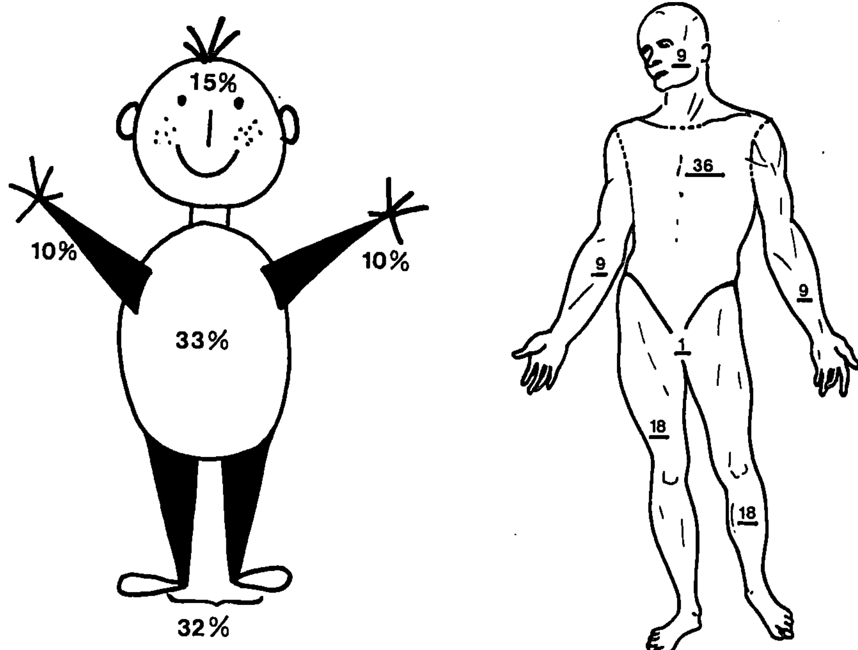

Abb. 1. Die Proportionen des kindlichen Körpers sind anders.
Ab ca. siebtem Lebensjahr gilt die Neunerregel (rechts). Bei
jüngeren Kindern wird die Körperoberfläche in drei Teile geteilt: Kopf und beide Arme = ca. 33 %, Rumpf = ca. 33 %, beide
Beine ca. 33 %. Genauere Schemata sind in der Literatur erhältlich

1.4 Entnahme der Hauttransplantate

Das Entnehmen von Hauttransplantaten an sogenannten kosmetisch
günstigeren Stellen, wie Gesäß und Oberschenkel, ist bei den
am häufigsten betroffenen Kleinkindern nicht zu empfehlen. Diese Kinder sind noch Windelträger und die Pflege der Entnahmestellen ist nicht einfach. Wir entnehmen deshalb routinemäßig
die Hauttransplantate von der behaarten Kopfhaut. Die nachwach-
senden Haare verdecken die Entnahmestellen, es entstehen keine
hypertrophen Narben, die Pflege ist einfach, und es sind später keine zusätzlichen Narben sichtbar.

1.5 Vorteile in der Verbrennungsbehandlung von Kindern

Im allgemeinen finden wir keine vorbestehenden Leiden, wie sie
beim Erwachsenen vorkommen. Wir haben nicht mit den respiratorischen Problemen von Rauchern zu kämpfen, kardiale Probleme
sind selten und die periphere Zirkulation ist intakt. Die Wundheilung läuft entsprechend gut ab. Eine Gefahr besteht allerdings: die Adaptationsfähigkeit an Fehlstellungen. Dies darf
nicht zur Sorglosigkeit in der Behandlung von Kindern verleiten.

1.6 Nachteile in der Behandlung von Kindern: die Hautdicke

Die Epidermis ist bei Kindern um die Hälfte oder ein Drittel
dünner als beim Erwachsenen. Insbesondere Verbrühungen mit vergleichsweise tiefen Temperaturen werden im Kindesalter immer
wieder unterschätzt.

2 Indikationsstellung zu konservativer oder operativer Therapie

Auch bei Kindern gilt der Leitsatz, daß mit dem Einsatz der
besten Technik schnellstmöglicher Wundverschluß, das Optimum
an Funktion und an kosmetischem Resultat erreicht werden müssen.

Der Zeitpunkt der operativen Therapie richtet sich nach dem
Verlauf. Die Natur gibt uns dabei in einfacher Weise eine Beurteilung der Tiefe: Läsionen, die nach zehn bis 14 Tagen nicht
geheilt sind, sind definitionsgemäß tiefen zweiten oder dritten
Grades. In dieser Zeit würde noch vorhandenes Epithel einen natür-
lichen Wundverschluß vorgenommen haben. Wo keine regenerierenden
Hautzellen vorhanden sind, bleibt entsprechend die Spontanheilung aus, und es muß eine Hauttransplantation vorgenommen werden (5, 6, 7) (vgl. Abb. 2). Solche tiefen Verbrennungen heilen natürlich nach vier bis 12 Wochen noch aus. Diese Zeit ist
bei Kindern aber ausgefüllt mit schmerzhaften täglichen Verbandwechseln und Infektionen, die die Tiefe der Verbrennung
noch verstärken; vor allem entsteht ein kosmetisch höchst un-
befriedigendes Resultat (Abb. 3).

Frühe Exzision bei sicher tief zweitgradigen oder drittgradigen Verbrennungen verkürzt den Spitalaufenthalt, verhindert
übermäßige Narbenbildung und sorgt damit in zwei Hinsichten
für eine Reduzierung des psychischen Traumas verbrannter Kinder.

3 Konservative Behandlungstechniken

Prinzipiell stehen zwei Techniken zur Verfügung:
1. Die offene Behandlung durch Verschorfen.
2. Die geschlossene Behandlung mit Salbenpräparaten und Verbänden.

Die Verschorfungsmethode bedingt eine Open-air-Therapie in er-
wärmten Räumen und entsprechender Belastung des Personals. Die
Vorteile sind, daß nur ein einfaches Instrumentarium nötig und
eine Spezialausbildung des Pflegepersonals nicht erforderlich
ist. Die Nachteile sind allerdings sehr groß: Der Heilungsver-
lauf kann nicht beobachtet werden. Ohne systematisches Abtragen besteht eine Infektionsgefahr unter dem Schorf. Frühe aktive Physiotherapie ist nicht möglich, da die Schorfe damit auf-
reißen würden und der Infektionsschutz nicht mehr gewährleistet

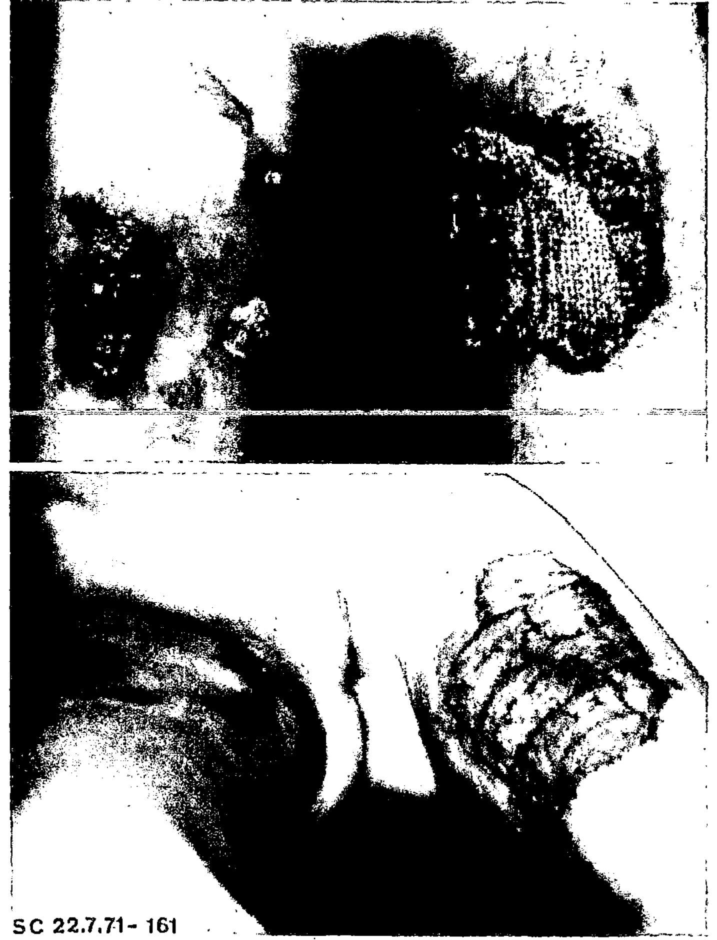

Abb. 2. Verbrühung tief zweiten Grades. Therapie mit Gazeverbänden während drei Monaten. Oben: Einweisungsbefund nach Entfernen des Verbandes: eingewachsene Gaze, hypertrophe Randbezirke. Unten: Entlassung sechs Tage später, fünf Tage nach Hauttransplantation

ist. Schienen oder andere gegen die Kontrakturen wirksame Vorkehrungen sind nicht möglich, da sie sonst an der Oberfläche der Wunde kleben. Elternbesuche sind nur bedingt denkbar, da besonders die Behandlung mit Silbernitratlösung eine starke Verschmutzung der ganzen Umgebung und der Wäsche verursacht. Povidone-Jodid (Betaisodona) ist wegen der Jodresorption, der Schmerzen und dem Verschmieren der Salbe bei Kindern nur bedingt zu empfehlen.

Die geschlossene Therapie unter Verbänden mit Salben ist - auch weltweit gesehen - die Therapie der Wahl geworden. Sie erlaubt eine Beurteilung des Verlaufs beim täglichen Bad, eine frühere

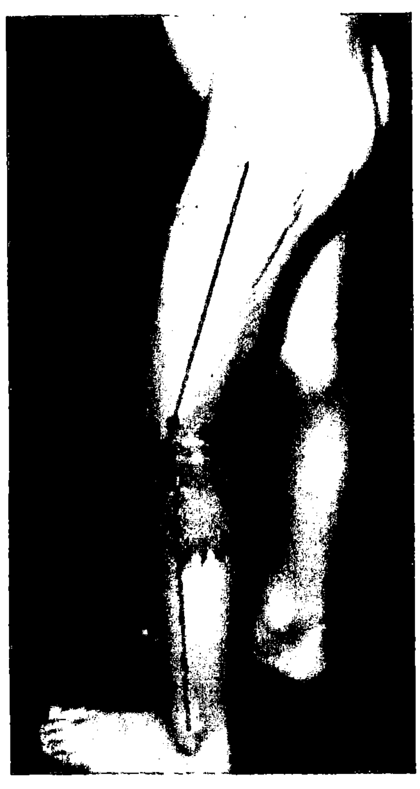

Abb. 3. Befund ein Jahr nach Verbrühung, konservativer Therapie und ohne Kompressionsverbände. Hypertrophe Narbe, Narben-
ulkus in der Kniekehle und Streckdefizit. Verbrühungen werden
häufig unterschätzt!

Differenzierung in oberflächliche und tiefe Verbrennungen; entsprechend erlaubt sie die frühe Indikationsstellung zur operativen Therapie (Abb. 4). Infekte sind rasch erkennbar, Physiotherapie während des Badens und das Anlegen von Schienen
über Verbänden sind problemlos. Die Kinder können sich vom ersten Tag an frei bewegen und die Eltern können sie besuchen.
Der tägliche Verbandwechsel im Bad bedingt steril arbeitendes
und ausgebildetes Personal und macht die Einrichtung von Bädern
nötig.

Welche Anforderungen werden an ein Lokaltherapeutikum gestellt:

- einfach in der Anwendung;
- keine Nebenwirkungen, wenn das Medikament in Augen, Schleimhäute usw. verschmiert wird;
- keine Schmerzen beim Auftragen und kein Kleben der Verbände;
- breites antibiotisches Spektrum, auch gegen gramnegative Keime und Pilze;

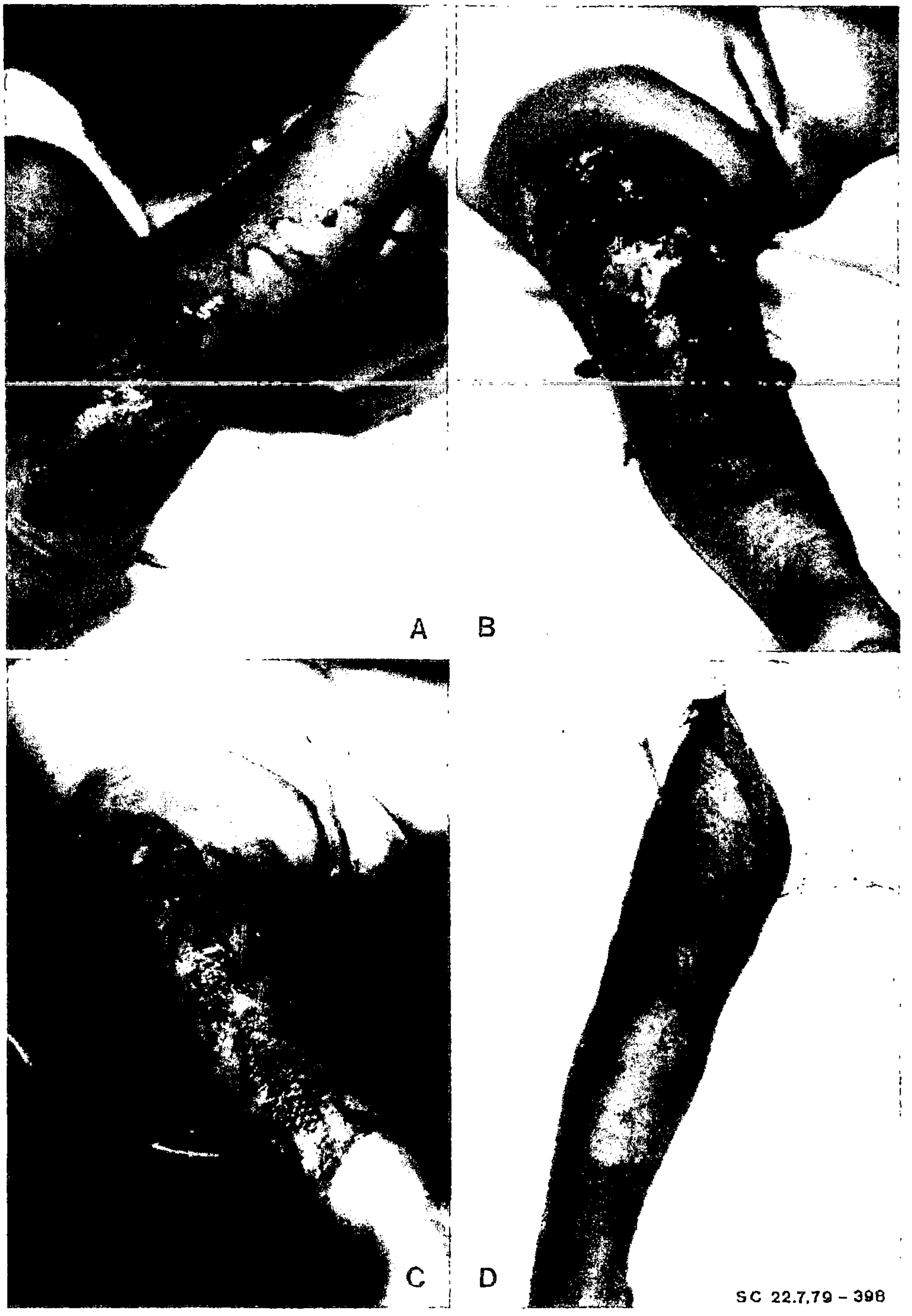
A
B
C
D
SC 22.7.79 - 398

Abb. 4. A: Erster Tag nach Eintritt, erstes Bad nach Silbersulfadiazinverband. Gemischt oberflächliche und tiefe zweitgradige Verbrühung.
B: Achter Tag nach Unfall: Einzelne Flächen beginnen zu heilen, teilweise kapilläre Blutung, teilweise weiß-retikuläre
Bezirke.
C: 11. Tag: Erster Verbandwechsel nach tangentialem Abtragen
und Hauttransplantation. Fixation der Mesh-Transplantate,
1,5 : 1 mit Steristrip.
D: Befund 11 Monate nach Unfall unter Kompressionsanzug; Klinik Balgrist, Zürich

- keine Hautmazeration;
- keine Resorption;
- Lagerung bei Zimmertemperatur;
- kostengünstig.

Welche Medikamente stehen zur Verfügung (Tabelle 1):

- Silbersulfadiazin (Silvaden, Silvertone, Flammazine) (1, 6, 7)
  entspricht am ehesten den Anforderungen an ein Salbenpräparat
  für Kinder. Es eignet sich auch für die ambulante Therapie,
  da nur alle 24 h ein Verbandwechsel nötig ist. Der antimikrobielle Schutz hält solange an. Allerdings wurden in der Klinik ab und zu resistente Staphylococcus-aureus-Stämme festgestellt. Diese sind aber auch häufig gegen Garamyzin und Fuci-
  dine resistent. Zwischen einzelnen Präparaten bestehen große
  Preisdifferenzen.

- Povidone-Jodid (Betaisodona, Betadine) ist in der initialen
  Anwendung schmerzhaft. Die Jodresorption kann wahrscheinlich
  vernachlässigt werden, sofern die Nierenfunktion intakt ist.
  Das Wirkungsspektrum ist breiter als bei Silbersulfadiazin,
  so daß bei uns Povidone-Jodid präoperativ und nach Thierschung
  als Desinfiziens verwendet wird (1).

Die anderen auf der Tabelle aufgeführten Medikamente wie Mafenidacetat, Fucidine-Salbe, Silbernitrat 0,5 % haben gewichtige Nachteile oder sollten für spezifische Infektionen eingesetzt werden.

4   Chirurgische Technik

4.1   Abtragen der Nekrosen

Die Technik des Abtragens entspricht derjenigen beim Erwachsenen. Wir unterscheiden dabei drei Techniken:
- tangentiales Abtragen,
- schichtweises Abtragen bis zur gut durchbluteten Schicht,
- Escharektomie.

Tabelle 1. Übersicht über verschiedene Therapiemethoden bei Verbrennungen im Kindesalter

Methode	Vorteile	Nachteile	Aktuell verwendete Medikamente	Nebenwirkungen, medikamentenspezifische Nachteile und Vorteile
"Open air" Verschorfungs-methode	Einfaches Instrumentarium	Keine Beobachtung des Verlaufs	Silbernitratlösung 0,5%	Hyponatriämie
	Spezialausbildung des Pflegepersonals nur bedingt nötig	Ohne systematisches Abtragen Infektgefahr unter Schorf		Schwärzung der Haut und der Wäsche
			Povidone-Jodid (Betadine)	Jodresorption? Schmerzen Verschmieren der Salbe Breites Wirkungsspektrum
		Wegen Aufreißen der Schorfe keine Physiotherapie möglich		
		Wegen des Verklebens kein Anlegen von Schienen möglich		
		Elternbesuche??		
„Geschlossene Therapie" unter Verbänden	Beurteilung des Verlaufs unter täglichem Bad	Täglicher Verbandwechsel	Silbersulfadiazin (Silvadene, Silvertone, Flammazine)	Vereinzelt resistente Staphylokokken
		Einrichtungen für Bad nötig		Schmerzfreie Anwendung, wasserlösliche Salbe. Auch für ambulante Therapie geeignet, da nur alle 24 h Verbandwechsel nötig.
	Frühe Differenzierung zwischen oberflächlicher und tiefer Verbrennung			
	Infekt rasch erkennbar		Povidone-Jodid (Betadine)	Wie oben
	Physiotherapie Schienen			
	Kinder frei ab erstem Tag		Mafenidacetat (Napaltan)	Schmerzen Carboanhydrasehemmer Ulzerationen
	Elternbesuche problemlos		Fucidine-Salbe	Cave: Augen!
			Silbernitrat 0,5%	Zweistündlicher Wechsel, bei Eintrocknen sehr schmerzhaft und traumatisierend

Beim tangentialen Abtragen und sofortigen Thierschen entspricht
die Technik derjenigen des Erwachsenen, wobei mit einem Hand-
dermatom oder Druckluft- bzw. Elektrodermatomen die nekrotischen Anteile entfernt werden. Es folgt die sofortige Transplantation. Die dünnere Epidermis bei Kindern zwingt zu sorg-
fältigem Vorgehen, da sonst nur zu leicht zu viel Gewebe entfernt wird. Bei der schichtweisen Entfernung bis zum gut durchbluteten Gewebe und bei der totalen Entfernung bis zur Faszie
oder zu tieferen Schichten ist die Technik mit derjenigen bei
Erwachsenen vergleichbar.

4.2   Provisorische Wunddeckung (3, 7)

Auch die provisorische Wunddeckung entspricht weitgehend den
Therapieplänen der Erwachsenen. An einer Klinik ohne Hautbank
hat sich die Verwendung von tiefgefrorener Schweinehaut oder
Epigard bewährt. Die Vorteile der Schweinehaut sind besonders
bei Kindern das einfache Aufbringen bei den kleinen Fingern,
Zehen und im Hals-Gesichts-Bereich. Eine besondere Fixation ist
nicht nötig, da sich die Schweinehaut an die Unterlage anlegt.
Epigard ist hingegen nicht einfach zu verarbeiten, am einfach-
sten ist es, die zugeschnittenen Epigardstücke jeweils mit Ste-
ristrips miteinander zu verbinden. Epigard sollte täglich gewechselt werden, da dann der Wechsel noch schmerzfrei ist und
noch kein Einwachsen von Gewebe stattgefunden hat. Es muß auch
bei Kindern unbedingt verhindert werden, daß kleine Polyurethan-
Partikel im Gewebe zurückbleiben.

4.3   Hautentnahme

Die Hautentnahme im Gesäß-Oberschenkel-Bereich ist bei Kindern
ungünstig. Nicht nur ist die flächenmäßige Ausbeute bescheiden,
vor allem bieten sich pflegerisch bei den windeltragenden Kindern Probleme. Wir sind deshalb seit einigen Jahren dazu übergegangen, Transplantate systematisch von der behaarten Kopfhaut
zu entnehmen. Diese Technik ist einfach, sie ergibt bei der Verwendung von Mesh-Transplantaten im Verhältnis 1,5 : 1 eine Ausbeute bis gegen 8 % Körperoberfläche. Die Entnahmestelle heilt
unter Schorfbildung problemlos ab. Die Haare wachsen über den
Wundflächen nach und zusätzliche Narben können vermieden werden. Die Bildung hypertropher Narben wurde bisher nie beobachtet. Als Entnahmegerät eignen sich Druckluftdermatome vom Typ
Mollovic-Brown oder Elektrodermatome (z. B. Davies Simplex).
Die Schichtdicke entspricht 0,1 - 0,15 mm am Gerät.

4.4   Verwendung von Mesh-Transplantaten

Wir verwenden im Gesichtsbereich und wenn möglich an den Händen ungemeshte Transplantate. Andererseits haben sich Netztrans-
plantate im Verhältnis 1,5 : 1 im Hand-Vorderarm-Bereich und
selbst bei Verbrennungen am Hals sehr gut bewährt. Mesh-Transplantate 1 : 3 oder 1 : 6 werden nur in Ausnahmefällen bei ausgedehnten Verbrennungen verwendet. Hier sind die kosmetischen

Tabelle 2. Behandlungskonzept der Station für brandverletzte Kinder des Kinderspitals Zürich bei Verbrennungen zweiten und dritten Grades

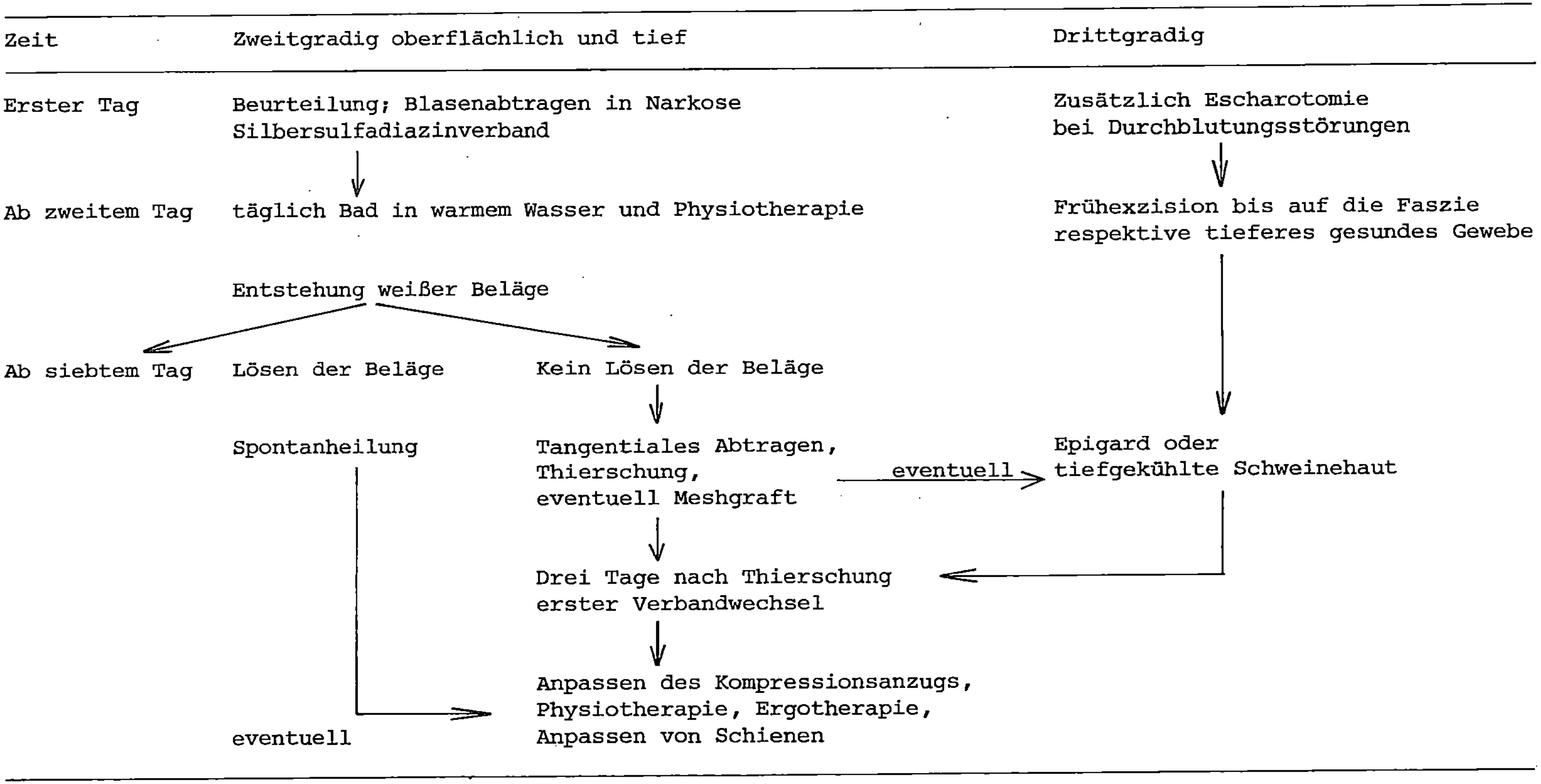

Zeit	Zweitgradig oberflächlich und tief	Drittgradig
Erster Tag	Beurteilung; Blasenabtragen in Narkose Silbersulfadiazinverband	Zusätzlich Escharotomie bei Durchblutungsstörungen
Ab zweitem Tag	täglich Bad in warmem Wasser und Physiotherapie	Frühexzision bis auf die Faszie respektive tieferes gesundes Gewebe
	Entstehung weißer Beläge	
Ab siebtem Tag	Lösen der Beläge Kein Lösen der Beläge	
	Spontanheilung Tangentiales Abtragen, Thierschung, eventuell Meshgraft	Epigard oder tiefgekühlte Schweinehaut
	Drei Tage nach Thierschung erster Verbandwechsel	
	eventuell Anpassen des Kompressionsanzugs, Physiotherapie, Ergotherapie, Anpassen von Schienen	

Probleme erheblich, wenn nicht frühzeitige Narbenprophylaxe betrieben wird.

5 Zur Zeit gültiges Konzept der Behandlung von Verbrennungen am Kinderspital Zürich (Tabelle 2)

Zweit- und drittgradig verbrannte Kinder werden am ersten Tag in Narkose von sämtlichen oberflächlichen nekrotischen Anteilen befreit. Anschließend wird ein Silbersulfadiazinverband angelegt. Bei drohender Durchblutungsstörung in den Extremitäten wird eine Escharotomie durchgeführt. Ab dem zweiten Tag wird die Wunde im täglichen Bad in gewöhnlichem warmem Wasser beurteilt. Sicher drittgradige Verbrennungen werden in den ersten Tagen bis zur Faszie oder tieferem gesundem Gewebe exzidiert. Die übrigen Wunden zeigen eine Entstehung weißer Beläge bis ca. zum achten Tag. Lösen sich die Beläge und tritt eine Spontanheilung ein, werden keine anderen Maßnahmen als Bäder und Silbersulfadiazinverbände vorgenommen. Lösen sich die Beläge nicht oder entsteht nach Abwischen ein weißes retikuläres Muster, wird die Wundfläche tangential abgetragen. Kleinere Flächen werden im gleichen Arbeitsgang gethierscht, größere Flächen provisorisch gedeckt (7). Am dritten Tag nach Transplantation wird der erste Verbandwechsel vorgenommen. Lokal wird die Therapie mit Betadinegaze weitergeführt. Ab fünftem Tag wird täglich gebadet und die Haut mit Nivea-Creme oberflächlich eingefettet. Ein Kompressionsanzug wird angepaßt, ebenso die eventuell notwendigen Schienen. Physio- und Ergotherapie werden nach Möglichkeit ab den ersten Tagen nach Unfall eingesetzt (4, 8).

Literatur

Übersichtswerke:

ARTZ, C. P., MONCRIEF, J. A., PRUITT, B. A.: Burns. A team approach. Philadelphia: Saunders 1979

BOSWICK, J. A.: Symposium on burns. Surg. Clin. N. Amer. 58, No. 6 (1978)

BUTENANDT, I., COERDT, I.: Verbrennungen im Kindesalter. Bücherei des Pädiaters, Heft 81. Stuttgart: Enke 1979

FELLER, I., GRABB, W. C.: Reconstruction and rehabilitation of the burned patient. Ann Arbor: National Institute for Burn Medicine 1979

McDOUGAL, W. S., SLADE, C. L., PRUITT, B. A.: Manual of burns. Berlin, Heidelberg, New York: Springer 1978

RICKHAM, P. P., HECKER, W. Ch., PRÉVOT, J., POCHON, J. P.: The management of the burned child. Progr. pediat. Surg. Baltimore, Munich: Urban & Schwarzenberg 1981

Ergänzende Literatur

1. BABB, J. R., BRIDGES, K., JACKSON, D. M., LOWBURY, E. J. L., RICHETTS, C. R.: Topical chemoprophylaxis, trials in silver phosphate, chlorhexidine, silver sulphadiazine and povidone iodine preparations. Burns $\underline{3}$, 65 (1977)

2. BAXTER, C. R.: Guide for the burn unit. University of Texas, Dallas (1975)

3. HARRIS, N. S., CEMPTON, J. B., ALSTON, S., LARSON, D. L.: Comparison of fresh, frozen and lyophilized porcine skin as xenografts on burned patients. Burns $\underline{2}$, 71 (1976)

4. LARSON, D. L.: The prevention and correction of burn scar contracture and hypertrophy. Shriners Burns Institute, University of Texas, Galveston Tx.

5. LLOYD, I. R., HIGHT, D. W.: Early laminar excision: Improved control of wound sepsis by partial dermatome débridement. J. pediat. Surg. $\underline{13}$, 698 (1978)

6. POCHON, J. P.: Verbrennungen und Verbrühungen im Kindesalter. Praxis $\underline{68}$, 803 (1979)

7. POCHON, J. P.: Epigard - Erfahrungen mit synthetischem Hautersatz bei Verbrennungen im Kindesalter. In: Möglichkeiten der temporären Wunddeckung. Symposium Berlin 1980. Freiburg im Breisgau: Gödecke AG

8. POCHON, J. P., SAUER, I.: Behandlung von Verbrennungsverletzungen mit Schienen und Kompressionsanzügen bei Kindern und Jugendlichen. Z. Unfallmed. und Berufskrankheiten $\underline{4}$, 256 (1979)

Anästhesieverfahren bei Brandverletzten

Von R. Klose

Der Schwerbrandverletzte ist im Hinblick auf die Anästhesie
stets als Risikopatient einzustufen. Gefährdungen ergeben sich
einerseits aus der universellen Schädigung des Organismus, andererseits aus technischen Besonderheiten, bedingt durch Lokalisation der Verbrennung sowie Art der operativen Behandlung.
In der Primärphase, also den ersten 36 - 48 h, gilt es zunächst,
durch eine der Verbrennung angepaßte Schocktherapie akut das
Überleben zu sichern. Eine Narkose während ausgeprägt instabi-
ler hämodynamischer Verhältnisse ist kontraindiziert, es sei
denn, lebensbedrohliche Begleitverletzungen zwingen notfall-
mäßig zu einer Anästhesie. Ein mögliches Vorgehen für diese Situation ist in der Tabelle 1 skizziert. Die Anwendung von Succinylcholin ist zu diesem frühen Zeitpunkt noch ungefährlich.
Läßt sich ein voller Magen nicht mit Sicherheit ausschließen,
so hat die Induktion als "Sturzeinleitung" oder die Intubation
am wachen Patienten zu erfolgen.

Tabelle 1. Narkose im Schock

Nur bei vitaler Indikation!

1. Sauerstoff
2. Präkurarisierung
3. Ketamin 0,5 - 1,0 mg/kg oder
   Etomidat 0,1 - 0,2 mg/kg
4. Succinylcholin
5. Intubation
6. N_2O/O_2 2 : 1
7. Alcuronium oder Pancuronium
8. Supplementierung Fentanyl
                 oder Ketamin
                 oder Inhalationsanästhesie

Nicht nüchterner Patient:
"Sturzeinleitung", Krikoiddruck oder wache Intubation

Zum Anlegen von Entlastungsschnitten bei zirkulären Extremitätenverbrennungen oder bei die Ventilation einschränkenden Tho-
raxverbrennungen ist eine Anästhesie nicht notwendig. Hingegen
kann bereits für die Wundsäuberung mit unwesentlichen zusätzlichen Volumenverlusten eine Narkose erforderlich werden, wenn
Analgetika allein nicht ausreichen.

Auch nach Abschluß der Wiederbelebungsphase und mit Beginn der
Behandlungsphase, die bis zum Wundverschluß unter Umständen bis
zu acht Wochen nach der Verletzung dauern kann, sind noch keineswegs stabile hämodynamische Verhältnisse erreicht (18, 41).
Um den 12. - 14. Tag ist sowohl mit einer Beendigung der ausgeprägten Volumenverschiebungen als auch mit einer Normalisierung
der im Sinne einer Verbrauchskoagulopathie gestörten Gerinnung
zu rechnen, so daß, von Ausnahmen abgesehen, die eigentliche
operative Versorgung erst nach dieser erweiterten Schockphase
erfolgen sollte (44). Andererseits kann ein Abwarten nicht unbedingt mit einer zunehmenden Stabilisierung gleichgesetzt werden, denn eine Sepsis mit Schock kann rasch den initial kritischen Zustand zurückbringen. Bei allen Überlegungen zur Narkose
beim Brandverletzten darf nicht übersehen werden, daß es sich
kaum um elektive Eingriffe handelt, die ein Zuwarten erlauben
würden. Somit werden bei der Beurteilung der Narkosefähigkeit
besondere Maßstäbe zu gelten haben.

Die Tatsache, daß es so gut wie kein Verfahren gibt, das zur
Anästhesie bei Brandverletzten nicht empfohlen wurde (26), dokumentiert bereits hinreichend das vergebliche Bemühen, ein optimales Vorgehen zu finden.

Die Lokalanästhesie ist ohne Bedeutung in der Behandlungsphase
des Schwerverbrannten, sie hat ihre hervorragende Indikation
während der Rehabilitationsphase.

Für ausgedehntere chirurgische Eingriffe haben sich im wesentlichen drei Verfahren der Allgemeinanästhesie bewährt:
1. die Inhalationsnarkose,
2. die Neuroleptanästhesie bzw. eine Kombination aus beiden und
3. die Ketamin-Mononarkose.

Die Inhalationsnarkose mit Halothan oder Enfluran (Tabelle 2)
imponiert durch hervorragende Steuerbarkeit, wobei die dosis-
abhängigen kardiozirkulatorischen Effekte jedoch ein Mindest-
maß an Monitoring sowie gute und sichere Venenwege voraussetzen.
Dieses Anästhesieverfahren ist sowohl für längere Eingriffe mit
Intubation und Beatmung als auch für kurzdauernde Eingriffe unter Spontanatmung geeignet. Eine Ablehnung des Halothans stützt
sich vornehmlich auf die Diskussion über eine mögliche Leber-
schädigung bei Mehrfachnarkosen (6, 7), die beim Brandverletzten die Regel sind. Andererseits gibt es bei diesen Patienten
vielfältige andere Noxen, die auf die Leber zielen. Unsere eigenen Beobachtungen stützend, wurde Halothan auch von anderen
Autoren zu Mehrfachnarkosen benutzt, ohne daß gehäuft Leberschäden auftraten (19, 21, 39, 43). Bei beiden Inhalationsnar-
kotika drohen postoperativ außerordentlich oft unerwünschte
Frierreaktionen.

Die Neuroleptanästhesie (Tabelle 3) einschließlich einiger
Varianten ist für längerdauernde Eingriffe ein empfehlenswer-
tes Standardverfahren, das insbesondere beim Verbrannten wegen
der mehrfach kurz aufeinanderfolgenden Narkosen Befürworter ge-

Tabelle 2. Inhalationsnarkose (Halothan, Enfluran)

Gute Steuerbarkeit, aber exaktes Monitoring (RR, Puls)
Venenzugänge
Maskennarkose - kurzdauernde Operation
Intubationsnarkose - langdauernde Operation
Mehrfachnarkose: Leber-Halothan-Kontroverse
Nahrungskarenz
Postoperativ eventuell Übelkeit, Erbrechen
Frierreaktionen!!

Tabelle 3. Neuroleptanästhesie

Intubation - längerdauernde Eingriffe
Mehrfachnarkosen ohne Problem
Rasche Induktion mit Etomidat
DHB: Alphablockade
    Antiemetikum
    Exaktes Monitoring
    Venenzugänge
Fentanyl: postoperativ anhaltende Analgesie
                  Ateminsuffizienz
Frierreaktionen

Tabelle 4. Ketamin-"Mono"-Narkose

Kurz- und eventuell längerdauernde Eingriffe
Keine Intubation, kein Maskendruck
Sauerstoff
"Stabilisierung" des kardiovaskulären Systems
Umlagerungen möglich
Keine Frierreaktion
Postoperativ keine Übelkeit und Erbrechen
Frühe Nahrungsaufnahme
i.m. Injektion
Anhaltende Analgesie

Ergänzen mit Benzodiazepin,
aber keine fixen Kombinationen

---

funden hat (3, 5, 22). Neben der Intubation sind sichere Venenzugänge sowie eine ausreichende intraoperative Blutdruck- und Pulskontrolle Voraussetzung, da andernfalls die Steuerung der Narkose sowie die Prävention einer Hypotension erschwert ist. Ob der alphablockierenden Wirkung des Dehydrobenzperidols in der protrahierten Schockphase eine besonders positive Bedeutung zukommt, muß derzeit spekulativ bleiben. Postoperativ ist wegen der möglichen Atemdepression durch Fentanyl besondere Aufmerksamkeit geboten. Eine sichere Antagonisierung ist mit Naloxon möglich, jedoch um den Preis einer deutlich verminderten

Analgesie und einer unter Umständen erheblichen Unruhe. Auch
nach der Neuroleptanästhesie treten häufig Frierreaktionen auf.

Die Einführung von Ketamin (Tabelle 4) hat die Anästhesie beim
Brandverletzten revolutioniert. Kein Anästhetikum wird im Zusammenhang mit Verbrennungen so oft genannt wie diese Substanz.
Ihrem Einsatz als Monoanästhetikum für kürzere und längere Eingriffe bei Kindern oder zur Narkoseeinleitung bei Erwachsenen
wird allgemein zugestimmt (10, 40, 43), keine Einigkeit herrscht
jedoch bei der Frage, ob Ketamin auch für Langzeitnarkosen beim
Erwachsenen geeignet ist. Aufgrund eigener Erfahrungen und Untersuchungen sind wir der Meinung, daß die Ketanest-Mononar-
kose auch beim Erwachsenen für längere Eingriffe durchaus als
Alternativverfahren zur Intubationsnarkose gelten darf, sofern
neben den bekannten Kontraindikationen (Hypertonie, Myokard-
insuffizienz) keine pulmonalen Komplikationen bestehen, die
grundsätzlich eine Intubationsnarkose mit Beatmung erfordern.
Blutgasanalytisch konnten wir zwar bisher keine Normabweichun-
gen feststellen (16), doch sollte über eine leicht aufgelegte
Maske oder über eine Nasensonde Sauerstoff verabreicht werden.
Trotz aller Kritik an dem Terminus "Stabilisierung des kardiovaskulären Systems" kann nicht übersehen werden, daß sich Blutdruck und Herzfrequenz unter der Ketaminnarkose durch einen
ruhigen und stabilen Verlauf auszeichnen und daß bei Lagewech-
sel Hämodynamik und Atmung nicht nachweisbar beeinflußt werden.
Der Wärmeverlust scheint gering, zumindest treten Frierreaktionen nicht auf (14, 23). Übelkeit und Erbrechen werden postoperativ nicht oder allenfalls selten beobachtet. Schließlich ist
die intramuskuläre Injektion zur Narkoseeinleitung gerade bei
Kindern ein schonendes Verfahren. Die ursprüngliche Ketanest-
"Mono"-Narkose ist wegen der unerwünschten psychomimetischen
und psychomotorischen Erscheinungen in der Aufwachphase verlassen worden. Um die Vorteile des Ketamins aber nicht aufzu-
geben oder gar ins Gegenteil zu verwandeln, sind wir der Meinung, daß nicht von vornherein eine Vorgabe oder Kombination
mit Dehydrobenzperidol, Valium, Rohypnol oder anderen Substanzen erfolgen sollte. Es erscheint zweckmäßig, dies erst zum
Operationsende oder allenfalls intraoperativ, wenn notwendig,
vorzunehmen. Gegen eine routinemäßige fixe Kombination spricht
unseres Erachtens auch, daß die Induktion mit Ketanest vom Patienten keineswegs als unangenehm empfunden wird, daß Träume
während der Anästhesie anscheinend nicht auftreten und schließlich, daß postoperative Traumerlebnisse bei Verbrennungspatienten vergleichsweise selten auftreten (23).

Die Entscheidung für oder wider ein Anästhesieverfahren wird
sich stets an der aktuellen Situation orientieren müssen. Eine
vergleichende Untersuchung hat gezeigt (27), daß alle diskutierten Anästhesieverfahren als brauchbar und konkurrenzfähig
anzusehen sind. Verfehlt wäre es sicherlich, ein Verfahren als
Methode der Wahl zu apostrophieren, weist doch jedes Verfahren
fall- und situationsgebundene spezifische Vor- und Nachteile
auf. Weitaus wichtiger ist die Beachtung mit der Anästhesie
verknüpfter Maßnahmen, die über Erfolg und Mißerfolg, Komplikation und Sicherheit entscheiden. Sie sollen im folgenden be-
sprochen werden.

Tabelle 5. Respiratorische Probleme

Hitzetrauma: Ödem der oberen Luftwege

Kontrolle durch direkte Inspektion
Mikronephrininhalation
Frühzeitige nasotracheale Intubation
Tubus postoperativ belassen

Thermisches und chemisches Trauma des Tracheobronchialbaumes

Fiberbronchoskopische Kontrolle
Ödem, Hypersekretion, Entzündung, Ulzerationen, Desquamation
Okklusion von Bronchien (Atelektasen)
Okklusion des Tubus
Bronchialtoilette
Optimales Tubusmaterial

Respiratorische Probleme

Direkte und indirekte Beeinträchtigungen der respiratorischen
Funktion (1, 15, 25, 28, 29, 41) bieten nicht selten für die
Anästhesie eine besondere Brisanz. Die Intubationsnarkose mit
kontrollierter, maschineller Beatmung ist im Hinblick auf die
Sicherung eines adäquaten Gasaustausches zweifellos das beste
Verfahren und ihm muß bei bereits bestehenden pulmonalen Störungen, insbesondere bei längerdauernden Eingriffen, der Vorzug gegeben werden. Verbrennungen im Bereich des Gesichts und
Halses - immerhin bei 75 % der Schwerbrandverletzten - lassen
jedoch Komplikationen erwarten. So findet sich etwa in 60 %
eine direkte thermische Schädigung der oberen Luftwege in Form
eines ausgeprägten Ödems, das einerseits eine Intubation erheblich erschweren, andererseits aber auch durch eine Intubation verstärkt werden kann (Tabelle 5). Durch Inhalation von
Mikronephrin kann ein Ödem reduziert und unter Umständen die
Intubation umgangen werden. Die Ödembildung setzt bereits nach
5 min, in der Regel aber erst Stunden nach Hitzeeinwirkung ein
und hält etwa bis zur 72. h an. Auch wenn eine Routineintuba-
tion bei Gesichtsverbrennungen abzulehnen ist (4), so sollte
doch bei den geringsten Zweifeln über eine ausreichende Sicherung freier Atemwege die frühe Intubation angestrebt und/oder
postoperativ der Tubus belassen werden. Die nasotracheale Intubation ist vorzuziehen, eine Tracheotomie sollte möglichst
vermieden werden, da Infektion und Sepsis vermehrt drohen (1,
13, 18). Die Hitze allein, meist aber zusammen mit toxischen
Substanzen, kann weiterhin zu schweren Schäden der Tracheobron-
chialschleimhaut führen (1, 15, 25, 28, 38). Dabei kommt es neben Ödem, gesteigerter Sekretion und Entzündung zu Ulzerationen
und Desquamation der Schleimhaut. Der Anästhesist muß sich darauf einstellen, daß plötzliche Bronchus- oder gar Tubusokklu-
sionen auftreten können und häufige Bronchialtoiletten unter
peinlichst aseptischen Bedingungen notwendig werden. Die bereits erheblich vorgeschädigte Schleimhaut macht die Verwendung
von optimalem Tubusmaterial mit Low pressure cuffs, selbst bei
einmaliger und kurzfristiger Intubation, in diesen Fällen zu
einer Selbstverständlichkeit.

Tabelle 6. Verdacht auf erschwerte Intubation

Blinde nasotracheale Intubation bei
Spontanatmung (am wachen Patienten)
(Lokalanästhesie, Sedierung)

Fiberbronchoskopisch geleitete Intubation

Bei Relaxierung Vorkehrungen treffen:
Ist Maskenbeatmung möglich?
Können Transplantate und Narbenstränge durchtrennt werden?
Ist zur Tracheotomie gerichtet?

Schwierigkeiten bei der Intubation sind aber nicht nur als Folge des Inhalationstraumas zu erwarten. Ausgedehnte zirkuläre
Schorf- und später Narbenbildungen können Mundöffnung, Rekli-
nation des Kopfes und den Einblick in den Kehlkopfeingang unmöglich machen. Eine Maskennarkose - selbst eine kurzfristig
einleitende Maskenbeatmung vor der Intubation - verbietet sich
nicht selten bei Gesichtsverbrennungen, da zweitgradig geschädigte Hautareale durch den Druck nekrotisch und frischaufgeleg-
te Hauttransplantate verschoben werden können. Die sich während
der Behandlung und Heilung ständig ändernde Situation macht es
dem Anästhesisten zum Gebot, sich vor jeder neuen Narkose erneut mit den möglichen Schwierigkeiten und Komplikationen aus-
einanderzusetzen (Tabelle 6). Bei dem geringsten Zweifel erscheint die blinde nasotracheale Intubation am sedierten Patienten unter Lokalanästhesie das sicherste Vorgehen. Erfolgt
eine Relaxierung vor der Intubation, dann muß man bis hin zu
einer Tracheotomie vorbereitet sein.

Eine besondere Gefährdung des Brandverletzten ergibt sich bei
der Intubation daraus, daß Succinylcholin als kurzwirkendes
Relaxans in der Regel kontraindiziert und stattdessen ein lang-
wirkender Depolarisationsblocker in hoher Dosis gewählt werden
muß. Die nach Succinylcholin gehäuft beobachteten Herzstill-
stände (8, 34, 37) haben ihre Ursache in einem exzessiven Ka-
liumausstrom, mit dem etwa fünf bis 15 Tage nach der Verbrennung zu rechnen ist und der für zwei bis drei Monate anhält (20).
Die Vorgabe einer geringen Menge eines depolarisationshemmenden
Relaxans stellt keinen sicheren Schutz dar (20).

Wie nach jedem schweren Trauma ist auch bei der Verbrennung -
insbesondere wenn komplizierend eine Sepsis hinzutritt - mit
einer respiratorischen Insuffizienz (ARDS) zu rechnen. Patienten mit den Zeichen eines pulmonalen Versagens sind in Intubationsnarkose mit kontrollierter Beatmung zu operieren. Dabei
sollten die im intensivmedizinischen Bereich bewährten Beat-
mungsverfahren zur Anwendung kommen. Es sind vor allem Respira-
toren zu benutzen, die im Gegensatz zu unseren üblichen Anästhe-
siegeräten sowohl eine ausreichende Anfeuchtung als auch Anwärmung der Atemgase ermöglichen.

Tabelle 7. Intraoperatives Monitoring

EKG (Herzfrequenz, Rhythmus)

Herztöne (präkordiales oder ösophageales Stethoskop)

Blutdruck (Riva-Rocci oder A. radialis, dorsalis pedis, temporalis, femoralis)

Pulsabnehmer

Pulmonaliskatheter ($P_{pulmonalis}$, PCWP, HZV, gemischtvenöse Blutgase)

Diurese (0,5 - 1,0 ml/kg KG/h)

Temperatur

Hämoglobin, Hämatokrit

Arterielle Blutgase

Gerinnung (Quick, PTT, PTZ, Thrombozyten)

Elektrolyte (Natrium, Kalium)

Blutzucker

Albumin, Protein

Kolloidosmotischer Druck

Intraoperatives Monitoring

Im Hinblick auf das erhebliche Anästhesierisiko beim Brandverletzten erscheint die Forderung nach einem optimalen Monitoring (Tabelle 7) berechtigt, wobei das kardiozirkulatorische und respiratorische System Schwerpunkte bilden. Doch bei keinem anderen Patientengut wird die Diskrepanz zwischen Gewünschtem und Gefordertem einerseits und Realisierbarem andererseits so offenbar. Das Problem liegt bei großflächigen Verbrennungen in der Unmöglichkeit, die notwendigen venösen und arteriellen Kanülierungen vorzunehmen oder diese für die Mehrfachnarkosen liegenzulassen. Invasive Methoden schaffen zusätzliche Invasionswege für Keime und leisten damit einer Sepsis Vorschub. Das Elektrokardiogramm und daraus der Herzrhythmus und die Herzfrequenz lassen sich unter Verwendung steriler Nadelelektroden auch bei verbrannter Haut ableiten. Die Herztöne sind mit einem präkordialen oder ösophagealen Stethoskop zu erfassen. Die Blutdruckmessung sowohl indirekt nach Riva-Rocci als auch direkt in einer Arterie kann hingegen schon unmöglich sein, wenn alle Extremitäten verbrannt sind oder als Hautspendeareale benötigt werden. Aus der Pulskontur einer fingerplethysmographischen Aufzeichnung lassen sich nur bei Änderungen relative Rückschlüsse auf den Blutdruck ziehen. Die Hypotension muß mit 5 - 9 % als häufigste Komplikation gelten und die Führung einer Narkose mit potenten kreislaufwirksamen Pharmaka ohne Kenntnis des Blutdrucks ist ein gewagtes Unterfangen. Die Messung des zentralvenösen Drucks erscheint bei den erheblichen Volumenverschiebungen eine berechtigte Forderung, doch gerade bei schweren Verbrennungen sowie bei Patienten mit kardialen und pulmonalen Erkrankungen ist sie nur von eingeschränkter Aussagekraft (11, 12, 24, 32, 33). Das Fehlen geeigneter, d. h. bakteriologisch ungefährlicher, Zugangsstellen schränkt gleichermaßen auch den Einsatz des Pulmonaliskatheters ein, mit dem zweifelsohne zuverlässige Informationen über das kardiozirkulatorische System, insbesondere bei einer schweren Sepsis oder einer akuten respiratorischen Insuffizienz zu erhalten sind (2, 17). Das Einlegen von Gefäßkathetern sollte grundsätzlich in unverbrannter Haut erfolgen und die Liegedauer sollte wegen einer Sepsisgefahr auch bei guter Pflege nach überwiegender Meinung (18, 24) auf drei Tage beschränkt werden. Es ist zu empfehlen, wenn immer möglich, periphere Venenzugänge zu wählen, keine Venae sectio vorzunehmen, die unteren Extremitäten wegen der erhöhten Thromboemboliegefahr zu meiden und zur Schonung der Venen die Kanülen, sobald sie nicht mehr dringend benötigt werden, sofort zu entfernen. Die Diurese besitzt auch während der Narkose einen ganz wesentlichen Stellenwert für die Beurteilung der Hämodynamik bzw. der Perfusion, so daß ein Blasenkatheter eine zwingende Notwendigkeit für das intraoperative Monitoring ist. Die Harnausscheidung sollte 0,5 - maximal 1,0 ml/kg/h betragen (Kinder unter 30 kg: 1 ml/kg/h) (18, 24, 29, 35). Bei Patienten mit elektrischen Verbrennungen und der Gefahr einer Myoglobinämie muß die intraoperative Diurese mit 1 - 2 ml/kg/h höher angesetzt werden. Schließlich ist eine kontinuierliche Temperaturmessung rektal oder ösophageal angezeigt. Notwendigkeit und Häufigkeit der Kontrollen des Gerinnungssystems, der Elektrolyte, des Hämoglobingehalts, Hämatokrits und anderer Parameter hängen von Dauer und Ausmaß des Eingriffs sowie den unmittelbar präoperativ erhobenen Befunden ab. Die propagierte Bestimmung des kolloidosmotischen Drucks, der gerade bei Verbrennungspatienten deutlichen Änderungen unterliegt, als Wegweiser für die intraoperative Substitutionstherapie wird noch diskutiert (45).

Volumenersatz

Die intraoperativen Blutverluste können erheblich sein und durchaus das 1- bis 1 1/2fache des gesamten Blutvolumens ausmachen. Präoperativ sollten ein ausgeglichener Wasser-, Elektrolyt- und Volumenhaushalt, ein ausreichender Hämoglobingehalt und ein normales Gerinnungspotential erreicht sein. Für eine zügige Volumengabe, die bereits mit Anästhesiebeginn prospektiv erfolgen muß, sind weitlumige Venenzugänge erforderlich, aber leider nicht immer vorhanden. Eine sorgfältige Venenpflege kann von unschätzbarem Wert sein und schließt auch das Entfernen von Kanülen, sobald diese nach der Narkose nicht mehr gebraucht werden, ein. Um Blutverluste in Grenzen zu halten, ist bei Nekrektomien an den Extremitäten die Anwendung einer Blutleere sinnvoll. Die kontrollierte Blutdrucksenkung zur Verringerung des Blutverlustes wird von einigen Autoren empfohlen (35, 36). Wir können uns wegen fehlender Erfahrung kein Urteil über diese Methode erlauben. Zu bedenken ist, daß der Effekt der Hypotension bzw. der reduzierten Perfusion auf frische Transplantate bislang unbekannt ist; es könnte über den Weg ei-

Tabelle 8. Maßnahmen zur Vermeidung von exzessiven Wärmeverlusten

---

OP-Saal-Temperatur 26 - 32 °C, 50 % relative Feuchte
Wärmematten
Wärmestrahler
Anwärmen aller Infusionslösungen
Anwärmen und Anfeuchten von Narkosegasen

---

ner Hypoxie unter Umständen zum Verlust eines frischen Transplantats kommen (41).

Wärmeregulation

Die Zerstörung der schützenden Haut hat tiefgreifende Störungen der Thermoregulation und damit verbunden des Stoffwechsels
zur Folge. Erhebliche Wärmeverluste während der Operation drohen, wenn nicht gezielt Gegenmaßnahmen (Tabelle 8) getroffen
werden. Die Raumtemperatur sollte wie in den Behandlungseinhei-
ten auch im Operationssaal auf 26 - 32 °C mit wenigstens 50 %
relativer Luftfeuchte (9, 11) eingestellt sein. Wenn möglich,
sollten Wärmematten und Wärmestrahler benutzt werden. Die Er-
wärmung aller Infusionslösungen auf Körpertemperatur ist anzustreben. Vasodilatierende Narkotika (Halothan, Enfluran), aber
auch die Neuroleptanalgesie fördern erheblich den Wärmeverlust.
Ketamin hat den vergleichsweise geringsten Effekt auf die Körpertemperatur (14). Bei Ausleitung der Narkose und Wiederein-
setzen der zentralen Temperaturregulation erfolgt oft krisen-
haft eine rasche Normalisierung, wobei die Wärmeproduktion un-
ökonomisch durch Muskelzittern gesteigert wird bei gleichzeitiger peripherer Vasokonstriktion (31). Derartige Frierreaktionen mit erheblich erhöhtem O_2-Verbrauch können Frischoperierte
an den Rand des kardiopulmonalen Versagens bringen.

Nahrungskarenz

Präoperative und postoperative Nahrungskarenz bzw. Inappetenz
sind kaum vereinbar mit der berechtigten Forderung nach einer
hochkalorischen Ernährung (30). Mit Recht wird ein Narkoseverfahren gewünscht, das ein rasches Erwachen garantiert und eine
frühe Nahrungsaufnahme ohne Übelkeit und Erbrechen ermöglicht.
Dies scheint mit Ketamin am sichersten zu gelingen (23). Der
Appetit wird insbesondere bei Kindern kaum beeinträchtigt. Eine
Nahrungsaufnahme ist in der Regel 2 h nach dem Eingriff möglich (42). Hinsichtlich der präoperativen Nahrungskarenz ist
Ketamin als Induktionsanästhetikum anderen Anästhetika nicht
überlegen, so daß wie bei anderen Narkoseverfahren eine präoperative Nahrungskarenz von mindestens 4 h einzuhalten ist
(40, 41).

Asepsis

Schließlich müssen bei der Anästhesie des Brandverletzten auch vermehrt <u>Gesichtspunkte der Asepsis</u> beachtet werden, um nicht Lücken im wichtigen System der Infektprophylaxe entstehen zu lassen. Geräte und Instrumente sollten im Operationssaal auf das Notwendige beschränkt werden, nach jedem Einsatz sind sie sorgfältig zu säubern und zu desinfizieren. Am Patienten selbst sind nur Einwegartikel oder sterilisierte Gegenstände (Tubus, Maske, Atemschläuche, Blutdruckmanschette, Stethoskop etc.) zu benutzen.

Zusammenfassend ergibt sich, daß weder ein bestimmtes Narkotikum noch eine einzige Methode die vielfältigen Probleme der Anästhesie bei der Verbrennungskrankheit bewältigen kann. Der Anästhesist muß das gesamte wechselvolle Krankheitsbild des Patienten kennen, um fall- und situationsbedingt die spezifischen Vorteile der verschiedenen Verfahren zu nutzen, und er wird ganz besonders auch auf scheinbar nebensächliche Dinge achten müssen.

Literatur

1. ACHAUER, B. M., ALLYN, P. A., FURNAS, D. W., BARTLETT, R. H.: Pulmonary complications of burns: The major threat to the burn patient. Ann. Surg. <u>177</u>, 311 (1973)

2. AIKAWA, N., MARTYN, J. A. J., BURKE, J. F.: Pulmonary artery catheterization and thermodilution cardiac output determination in the management of critically burned patients. Amer. J. Surg. <u>135</u>, 811 (1978)

3. BASKETT, P. J. F., HYLAND, J., DEANE, M., WRAY, G.: Analgesia for burns dressing in children. Brit. J. Anaesth. <u>41</u>, 684 (1969)

4. BOSWICK, J. A.: Burns of the head and neck. Surg. Clin. N. Amer. <u>53</u>, 97 (1973)

5. BROWN, A. S.: Neuroleptanalgesia. Int. Anesth. Clin. <u>7</u>, 159 (1969)

6. BROWN, B. R.: Halothane hepatitis is a reasonably well proved clinical entity. In: Controversy in anesthesiology (ed. J. E. ECKENHOFF). Philadelphia, London, Toronto: Saunders 1979

7. BRUCE, D. L.: Halothane and hepatitis: a direct relationship is improved. In: Controversy in anesthesiology (ed. J. E. ECKENHOFF). Philadelphia, London, Toronto: Saunders 1979

8. BUSH, G. H., GRAHAM, H. A. P., LITTLEWOOD, A. H. M., SCOTT, L. B.: Danger of suxamethonium and endotracheal intubation in anesthesia for burns. Brit. med. J. 1962 2, 1981

9. CLARK, J. L., SCHECTER, W. P., HARDIMAN, J.: Anesthesia for the burn patient. In: Clinical anesthesia. Procedures of the Massachusetts General Hospital (ed. Ph. W. LEBOWITZ). Boston: Little, Brown 1978

10. CORSSEN, G.: Recent developments in the anesthetic management of burned patients. J. Trauma 7, 152 (1967)

11. DE CAMPO, T., ALDRETTE, J. A.: The anesthetic management of the severely burned patient. Intens. Care Med. 7, 55 (1981)

12. DIAMOND, A. W., PIGGOTT, R. W., TOWNSEND, P. L. G.: Immediate care of burns. Anaesthesia 30, 791 (1975)

13. ECKHAUSER, F. E., BILLOTE, J., BURKE, J. F., QUINBY, W. C.: Tracheostomy complicating massive burn injury. Amer. J. Surg. 127, 418 (1974)

14. ENGELMAN, D. R., LOCKHART, C. H.: Comparison between temperature effects of ketamine and halothane anesthesia in children. Anesth. Analg. Curr. Res. 51, 98 (1972)

15. FEIN, A., LEFF, A., HOPEWELL, P. C.: Pathophysiology and management of the complications resulting from fire and inhaled products of combustion: Review of the literature. Crit. Care Med. 8, 94 (1980)

16. FREY, B., KLOSE, R., MAYR, J.: Das Verhalten des Sauerstoffpartialdruckes und des Säure-Basen-Status während der Ketamine-Mono-Langzeitnarkose beim Brandverletzten. In: Anaesthesiologie und Wiederbelebung (eds. H. BERGMANN, B. BLAUHUT), Bd. 94. Berlin, Heidelberg, New York: Springer 1975

17. GERMAN, J. C., ALLYN, P. A., BARTLETT, R. M.: Pulmonary artery pressure monitoring in acute burn management. Arch. Surg. 106, 788 (1973)

18. GOLDFARB, I. W., PRUITT, B. A.: Burns. State of the art. Soc. Crit. Care Med., vol. 1 (1980)

19. GRONERT, G. A., SCHANER, P. J., GUNTHER, R. C.: Multiple halothane anesthesia in the burn patient. JAMA 205, 878 (1968)

20. GRONERT, G. A., THEYE, R. A.: Pathophysiology of hyperkalemia induced by succinylcholine. Anesthesiology 43, 89 (1975)

21. GUNTHER, R. C., SCHANER, P. J., Mc INTOSH, B. J., GRONERT, G. A.: Halothane for burn anesthesia. Anesth. Analg. Curr. Res. 48, 277 (1969)

22. HARRFELDT, H. P.: Allgemeinbehandlung und Anästhesie Verbrennungskranker. Mschr. Unfallheilk. 75, 103 (1972)

23. KLOSE, R., PETER, K.: Klinische Untersuchungen über Mono-
    narkosen mit Ketamine bei Brandverletzten. Anaesthesist
    22, 121 (1973)

24. McDOUGAL, W. S., SLADE, C. L., PRUITT, B. A.: Manual of
    burns. Berlin, Heidelberg, New York: Springer 1978

25. MUNRO, A., ROBERTSON, G. S.: Respiratory tract injury in
    burning accidents. Burns 1, 285 (1975)

26. NEBEL, B. W.: Anaesthesiologische Probleme bei der Verbren-
    nungskrankheit. Inauguraldissertation, Mannheim 1975

27. NEBEL, B. W., HARTUNG, H. J., KLOSE, R., OSSWALD, P. M.,
    VOSSMANN, H.: Anaesthesie bei Schwerstverbrannten. Anaesthe-
    sist 29, 353 (1980)

28. PETROFF, P., PRUITT, B. A.: Pulmonary disease in burn pa-
    tients. In: Burns. A team approach (eds. C. P. ARTZ, J.
    A. MONCRIEF, B. A. PRUITT). Philadelphia, London, Toronto:
    Saunders 1979

29. PRUITT, B. A.: The burn patient: I. Initial care. Curr.
    Problems in Surgery, vol. 16 (1979)

30. PRUITT, B. A.: The burn patient: II. Later care and compli-
    cations of thermal injury. Curr. Problems in Surgery, vol.
    16 (1979)

31. ROE, C. F.: Temperature regulation in anesthesia. In: Phy-
    siological and behavioural temperature regulation (eds. J.
    D. HARDY, A. P. GAGGE, J. A. J. STOLWIJK). Springfield/Ill.:
    Thomas 1970

32. RUBIN, L. R., BONGIOVI, J.: Central venous pressure. An
    unreliable guide to fluid therapy in burns. Arch. Surg.
    100, 269 (1970)

33. RYAN, G. M., HOWLAND, W. S.: An evaluation of central ve-
    nous pressure monitoring. Anesth. Analg. Curr. Res. 45,
    754 (1966)

34. SCHANER, P. J., BROWN, R. L., KIRKSEY, T. D., GUNTHER, R.
    C., RITCHEG, C. R., GRONERT, G. A.: Succinylcholine-induced
    hyperkalemia in burned patients. Anesth. Analg. Curr. Res.
    48, 764 (1969)

35. SZYFELBEIN, S. K., RYAN, J. F.: Use of controlled hypoten-
    sion for primary surgical excision in an extensively burned
    child. Anesthesiology 41, 501 (1974)

36. SZYFELBEIN, S. K.: Anesthetic considerations for major burn
    surgery. ASA-Refresher Courses in Anesthesiology 8, 201
    (1980)

37. TOLMIE, J. D., JOYCE, T. H., MITCHELL, G. D.: Succinylcholine danger in the burned patient. Anesthesiology 28, 467 (1967)

38. TRUNKEY, D. D.: Inhalation injury. Surg. Clin. N. Amer. 58, 6 (1976)

39. VISSER, E. R., TARROW, A. B.: Fluothane for multiple burn dressing anesthetics. Anesth. Analg. Curr. Res. 38, 301 (1959)

40. WARD, C. M., DIAMOND, A. W.: An appraisal of ketamine in the dressing of burns. Postgrad. med. J. 52, 222 (1976)

41. WELCH, G. W.: Anesthesia for the thermally injured patient. In: Burns. A team approach (eds. C. P. ARTZ, J. A. MONCRIEF, B. A. PRUITT). Philadelphia, London, Toronto: Saunders 1979

42. WILTON, T. N. P., COCHRANE, D. F.: Anaesthesia for plastic and faciomaxillary surgery. In: General anaesthesia (eds. T. C. GRAY, J. F. NUNN, J. E. UTTING), 4th ed., vol. II. London, Boston: Butterworths 1980

43. WILSON, R. D.: Anaesthesia and the burned child. Int. Anesth. Clin. 13, 203 (1975)

44. ZELLNER, P. R.: Verbrennungskrankheiten. Therapie der thermischen, elektrischen und chemischen Verletzung. In: Praxis der Intensivbehandlung (ed. P. LAWIN), 4. Aufl. Stuttgart: Thieme 1981

45. ZETTERSTRÖM, H., ARTURSON, G.: Plasma oncotic pressure and plasma protein concentration in patients following thermal injury. Acta anaesth. scand. 24, 288 (1980)

Möglichkeiten und Probleme der medikamentösen Schmerzbehandlung Brandverletzter

Von E. Voigt

Die Schmerztherapie brandverletzter Patienten, hier besonders
unter den Gesichtspunkten großflächiger Verbrennungen mit der
daraus folgenden intensivmedizinischen Behandlung und einer
Vielzahl chirurgischer Interventionen, stellt für alle Beteiligten - Ärzte, Pflegepersonal, Krankengymnasten - ein viel-
seitiges Problem dar.

Ein einfacher Leitfaden für die Schmerztherapie läßt sich nicht
erstellen, zumal in unterschiedlichem Maße so verschiedene Faktoren wie Schmerzintensität, Dauer, psychische Reaktion des Patienten, Pharmakokinetik der einzelnen Analgetika und nicht zuletzt die Gewöhnung eine Rolle spielen. Alle diese Einzelkom-
ponenten sind Teil eines Therapieplanes, welcher auf die Bedürfnisse des einzelnen Patienten ausgerichtet sein muß.

Für eine spezifische Reflexion der Peripherie (d. h. der Noci-
ceptoren) findet sich im Zentralnervensystem kein umschriebe-
nes Korrelat. Ein Schmerzzentrum im Sinne eines lokalisierten
Zentrums ist nicht existent. Die Wahrnehmung eines Schmerzes
beruht auf komplexen Wechselwirkungen zentralnervöser Strukturen und beinhaltet eine Vielfalt von Erscheinungsformen. "Der
Schmerz ist eine Bewußtseinserscheinung, wobei es den unbewuß-
ten Schmerz nicht gibt".

Neurologische Vorgänge, die von einem schädigenden Reiz ausgelöst werden, müssen die Schwelle zu bewußtseinsfähigen Substanzen überschreiten, damit es zu einem Schmerzerlebnis bzw. einer Schmerzwahrnehmung kommen kann (6). Ausgangspunkt jeglicher
Schmerzbetrachtung sind die sinnesphysiologischen Beobachtungen von ROSENBACH (21) und GOLDSCHNEIDER (5), wonach ein peripher angreifender Schmerzreiz zwei Erlebnisse hervorruft:

1. einen schnellen, scharf lokalisierbaren Schmerzreiz, welcher
   sofort wieder verschwindet und in der Regel nicht unangenehm
   ist,
2. eine nach 1/2 - 3/4 s auftretende, nicht genau lokalisier-
   bare, unangenehme Sensation, welche als "Schmerzgefühl" angesprochen werden kann.

Diese zeitlich und charakterlich unterschiedliche Wahrnehmung
beruht auf der von ZOTTERMANN (30) elektrophysiologisch nachgewiesenen unterschiedlichen Leitungsgeschwindigkeit der in-
volvierten Nerven, wobei der schnelle Schmerz von den Aδ2-Fa-
sern und der langsame Reiz durch die marklosen C-Fasern geleitet wird.

Die schnelle Leitung bewirkt über die präsynaptische Hemmung
der C-Fasern eine Verminderung des Einstroms von C-Faserimpul-

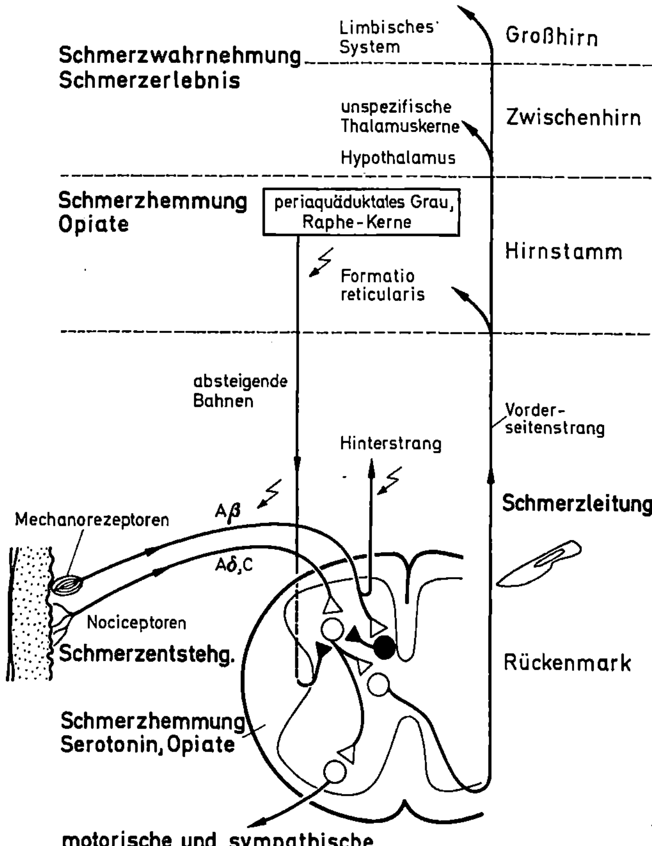

Abb. 1. Schematische Darstellung der Schmerzleitung und Verarbeitung (Aus: Zimmermann, M.: Schmerz aus der Sicht des Physiologen. In: Schmerz (ed. R. FREY), p. 9. Basel, München: Aesopus 1980

sen in die Substantia gelatinosa des Hinterhorns, von MELZACK und WALL (16) als "Gate-control"-Mechanismus bezeichnet.

Aus dieser synaptischen Verschaltung primär nociceptiver Afferenzen (unter Beteiligung der Substanz P als neuralem Überträgerstoff) mit Neuronen vom Lamina-V-Typ sind enkephalinerge inhibitorische Neuronen beteiligt (11). Besetzung der Opiatrezeptoren mit Enkephalin, Morphin oder morphinähnlich wirkenden Analgetika blockiert die Freisetzung von Substanz P und dadurch die Impulsübertragung von den afferenten C-Fasern auf die Dendriten der Interneuronen vom Lamina-V-Typ.

Dieser "Gate-control"-Mechanismus in der Substantia gelatinosa wird zusätzlich durch zerebrale Steuerungszentren überlagert:

1. in der Formatio reticularis des Mittelhirns (8), wo auch Substanzen wie Chlorpromazin, Morphin und Narkotika wirken (26),
2. im Höhlengrau des Aquädukts mit einer reichen Anzahl von Opiatrezeptoren sowie
3. von sensiblen Rindenfeldern der Motorik.

Die aus der Peripherie einlaufenden Schmerzimpulse (Abb. 1)
gelangen nach Umschaltung auf spinaler Ebene über den Tractus
spinothalamicus im Vorderhorn, den Hirnstamm (Formatio reticularis) in vielfältige Thalamuskerne des Zwischenhirns, von
denen die subkortikale Schmerzleitung ausgeht und vorwiegend
zum äußeren Pallidumglied projiziert. Aszendierende Fasern gelangen von hier aus zu sämtlichen Feldern der Großhirnhemi-
sphäre.

Das Pallidum ist das entscheidende Zentrum für den langsamen
Schmerz und das Schmerzerlebnis (7) und hat den höchsten Gehalt an Metenkephalinen (9) und Opiatrezeptoren (24). Die einlaufenden afferenten Impulse im Thalamusgebiet werden durch
das limbische System als endokrinem und psychischem Regulationssystem beeinflußt.

Aus zahlreichen Mitteilungen (2, 17, 18, 28) geht hervor, daß
die Schmerzbewertung und Verarbeitung durch individuelle Einflüsse, wie Angst, emotionale Konfliktsituationen, Streß und
die Persönlichkeitsstruktur des einzelnen, beeinflußt wird.
Diese psychische Überlagerung der Schmerzverarbeitung wird einerseits besonders deutlich beim verwundeten Soldaten, der häufig weit weniger über Schmerzen klagt, als aufgrund der Verletzung angenommen werden müßte (1), und auf der anderen Seite
beim Verbrennungspatienten, welcher beim Verbandwechsel, Physiotherapie oder nach operativen Eingriffen starke Schmerzen
erwartet (12).

Aus den bisher kurz umrissenen physiologischen Grundlagen ergeben sich für das Schmerzerlebnis und die Verarbeitung zwei
Mechanismen:
1. ein Zuviel an nociceptivem Einstrom,
2. ein Zuwenig an zentraler Dämpfung und Kontrolle.

Dementsprechend können für die Schmerztherapie mehrere Angriffspunkte für Pharmaka berücksichtigt werden, wobei je nach Lage
ein einzelner Mechanismus oder eine Kombination zur Anwendung
kommen kann:

1. Peripherer Angriffspunkt: Prostaglandinmechanismus.
2. Zentraler Angriffspunkt: Spezifische Rezeptoren im ZNS.
3. Neuraler Angriffspunkt: Elektromechanismen des Neuriten.
4. Psychischer Angriffspunkt: Perzeption und limbisches System.

Ad 1:
Prostaglandine und andere Oxidationsprodukte der Arachidonsäure
nehmen in der Symptomatologie der Entzündung und der entzündungsbedingten Schmerzen eine zentrale Stellung ein, wobei sie durch
andere Entzündungsmediatoren wie Bradykinin, Histamin oder Serotonin modifiziert werden können. Geeignete Reize (chemisch,
neuronal, mechanisch) setzen Arachidonsäure aus ihren Bindungs-
stellen an den Phospholipiden der Zellmembran frei. Diese Arachidonsäure wird im folgenden oxidiert zu den hyperalgetisch
wirkenden Produkten Prostazyklin, Thromboxanen und Leukotrienen.
In dieser "Arachidonkaskade" (23) greifen die analgetisch-antipyretisch wirkenden Medikamente an mit einer Hemmung der Prosta-
glandinbildung.

Ad 2:

Bei der Beeinflussung der Schmerzleitung und Verarbeitung sind
Opiatrezeptoren (δ- und μ-Rezeptoren) in vielfältigen Strukturen des ZNS beteiligt. Bei der Wechselwirkung der Opiate mit
diesen Rezeptoren sind zwei Mechanismen von Bedeutung, die Affinität und die Intrinsic activity.

Die Affinität beschreibt dabei das Bindungsvermögen der Liganden. Je höher die Affinität, desto geringere Dosen werden für
eine bestimmte Wirkung benötigt. Die Intrinsic activity beschreibt die Fähigkeit einer Substanz, am Rezeptor eine Wirkung auszulösen.

Die reinen Agonisten (Opiate) haben eine volle Intrinsic activity und ihre Wirkung richtet sich ausschließlich nach ihrer
Affinität zum Rezeptor. Fehlende Intrinsic activity löst trotz
Bindung am Rezeptor keine Wirkung aus, verhindert aber die Bindung des Agonisten (z. B. Naloxon). Dazwischen liegen die Partialagonisten, wie z. B. Pentazocin und Buprenorphin, wobei
letzteres eine hohe Affinität besitzt. Durch Besetzung aller
Liganden wird der "Ceiling effect" hervorgerufen, wobei eine
weitere Dosiserhöhung keine Verbesserung der Analgesie mehr er-
bringt und die Nebenwirkungen zunehmen.

Ad 3:

Die Lokalanästhetika blockieren die Nervenimpulsleitung durch
Verlangsamung bzw. Verminderung des Ionenaustausches durch die
Nervenmembran und stabilisieren somit das Membranpotential. Es
kann somit lokal oder regional die Schmerzleitung blockiert
werden.

Ad 4:

Wie schon angedeutet, wird die Schmerzwahrnehmung und Verarbeitung stark durch die psychische Reaktionslage des Patienten
überlagert und zentral wirkende Neuroleptika können somit als
wichtiges Adjuvans zur Schmerztherapie herangezogen werden.
Dies ist besonders günstig, wenn sie zusätzlich eine antiemetische Komponente besitzen, um die unangenehmen Nebenwirkungen
stark wirkender Analgetika zu kupieren.

Von den im Handel erhältlichen etwa 600 Präparaten seien zur
Klassifizierung nur einige Medikamente herausgegriffen (Tabelle 1).

Für leichte Schmerzen, vor allem peripher entzündungsbedingt,
eignen sich Präparate wie Acetylsalicylsäure, Paracetamol,
Phenacetin und Metamizol mit einer Wirkungsdauer von etwa 3 -
5 h.

Starke, anhaltende Schmerzzustände, vor allem, wenn der Schmerz
seine ursprüngliche Funktion als Warnfunktion für den Organismus verloren hat, bedürfen des Einsatzes stark wirksamer, zentral angreifender Analgetika aus der Gruppe der Morphinagonisten
und Partialagonisten (Tabelle 2).

Tabelle 1. Peripher angreifende analgetisch-antipyretisch wirkende Medikamente

Substanz	Handelsname	durchschnittliche analgetische Dosis (mg)	Wirkungs- dauer (h)
Acetylsalicylsäure	Aspirin Aspisol	500 - 4.000 i.m., i.v.	3
Paracetamol	Ben-u-ron	500 - 1.000 oral	3 - 4
Phenacetin		500 - 1.000 oral	3 - 4
Metamizol	Novalgin	500 - 1.000 i.m., i.v.	3 - 5

Wegen der in Abhängigkeit von der Dosierung auftretenden Nebenwirkungen (Tabelle 3) ist die Kombination mit Neuroleptika, An-
tiemetika und Parasympathikolytika angezeigt. Nicht zu verharm-
losen ist die bei längerer Applikation mögliche Suchtgefahr,
die bei dem Partialagonisten Buprenorphin allerdings gering erscheint (10).

Bei den stark wirksamen, zentral angreifenden und daher auch
mit den entsprechenden Nebenwirkungen behafteten Analgetika
sollten die pharmakokinetischen Eigenschaften des Medikaments
geläufig sein, um eine optimale Medikation mit den geringsten
Nebenwirkungen zu erzielen.

Zur Beschreibung der Pharmakokinetik eignet sich ein offenes
2-Kompartiment-System (3), bei dem das Pharmakon in das zentrale Kompartiment eingebracht und aus demselben eliminiert
wird (Abb. 2).

Die Geschwindigkeit der Konzentrationsabnahme im zentralen Kompartiment hängt von der Bindung z. B. an Albumin, der Über-
trittsgeschwindigkeit nicht gebundener Fraktionen ins periphere Kompartiment und der Eliminationsgeschwindigkeit aus dem
zentralen Kompartiment ab.

Nach der i.v. Applikation wird das Medikament in Abhängigkeit
vom Permeabilitätskoeffizienten und der Durchblutung aus dem
zentralen in das periphere Kompartiment abströmen und die Plasmakonzentration abfallen. Bei gleichzeitig ablaufender Elimination aus dem zentralen Kompartiment wird sich im Punkt des
Steady state die Verschiebung umkehren und nun das Pharmakon
in das zentrale Kompartiment zurückströmen und dort zu einem
nun langsamen Konzentrationsabfall führen.

Diese pharmakokinetischen Gesichtspunkte spielen immer dann eine besondere Rolle, wenn die Wirksamkeit eines Medikaments durch

Tabelle 2. Zentral angreifende Analgetika bei starken Schmerzen

Substanz	Handelsname	relative analgetische Wirkung (Morphin = 1)	durchschnittliche analgetische Dosis (mg)		Wirkungs-dauer (h)
Morphin	Amphiolen	1	10	i.m.	4 - 5
Levophanol	Dromoran	3	2,0	i.m.	4 - 5
Dextromoramid	Jetrium	3	5,0	oral	4 - 5
Levomethadon	Polamidon	2	5,0	oral	4 - 5
Piritramid	Dipidolor	0,7	15	i.m.	4 - 6
Pentazocin	Fortral	0,5	30, 50	i.m.	2 - 4
Tramadol	Tramal	0,3, 0,4	50 i.m., i.v., s.c.		3 - 5
Pethidin	Dolantin	0,1	50	oral	1 - 4
Dextropropoxyphen	Delvin-ret.	0,04	150	oral	3 - 5
Buprenorphin	Temgesic	30	0,3	i.m., i.v.	2 - 12

Tabelle 3. Medikamentenauswahl bei leichten, mäßigen und starken Schmerzen und mögliche Nebenwirkungen

Leichte Schmerzen		
Acetylsalicylsäure	Aspirin	Aggregationshemmung
Paracetamol	Ben-u-ron	Leberschäden
Metamizol	Novalgin	Agranulozytose, anaphylaktischer Schock
Mäßige Schmerzen		
Pentazocin	Fortral	Müdigkeit, Senkung der Krampf-
Nefopam	Ajan	schwelle, Übelkeit, Obstipa-
Dextropropoxyphen	Delvin	tion, Hypotonie, Atemdepres-
Tramadol	Tramal	sion, eventuelle Abhängigkeit
Tilidin	Valoron	
Starke Schmerzen		
L-Methadon	Polamidon	Spastische Obstipation,
Pethidin	Dolantin	Miktionsbeschwerden, Nausea,
Morphin		dosisabhängige Atemdepression,
Piritramid	Dipidolor	Suchtgefahr
Buprenorphin	Temgesic	

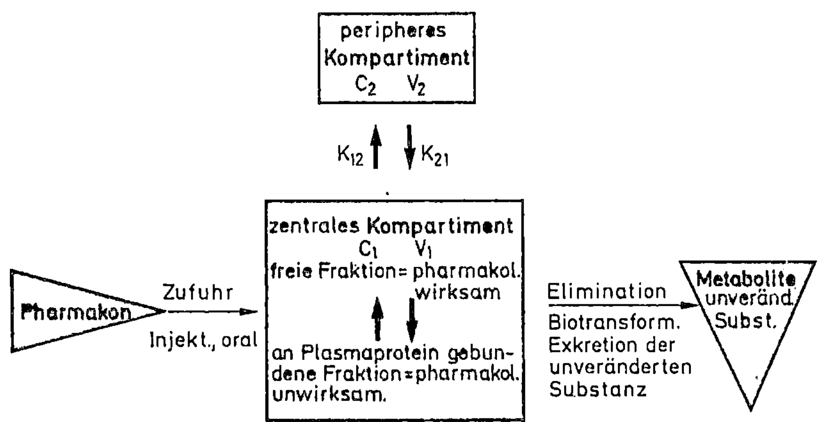

Abb. 2. Pharmakokinetik im offenen 2-Kompartiment-System (Modifiziert nach **3**)

diese Verteilungsvorgänge zunächst terminiert wird, wie z. B. beim Fentanyl. Eine wiederholte Applikation unter Narkose oder auch beim beatmeten Verbrennungspatienten kann dann zu einer unerwünschten Kumulation (20) und eventuell zu einer Remorphinisierung mit entsprechenden Komplikationen führen.

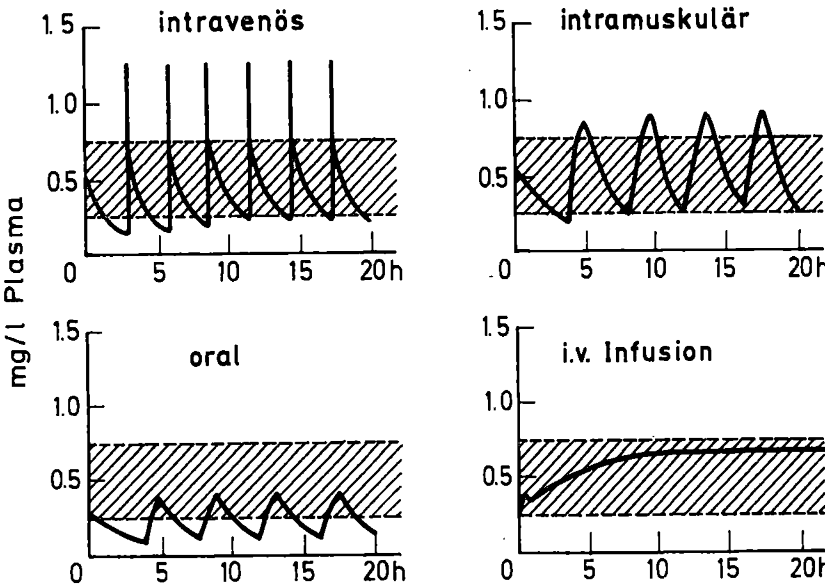

Abb. 3. Blutspiegelkonzentrationen bei verschiedenen Applikationsweisen (Nach 15)

Im Verlaufe der ersten zwei Wochen nach einer großflächigen Verbrennung ist mit einer deutlichen Beeinflussung der Pharmakokinetik zu rechnen. In der frühen Schockphase liegt eine erhebliche Verkleinerung des zentralen Kompartiments vor, so daß eine "Normdosierung" eines stark wirkenden Analgetikums zu einer Überdosierung mit entsprechender Nebenwirkung führen muß.

Mit dem intravasalen Verlust eiweißreicher Flüssigkeit in das Interstitium der verbrannten Körperoberfläche nimmt das periphere Kompartiment zu und kann aufgrund des hohen Eiweißgehalts vermehrt Substanzen binden, die dann nur langsam über das zentrale Kompartiment zur Elimination gelangen und somit in der Resorptionsphase zu länger erhöhten Plasmaspiegeln führen.

Verminderung der Fettdepots, der Muskelmasse und Verkleinerung der Hautoberfläche führen in der weiteren Phase der Verbrennungskrankheit zu einer Abnahme des peripheren Kompartiments.

Für die Therapie langanhaltender Schmerzzustände ist es daher wichtig, eine für die Wirkung ausreichende Konzentration über längere Zeit ohne die Gefahr einer Kumulation zu erzielen. Die Form der Applikation spielt unter diesen Bedingungen dann eine Rolle, wie aus einer simulierten Pethidinplasmakonzentration (15) (Abb. 3) ersichtlich ist. Nach intravenöser Applikation werden hohe Konzentrationsspitzen mit dem Risiko von Nebenwirkungen erreicht. Die Wirkkonzentration sinkt schnell unter die analgetisch wirksame Grenze.

Die intramuskuläre Applikation bringt bei größeren Dosierungsintervallen einen günstigeren Verlauf der Plasmakonzentration, wird aber durch die Resorptionsverhältnisse beeinflußt.

Die ungünstigste Wirkung wird bei einer oralen Applikation erreicht. Auch hier spielt die wechselnde Resorptionsgeschwindigkeit und der "First-pass"-Effekt in der Leber eine Rolle.

Die gleichmäßigste Konzentration wird bei einer kontinuierlichen intravenösen Applikation nach einer Initialdosis (Loading dosis) erreicht.

Einschränkung der Leber- und Nieren-Clearance führen nicht nur zu einer verlangsamten Elimination der Wirkstoffe an sich und damit längerer Bioverfügbarkeit, sondern ebenfalls zur Retention der Abbauprodukte. Im Falle des Pethidins entsteht das wesentlich toxischer wirkende Norpethidin und aus dem Diazepam das N-desmethyl-Diazepam.

Letzteres hat die gleichen Eigenschaften wie das Diazepam (27), und in vielen Fällen wird dieser Metabolit für die langsame Aufwachphase nach prolongierter Applikation verantwortlich sein. Bei prolongierter Therapie, z. B. 10 mg vierstündlich, muß die Dosierung nach einigen Tagen zurückgenommen werden, um eine verzögerte Erholungsphase zu vermeiden (4).

Der brandverletzte Patient hat in Abhängigkeit vom Grad und Ausdehnung der Verbrennung erhebliche Schmerzen und erwartet Schmerzen im Verlauf der Behandlung. Dazu kommt die Furcht vor Entstellung. Es muß daher alles unternommen werden, ihm die Schmerzen, Angst und Diskomfort zu nehmen, und zwar in dem Rahmen, den die Situation und die Sicherheit erlauben. In den frühen Stadien der Verbrennung werden sich stark wirkende, zentral angreifende Analgetika häufig nicht umgehen lassen.

Die hiermit verbundenen Nebenwirkungen müssen dann in Kauf genommen werden und durch zusätzliche Medikation so gering wie möglich gehalten werden. Neben der möglichen Atemdepression, die beim beatmeten Patienten natürlich keine Rolle spielt, sind dies vor allem Nausea und Obstipation. Es eignen sich Medikamente aus der Gruppe der Benzodiazepine und Phenothiazine mit ihren in Abhängigkeit von der Dosierung zu erwartenden Eigenschaften, wie Sedierung, Anxiolyse und antiemetische Komponente. Einsatz und Dosierung richten sich nach dem Zustand des Patienten.

Gute Erfahrungen in den letzten sieben Jahren bei 1.500 polytraumatisierten Patienten wurden von MARGENET et al. (14) von dem altbekannten "Cocktail lytique" berichtet, mit 50 mg Promethazin als Antihistaminikum, 50 mg Chlorpromazin mit seinen neuroleptischen, sedierenden und adrenolytischen Eigenschaften sowie 100 mg Pethidin als analgetische Komponente in 20 ml NaCl-Lösung. Die Applikation erfolgte kontinuierlich mittels einer Infusionspumpe mit 0,02 - 0,04 mg Pethidin/kg/h. Unerwünschte Nebenwirkungen wurden bei dieser Therapie nicht beobachtet.

Neben der systemischen Applikation stark wirksamer Analgetika bietet sich bei diffusen großen Schmerzzonen die peridurale Applikationsweise über einen Katheter an (13). Dies setzt natürlich eine nicht verbrannte Hautoberfläche im Bereich des

Rückens voraus. Bei einer Liegedauer von 101 - 170 Tagen und
über 300 Injektionen wurden von ZENZ und Mitarbeitern (29)
keine Infektionen beobachtet. Da die Keimbesiedlung der Haut
aber vor allen Dingen Ursachen für das Einwandern von Bakterien
in den Periduralraum darstellt (22), dürfte die Anwendung dieser Technik nur auf den Zeitraum beschränkt bleiben, bevor eine massive Keimbesiedlung der großen Wundflächen erfolgt ist.

Bei peripher entzündungsbedingten Schmerzen in den verbrannten
Hautarealen kann versucht werden, mit kontinuierlicher Applikation von Acetylsalicylsäure oder Metamizol in den schmerzaus-
lösenden Prozeß einzugreifen. In den meisten Fällen wird sich
eine Kombination mit zentral angreifenden Analgetika, allerdings in geringerer Dosierung, nicht vermeiden lassen.

Die psychische Führung des Patienten nimmt bei der gesamten
Therapie einen hohen Stellenwert ein (12). Die persönliche Zu-
wendung und das Eingehen auf die Belange des Patienten, eine
ausreichende Sedierung, besonders für die Nacht, und die zeitgerechte und ausreichende Analgesie haben sich nach psycho-
metrischen Testen (19) als besonders wertvoll erwiesen.

Literatur

1. BEECHER, H. K.: Resuscitation and anesthesia for wounded
   man: the management of traumatic shock. Springfield/Ill.:
   Thomas 1949

2. BEECHER, H. K.: Measurement of subjective responses, quantitative effects of drugs. Oxford, New York: Univ. Press
   1959

3. CURRY, St. H.: Drug disposition and pharmacokinetics. Oxford:
   Blackwell 1977

4. GAMBLE, J. A. S., DUNDEE, J. W., GRAY, R. C.: Plasma diazepam concentrations following prolonged administration.
   Brit. J. Anaesth. 48, 1087 (1976)

5. GOLDSCHNEIDER, A.: Das Schmerzproblem. Berlin: Springer 1920

6. HASSLER, R.: Über die antagonistischen Systeme der Schmerz-
   empfindung und des Schmerzgefühles im peripheren und zentralen Nervensystem. In: Pentazocin (eds. St. KUBICKI, G. A.
   NEUHAUS), p. 1. Berlin, Heidelberg, New York: Springer 1981

7. HASSLER, R., RIECHERT, T.: Klinische und anatomische Befunde bei thalamischen Schmerzoperationen am Menschen. Arch.
   Psychiat. Nervenkr. 200, 93 (1959)

8. HERNANDEZ-PEAN, R., SCHERRER, H., VELASCO, M.: Central influences on afferent condition in the somatic and visual
   pathway. Acta Neurol. Latinoamer. 2, 8 (1956)

9. HONG, Y. S., YANG, H.-Y. T., FRATTA, W., COSTA, E.: Determination of methionine enkephalin in discrete regions of rat brain. Brain Res. 134, 383 (1977)

10. JASINSKI, D. R.: Human pharmacology and abuse potential of the analgesic Buprenorphine. Arch. gen. Psychiat. 35, 501 (1978)

11. JESSEL, T. M., IVERSEN, L. L.: Opiate analgesics inhibit substance P release from rat trigeminus nucleus. Nature 268, 549 (1977)

12. KLEIN, R. M., CHARLTON, J. E.: Behavioral observation and analysis of pain behavior in critically burned patients. Pain 9, 27 (1980)

13. MAGORA, F., OHLSHWANG, D., EIMERL, D.: Observations on extradural morphine-analgesia in various pain conditions. Brit. J. Anaesth. 52, 247 (1980)

14. MARGENET, A., ROMANO, P., HROVDA, P., ROUJAS, F., HUGENARD, P.: Fight against pain in polytraumatized patients: Use of a "lytic cocktail". Pain, Suppl. 1, 114 (1981)

15. MATHER, L. E., TUCKER, G. T., PFLUG, A. E., LINDOP, M. J., WILKERSON, C.: Meperidine kinetics in man. Intravenous injection in surgical patients and volunteers. Clin. Pharmacol. Ther. 17, 21 (1975)

16. MELZACK, R., WALL, P. C.: Pain mechanisms: a new theory. Science 150, 971 (1965)

17. MERSKEY, H., BOYD, D.: Emotional adjustment and chronic pain. Pain 5, 173 (1978)

18. MERSKEY, H., SPEAR, F. G.: Psychological and psychiatric aspects. London: Ballière, Tuidall and Cassel 1967

19. MILLER, W. C., GARDNER, N., MLOTT, S. R.: Psychological support of severely burned patients. J. Trauma 16, 722 (1976)

20. NOVACK, G. D., BULLOCK, J. C., EISELE, J. H.: Fentanyl: cumulative effects and development of short term tolerance. Neuropharmacology 17, 77 (1978)

21. ROSENBACH, O.: Über die unter physiologischen Verhältnissen zu beobachtende Verlangsamung der Leitung von Schmerzempfindungen bei Anwendung von thermischen Reizen. Dtsch. med. Wschr. 10, 338 (1884)

22. SAADY, A.: Epidural abscess complicating thoracic epidural analgesia. Anesthesiology 44, 3 (1976)

23. SCHRÖR, K.: Akute Entzündung - Prostaglandine-Antiphlogistische Therapie. In: Schmerz (ed. R. FREY), p. 137. Basel, München: Aesopus 1981

24. SIMANTOV, R., SNAWMAN, A. M., SNYDER, S. H.: A morphine-like factor "enkephalin" in rat brain: subcellular localization. Brain Res. 107, 650 (1976)

25. TAEGER, K.: Pharmakokinetik der Opiate Dolantin, Morphin und Fentanyl. Anästh. Intensivmed. 22, 28 (1981)

26. TAKAGI, H., SATOK, M., DAI, T., KAWASAKI, K., AKAIKE, A.: Indirect and direct depressive effects of morphine on activation of lamina-V-cell of the spinal dorsal horn induced by intraarterial injection of bradykinins. Arch. int. Pharmacodyn. Ther. 221, 91 (1976)

27. TOSI, G. C., TOSI, E. C., HATTIB, J. R.: The use of N-desmethyl diazepam in outpatients suffering from insomnia. Curr. Ther. Res. 15, 460 (1973)

28. WOODFORDE, J. M., MERSKEY, H.: Personality traits of patients with chronic pain. J. psychosom. Res. 16, 167 (1972)

29. ZENZ, M., PIEPENBROCK, S., SCHAPPLER-SCHEELE, B., HÜSCH, M.: Peridurale Morphin-Analgesie. Anaesthesist 30, 508 (1981)

30. ZOTTERMANN, Y.: Nervous mechanism of touch and pain. Acta psychiat. scand. 14, 91 (1933)

Physiotherapie und Rehabilitation Schwerverbrannter

Von G. Zellweger und W. Künzi

Die Physiotherapie, Ergotherapie und Rehabilitation Schwerverbrannter beginnt beim Eintritt des Patienten ins Spital. Einige Maßnahmen dienen der Aufrechterhaltung des Gesamtorganismus, andere der Erhaltung einzelner Gliederfunktionen.

Zur Mobilisation

Der mobilisierte Patient stimuliert alle Organfunktionen. Das Zentralnervensystem erhält Reize von außen, was wichtig ist bei der üblichen Isolation. Das Krankheitsgefühl wird so von Anfang an vermindert und dem Patienten werden die noch vorhandenen persönlichen Möglichkeiten aufgezeigt. Die Erhaltung von Gleichgewichtssinn, des Gefäßtonus und der Beweglichkeit ist am Anfang besser möglich als später. Dem Raubbau an den Muskeln wird dabei entgegengewirkt. Obwohl der Kreislauf durch den gesteigerten Metabolismus beansprucht ist und eine weitere Steigerung wenig sinnvoll erscheint, wird durch die Mobilisation eine Umverteilung der Perfusion bewirkt. Insbesondere ist dies für die Lungen wichtig, die sich beim Sitzen oder Gehen zudem anders entfalten als beim liegenden Patienten. Das Verbrennungsödem wird rascher eliminiert, was wiederum den einzelnen Organ- bzw. Gliederfunktionen zugute kommt. Die Darmfunktion, gestört durch Flüssigkeitsverschiebungen, Perfusionsverminderung, Inappetenz, Änderung der Nahrungszusammensetzung, schmerzhafte Sphinkterfunktion und Schmerzmittel, wird aktiviert.

Zu den Atemorganen

Alle Behandlungsmöglichkeiten der Atemorgane müssen ausgenützt werden. Der Verbrannte verlangt dabei genügende Schmerzmedikation und unbedingt, aber problemlos möglich, ein steriles Arbeiten. Die Hochlagerung des Oberkörpers vermindert das Ödem in Gesicht, Mund, Pharynx und Hals, so daß oft auf eine Intubation verzichtet und mit guter Glottisfunktion gerechnet werden kann. Solange Hustenstöße und tiefe Atemexkursionen möglich sind, ist die Reinigung der Bronchien und die Entfaltung der Lungen gewährleistet. Äußerlich erleichtern Entlastungsschnitte des Verbrennungspanzers an Hals, Thorax und Abdomen die Spontanatmung. Bei Sekretstauung, Flüssigkeitsanschoppung und starkem Larynxödem muß intubiert und eventuell beatmet werden. Der Beatmete wird umgelagert. Auch die Bauchlage hat sich dabei bewährt (besonders im Zusammenhang mit gleichzeitigen Hauttransplantationen der Rückseite des Patienten). IPPB mit und ohne Broncholytika beim kooperativen Patienten, eventuell CPAP beim intubierten, beugen der Atelektasenbildung und Flüssigkeitsansammlung vor. Ballon- bzw. Wassergefäßblasen oder, in umgekehrter Richtung, Apparate, die ein tiefes Luftholen erfordern, sind weitere Möglichkeiten.

Zur Psyche

Den Patienten nach dem einschneidenden Ereignis der Verbrennung völlig alleine mit Schmerzen in fremder Umgebung zu lassen, ist nicht richtig. Angehörige können hier oft helfen, müssen aber ebenso gut wie der Patient auf die kommenden Veränderungen vorbereitet werden. Einfache Verrichtungen, wie das Eingeben von Essen beim dick verbundenen Patienten, fördern oft die Familienbeziehung. Ablenkende Maßnahmen, wie Vorlesen von Briefen und Zeitungen, Schreiben, Erledigung persönlicher Angelegenheiten, Spielen - also das Aufrechterhalten eines normalen Tagesablaufs - ist auch unter Sterilitätszwang möglich. Oft lassen sich funktionelle Erfolge erst mit Instrumentenspiel, Abschlüssen einer kaufmännischen Lehre mit Schreibmaschinenschreiben usw. erzielen. Der Spitalaustritt ist manchmal dramatisch, weil die schützende Umgebung wegfällt. Der Einbezug der ganzen Familie ist anzustreben. Die Patienten sind dann oft stimmungslabil, können trotz Müdigkeit nachts nicht schlafen, klagen über lästiges Jucken und sind entmutigt, weil die Narbenbildung trotz intensiver Therapie während Monaten nur zunimmt. Ein Jahr später beginnen die Patienten zu realisieren, daß sie niemals ihr früheres Aussehen wiedererlangen werden, daß Narben und Funktionseinbußen bestehen bleiben. Dem Patienten kann man durch offene Darstellung weiterer therapeutischer Möglichkeiten der beruflichen Änderungen und durch Aufdecken, wie andere Patienten die Probleme gelöst haben, helfen.

Zur funktionellen Therapie

Verbrennungen, die innert zwei Wochen spontan heilen, hinterlassen keine Narben. Zudem entstehen weniger Narben, wenn die nicht spontan heilenden Narben frühzeitig und in ihrer Gesamtheit verschlossen werden. Dies verlangt bei ausgedehnten Verbrennungen ein auf wiederholten Operationen aufgebautes Behandlungsprogramm. Es dürfen keine Lagerungsschäden auftreten, die in Zusammenhang mit der Zirkulationsveränderung und starkem Ödem Gewebsnekrosen und Nervenfunktionsstörungen auslösen können. In der Anfangsphase ist die Mobilisation auch einzelner Glieder anzustreben. Während der Einheilung der Hauttransplantate ist die Ruhigstellung oberstes Gebot. Ein lückenloser Wundschluß ermöglicht frühzeitige funktionelle Übungen mit Kontrolle der Bewegungsabläufe, um falsche Bewegungsmuster zu verhindern. Gelegentlich sind Fixationen zur Vermeidung von Kontrakturen und Fehlstellungen nötig. Gipsverbände, auch steril, machen tägliche Korrekturen möglich. Kunststoffschienen sind für längere Tragdauer angenehmer.

Zur Nachbehandlung

Kompression der Verbrennungsnarben vermindert ihre Hypertrophierung, reduziert die Hyperämie und damit den Juckreiz und läßt eine geschmeidigere Haut entstehen. Kompressionskleidung muß Tag und Nacht bis zum Ende der Phase der aktiven Narbenbildung, also bei Erwachsenen ca. acht Monate, beim Kind ein bis zwei Jahre, getragen werden. Daneben werden täglich alle Salbenrückstände, Talg und Schweißabsonderungen sowie Epithelabschilferungen durch reichliches Waschen mit Seife entfernt,

bei besonders empfindlicher Haut mit Kamillen- oder Hamamelis-
wasser. Schaumbäder, alternierend mit Ölbädern, lassen sich
auch durchführen. Etwas Einölen wird als angenehm empfunden,
hingegen nützen Salben zur Verhinderung der Narbenhypertrophie-
rung recht wenig. Die der Sonne exponierten Narben werden hyper-
pigmentiert, aber hypertrophieren wahrscheinlich etwas weniger.
Man achte auf Haltungsschäden, insbesondere des wachsenden Kindes, die durch Haltungsturnen korrigiert bzw. verhindert werden. Halbjährliche Kontrollen ermöglichen rechtzeitige Entlastung der Kontraktursträng durch Hauttransplantationen und
gewährleisten damit eine normale Entwicklung von Skelett, Muskulatur und anderen Organen, z. B. des Busens. Sonst sind Kor-
rekturoperationen möglichst erst nach Beruhigung der Narbe
durchzuführen. Kortisoninjektionen haben erst nach Überschreiten der aktivsten Narbenbildungsphase einen Sinn. Bei einzelnen Patienten hat die Bindegewebsmassage eine Lockerung des
Gewebes herbeigeführt, bei anderen wurde die Narbenbildung an-
geregt. Ob Ultraschall nützlich ist, ist ungewiß.

Zum Gesicht

Patienten mit Mikrostomie werden angehalten, die Zähne gut zu
pflegen, weil der Zahnarzt nicht im Munde arbeiten kann. Kau-
gummi zur Erhaltung der Mimik ist bei den Jungen beliebt.

Zum Hals

Mit der Kompressionsschleuder kann die normale Halsform weitgehend erhalten bleiben. Bei tiefen Halsverbrennungen sind aber
sekundäre Korrekturen nötig, nach jeder Operation folgt eine
langdauernde Formgebung durch Kompression.

Zur Axilla

Eine Schienung bis zur Beruhigung der Narbe ist unmöglich, wohl
aber in Abduktion bis zur Wundheilung. Die Beweglichkeit kann
beim Kind trotz starker Strangbildung wieder vollständig erreicht und bei maturer Narbe durch Z-Plastiken und Hautein-
setzen normalisiert werden. Beim Erwachsenen ist trotz intensiver Bewegungstherapie meist mit einer Einschränkung der Schul-
terfunktion zu rechnen.

Zum Ellbogen

Wie an allen Beugestellen ist auch hier die Kontrakturtendenz
groß. Nur ist die Flexion hier wichtiger als die Extension.
Gipsfixation in gestreckter und/oder gebeugter Stellung, eventuell nur nachts, verringert die Narbenbildung und verbessert
die Funktion. Auf jeden Fall achte man auf gepolsterte Lagerung
des Ellbogens, da der N. ulnaris infolge Immobilisation gelegentlich Druckschäden bekommt. Heterotope Verknöcherungen treten unter anderem auch am Ellbogen auf. Bewegungsschmerzen und
zunehmende Steifigkeit trotz geheilter Wunden nach vier bis
sechs Wochen erfordern ein Röntgenbild, auf dem flaue Verschat-
tungen sichtbar werden. Therapeutisch haben nur vollständige
Ruhigstellung während Monaten und eine operative Sanierung,
frühestens sechs bis zwölf Monate später, einen gewissen Erfolg.

Zur Hand
Hier ist intensive Bewegungstherapie nötig. Sind die Wunden
geschlossen, erleichtern warme Paraffinbäder die Bewegung.
Steigerung der Kraft sowie Geschicklichkeitsübungen durch Spiel,
gezielte Bewegungen und Arbeit sind Domäne der Ergotherapeutin.
Nachtschienen verhindern die Streckung in den Metakarpophal-
angialgelenken sowie die Krallenfingerbildung, die besonders
am randständigen Kleinfinger markant ist. Lädierte Strecksehn-
nen erfordern eine Gestreckthaltung während ca. zwei Monaten
mittels Kirschner-Drähten oder Schienung, um keine Knopfloch-
deformitäten zu erhalten. Nasse, kalte Handinnenflächen sind
besonders im Winter unangenehm, so daß der stark Verbrannte an
den Akren friert, aber den Rest des Körpers eher entblößt läßt,
weil er sofort schwitzt.

Zu den Beinen
Bei Erwachsenen gibt es wegen der Schwere der Beine keine Fle-
xionskontrakturen in Hüfte und Knie, wohl aber bei Kindern.
Rechtzeitige Fixation, z. B. durch Gips, verhindert die Kon-
traktur und verringert die Narbenbildung. Kompression mittels
elastischer Bandagen ermöglicht ohne allzu starke Schmerzen eine Mobilisation. Dies wiederum verringert die Spitzfußgefahr,
die bei schwerer Verbrennung, insbesondere bei Läsion der Sehnen, stets vorhanden ist. Stark hypertrophe Narben in der Mal-
leolengegend lassen sich bei tiefer Verbrennung auch mit dicken
Transplantaten und guter Kompression kaum vermeiden. Man trach-
te danach, die Beweglichkeit zu erhalten.

Zusammenfassend wird betont, daß der Verbrannte möglichst mobilisiert werden muß, um den Gesamtorganismus zu stimulieren
und zu normalisieren. Unangenehme Narbenprobleme ergeben sich
vor allem an Hals, Schulter, Kleinfinger und Fußgelenk, die ein
strenges Programm der Kompression, Schienung und Bewegung erfordern.

Literatur

1. KLÖTI, J., POCHON, J. P.: Long-term therapy of second and
   third degree burns in children using Jobst-compression suits.
   Scand. J. plast. reconstr. Surg. _13_, 163 (1979)

2. MALICK, M. H.: Management of the severely burned patient.
   Brit. J. Occupational Therapy, April 1975, p. 76

3. SOYKA, P., ZELLWEGER, G.: Betamethason zur Behandlung von
   hypertrophen Narben. Helv. chir. Acta _47_, 137 (1980)

4. WILLIS, B.: The use of orthoplast isoprene splints in the
   treatment of the acutely burned child: A preliminary report.
   Amer. J. Occupational Therapy _23_, 57 (1969)

5. WILLIS, B.: The use of orthoplast isoprene splints in the
   treatment of the acutely burned child: A follow up. Amer.
   J. Occupational Therapy _24_, 187 (1970)

Möglichkeiten und Erfordernisse für die Behandlung von Schwerverbrannten im Katastrophenfall

Von G. Zellweger, E. Frei und W. Künzi

Eine medizinische Katastrophe ist eine Situation, die uns personell und materiell so überfordert, daß wir keine effektvolle Hilfe bringen können. Es ist Aufgabe des Arztes, durch Triage und Planung seiner Therapieeinsätze möglichst viele Patienten am Leben zu erhalten. Dazu gehört auch die Vorausplanung einer entsprechenden Organisation am Katastrophenort, in der Region unter Berücksichtigung der verfügbaren Spitäler, eventuell über Landesgrenzen hinaus, und im eigenen Spital. Der allgemeine Organisationsplan ist katastrophenspezifisch, nicht verbrennungsspezifisch. Die Grundlagen für eine mögliche Behandlung Verbrannter sollen hier erarbeitet werden.

Die Anzahl der Patienten bei einer Katastrophe zeigt Tabelle 1. Die Gesamtzahlen sind überwältigend. Um im Spital überhaupt eine Arbeit zu ermöglichen, braucht es vier verschiedene Einrichtungen:

1. Raum für Behandlung und Pflege hospitalisierter, lebender Brandopfer.
2. Raum für ambulant behandelbare Brandgeschädigte.
3. Raum für Tote.
4. Raum für die Angehörigen.

Bei den meisten Brandkatastrophen gelangen auch Tote ins Spital und müssen als solche erkannt und bald identifiziert werden. Angehörige treffen erwartungsgemäß bald ein.

Wegen der Vielzahl moderner Rettungsmittel und der eingeübten Organisationen wird der Abtransport der meisten Verletzten sofort erfolgen. (Transportkapazität ohne Helikopter im Raume Zürich beträgt 100 - 120 liegende Patienten.) Viele Patienten werden mit Taxis oder von Passanten ins Spital gebracht. Ein Aufnahmeraum muß also sofort zur Verfügung stehen.

Beispiele für Verbrennungskatastrophen

Bei den großen Katastrophen wurden die Opfer vielfach etwas verteilt, beim Cocoanut Grove Disaster auf drei Spitäler (39, 131, 11 Patienten), beim Los Alfaques Disaster 58 Patienten in Barcelona, 82 in Valencia. Leider fehlen Unterlagen über die Patienten, die immer noch in Massen behandelt werden mußten, denn im Falle des Zirkusbrandes wird z. B. kurz darauf nur noch von sieben Patienten gesprochen, die mit Homograft behandelt wurden.

Die Verbrennungsmuster sind je nach Katastrophe verschieden, aber unter den Patienten einheitlich. Beim Cocoanut Disaster, einem Nachtklubbrand, in dem die Dekorationen brannten und die

Tabelle 1. Brandkatastrophen

		Verletzte/ Verbrannte	sofort tot	Verbrennungen	
				hospitalisiert	ambulant
Cocoanut Grove Disaster	(1942)	650	462	181	
Texas City Disaster	(1947)	4.500		7	44
HMS Indomitable	(1953)	35		35	
USS Bennington	(1954)	203	91	74	
Zirkusbrand Brasilien	(1961)	1.000	400	160	500
Tankerwagen Kampala	(1973)	82	11	71	
Summerland Disaster	(1973)	150	48	27	
Birmingham Bombs	(1974)	82		11	
Los Alfaques Disaster	(1978)	250	102	148	

Notausgänge verschlossen waren, hatten alle Patienten Inhalationsschäden und Läsionen der unbekleideten Körperpartien. Beim
Flugbenzinbrand auf dem Flugzeugträger HMS Indomitable im Fe-
bruar 1953 waren alle Verbrannten unterkühlt und froren im Spital in Malta während Tagen weiter. Deshalb wurde die Exposi-
tionsbehandlung durch wärmende Verbände ersetzt. Bei der Explosion auf einem amerikanischen Kriegsschiff zogen sich 203
Seeleute Verletzungen und Verbrennungen zu. Die 74 lebend an
Land gebrachten Patienten wurden mit der Expositionsmethode behandelt. Tausend Leute, meist Kinder, zogen sich Verbrennungen
bei dem Zirkusbrand in Niteroi in Brasilien zu. Eine Behand-
lungsequipe wurde von auswärts zugezogen. Die Schwere der Verbrennungen kann nur vermutet werden. In Kampala kippte ein Tanklastwagen um. Die umstehenden Leute versuchten, das auslaufende
Benzin aufzufangen, wobei alles zu brennen begann. Bei dem Brand
eines Lokalitätenkomplexes auf der Isle of Man verletzten sich
150 Personen. Der Ansturm von Patienten, Helfern, Angehörigen
und aufgebotenen Blutspendern überflutete das Spital vollständig. In Spanien explodierte ein mit flüssigem Propangas gefüll-
ter, von der Straße abgekommener Tanklastwagen in der Nähe eines Campingplatzes. In der lange brennenden Gaswolke zogen sich
die Patienten äußerst starke Verbrennungen zu.

Prinzipien der Erstbehandlung vor Klinikaufnahme und in der Klinik

Als erste medizinische Handlung müssen die Verbrennungen sofort
und langdauernd mit Wasser gekühlt werden. Dies muß am Katastrophenort beginnen und während des Transports ins Spital fortgesetzt werden, ohne den Patienten als Ganzes zu unterkühlen.
Die Verringerung der Verbrennungstiefe durch sofortiges Kühlen
ist erwiesen. Möglicherweise ist die Überlebensrate der Patienten mit ausgedehnten Verbrennungen auf dem Schiff Indomitable
darauf zurückzuführen.

Der Flüssigkeitsersatz eilt, denn der frühzeitige Einsatz der
Substitution ist wichtig: Bei der Propanlastwagenexplosion 1978
wurden 68 Patienten vom Unfallort nach Norden, 82 nach Süden
transportiert. Die "Nördlichen" bekamen sofort intravenös Flüssigkeit, die andern wurden etwa 4 h nach Süden transportiert
und erhielten erst 4 - 6 h nach dem Unfall einen Flüssigkeitsersatz. Nach vier Tagen lebten 93 % der "Nördlichen", aber nur
45 % der "Südlichen". Später glichen sich die Zahlen allerdings
weitgehend aus.

Welche und wie viele Patienten brauchen eine Infusion (Tabelle
2)? Geben wir allen Patienten mit Verbrennungen von mehr als
20 % eine Infusion, so brauchen um 50 Patienten pro Ereignis
einen venösen Zugang, reichlich Flüssigkeitsmengen, eine Urin-
kontrolle und eine Bilanzierung. Je nach verwendeter Formel ist
die Zusammensetzung und die Menge verschieden (Tabelle 3). Für
den ersten Ansturm sollte jedes Spital genügend Infusionslösung
haben, hingegen sind die benötigten Mengen für den zweiten Tag
bereitzustellen. Es ist vorteilhaft, wenn im Laufe der ersten
Stunden jedem Patienten seine benötigte Infusionsmenge ans Bett

Tabelle 2. Verteilung nach Prozent verbrannter Körperoberfläche (gestorben)

	Cocoanut	Indomitable	Bennington	Kampala	Summerland	Barcelona	Valencia
0 – 10 %	23 (1)	2	10	} 17	14		2
10 – 20 %	7 (3)	10	24 (1)		5	3	3
20 – 30 %	6 (1)	4	9	12	4	2	1
30 – 40 %		1	5	14 (2)		1	1
40 – 50 %		1	5 (1)	2	2	2	2
50 – 60 %	2 (1)	5	4	5 (4)	1 (1)	3	2
60 – 70 %		3 (1)	9 (2)	5 (4)	1 (1)	1	4
70 – 80 %	1 (1)	2 (1)	2 (2)	} 16 (16)		1	2
80 – 90 %		3 (1)	5 (5)			9	12
90 – 100 %		4 (3)	1 (1)			36	53
	39	35	74	71	27	58 (?)	82 (?)

Tabelle 3. Flüssigkeitsmengen für 50 Patienten am ersten Tag

50 Patienten mit 50 % Verbrennung je 80 kg schwer		
	Erster Tag	Zweiter Tag
Baxter	800 l Ringer-Laktat	75 l Plasma 100 l Wasser/Elektrolyte
Brooke	300 l Ringer-Laktat 100 l Plasma	150 l Elektrolyte 50 l Plasma
Muir	500 l Plasma	100 l Plasma 100 l Elektrolyte

gestellt wird. Damit überblickt man rechtzeitig einen Flüssig-
keitsengpaß, so daß mehr Infusionen hergestellt oder von auswärts bezogen werden können.

Außergewöhnliche Ereignisse, also Katastrophen, brauchen außergewöhnliche Überlegungen. Überdenkt man die tatsächlichen Bege-
benheiten (Ausnahme Indomitable) und die Erfahrung im zivilen
Sektor, so lassen sich drei Patientengruppen unterscheiden: Die
erste Gruppe umfaßt Patienten mit Verbrennungen von unter 20 %
der Körperoberfläche, die keine Infusionen brauchen und als unproblematisch bezeichnet werden. In der zweiten Gruppe werden
Patienten mit Verbrennungen zusammengefaßt, die so ausgedehnt
sind, daß sie erwiesenermaßen trotz aller Therapie sterben. Dazu sind Patienten mit Verbrennungen von über 70 % der Körperoberfläche sowie stark Inhalationsgeschädigte zu zählen. Kon-
zentriert man sich auf die Gruppe der Hoffnungsvollen (Tabelle
4), so sehen wir, daß diese uns genügend Probleme geben werden,
aber pro Ereignis eine überblickbare Anzahl Patienten bedeuten.
Diese können wir auch tatsächlich behandeln.

Ein spezielles Problem bieten die Inhalationsgeschädigten. Selten wird die Intubation allein helfen. Patienten mit schwerem
Inhalationsschaden sterben ohnehin, die gering Geschädigten
werden überleben. Es gibt nur wenige Patienten, die von einer
sechs- bis achtwöchigen Respiratorbehandlung profitieren. Diese
nach einer Katastrophe zu selektionieren, ist unmöglich. Andererseits wird es praktisch unmöglich sein, z. B. 30 Patienten
prophylaktisch über Wochen zu beatmen. Ausnahmsweise könnten
Entlastungsschnitte im Schorfpanzer an Hals, Thorax und Abdomen eine Spontanatmung zulassen. Dies braucht aber ein Opera-
tionsteam und Blut; das Überleben ist fraglich.

Die Lokalbehandlung änderte sich im Laufe der Zeit. Einleuchtend
ist das Kriterium von BANUELOS, der in der Expositionsmethode
die Möglichkeit wiederholter Inspektion der Wunde hervorhebt.
Dies als Erleichterung der weiteren Triage. Salbenbehandlungen
brauchen Verbände. Präparierte Großverbände, mit Salben bestri-
chen, lassen eine rasche Wundbedeckung zu. 50 Patienten, ca.
50 % verbrannt, brauchen 75 kg Silbersulfadiazin und 200 Groß-
flächenverbände von 50 x 90 cm Größe.

Tabelle 4. Triagierte Patientenzahlen

		Cocoanut Grove	Indomitable	Bennington	Kampala	Summerland	Barcelona	Valencia
Unproblematische Fälle	< 20 %	13	12	34	17	16	3	5
Problematische Fälle	20 - 70 % Inhalations- schäden	25	14	32	38	11	9	10
Überproblematische Fälle	> 70 %	1	9	8	16		46	67

Tabelle 5. Beispiel einer Erstversorgung mehrerer Brandverletzter

---

21.01.1976, ca. 15.00 Uhr: Brand von 5 l Alkohol in einem geschlossenen Schulzimmer, sechs Frauen anwesend.

15.30 Uhr: Eintreffen von drei Ambulanzen in der Klinik mit je zwei Patientinnen.

15.32 – Alle Patientinnen entkleidet und auf sterile Wagen umgelagert.
15.34 Uhr: Verteilung von je drei Patientinnen auf zwei Räume. Sofortige Numerierung derselben.

    a) Jede Patientin erhält einen Chirurgen als Verantwortlichen mit Auftrag:
       1. Wunden mit Umschlägen kühlen.
       2. Legen eines Subklaviakatheters und Infusion von Ringer-Laktat.
       3. Schmerzmittel.
       4. Berechnung der Verbrennungsoberflächen gemäß Schema und entsprechende Dosierung des Flüssigkeitsersatzes.

    b) Jede Patientin erhält zusätzlich einen Anästhesisten wegen der offensichtlich massiven Rauch- und Gasinhalation. Nasale Sauerstoffzufuhr, arterielle Blutgasanalysen.

    c) Pro Patientin eine Anästhesie- und OP-Schwester.

    d) Sechs separate Aktionsteams:
       1. Aufnahmebefragung.
       2. Blasenkatheter einlegen.
       3. Tetanusprophylaxe.
       4. Schmuck entfernen.
       5. Haare schneiden.
       6. Fotografieren.

16.00 Uhr: Alle Patientinnen mit Subklaviakatheter und rasch laufendem Ringer-Laktat versorgt.
Fortalgesic, Sauerstoff nasal, kalte Kompressen auf Wunden, zum Teil Dauerkatheter, Tetanusprophylaxe und arterielle Blutgase.

16.15 Uhr: Alle Patientinnen mit gezielter Flüssigkeitstherapie, Kontrolle der Urinausscheidung, Korrektur der Azidose und korrigierte Sauerstoffzufuhr.

16.30 Uhr: Alle Laborresultate vorhanden.

17.00 – Wunddébridement, Faszienspaltung, Wundbehandlung einschließlich
17.30 Uhr: Verbände abgeschlossen (Zentrale Silbersulfadiazin-Verbandstelle, von wo vorbereitete Verbände abgeholt wurden).

Ab Röntgen im Gipszimmer, zugleich Umbetten und Einschleusen in die
17.00 Uhr: Verbrennungsstation, aus der inzwischen einige Patienten verlegt worden waren (Zimmer gereinigt, sechs Betten bereitgestellt).

19.30 Uhr: Alle Patientinnen in der Station installiert. Eine Patientin intubiert und am Respirator.

Tabelle 6. Triage von Patienten mit Verbrennungen in einer Katastrophe

---

Triage nach Infusionsbedürftigkeit
- Keine Infusion: < 20 % verbrannte Körperoberfläche
- Infusion   > 20 % verbrannte Körperoberfläche,
                           Inhalationsschaden.

Triage nach erfolgversprechender Verbrennungsbehandlung
- Unproblematische Fälle: < 20 % verbrannte Körperoberfläche
- Hoffnungsvolle Fälle: 20 - 70 % verbrannte Körperoberfläche
                           (Inhalationsschaden)
- Hoffnungslose Fälle: > 70 % verbrannte Körperoberfläche,
                           Inhalationsschaden

Triage nach MORTON

- Kleine Brandwunden
    < 25 % verbrannte Körperoberfläche
    10- bis 30jährig
    Heiße Flüssigkeit (keine Flamme)
    Keine pulmonale Beteiligung
    Keine signifikanten vorbestehenden Leiden
    Keine anderen Verletzungen

- Große Verbrennungen mit Aussicht auf Heilung

- Große Verbrennungen ohne große Überlebenschancen
    > 50 % verbrannte Körperoberfläche
    > 55jährig
    Flamme
    Lungenmitbeteiligung
    Vorbestehende, signifikante Erkrankungen
    Andere Verletzungen

Wegen der gleichartigen Verletzungen kann der Behandlungsbeginn für Patienten mit Verbrennungen standardisiert werden. Als Beispiel sei ein Brandereignis mit Bildung heißer Salzsäuredämpfe beschrieben. Bei diesem Ereignis mit sechs Patienten sind wir in der Triage nicht belastet, zumal wir dies als Militärärzte auch üben. Unter zivilen Verhältnissen ist das keine Katastrophe.

Die Triage (Tabelle 6) in Patienten, die eine Infusion benötigen, also mehr als 20 % verbrannt sind, und solche, die ohne Infusion auskommen, ist sehr einfach. Unsere Kräfte können zielgerichteter eingesetzt werden, wenn die Schwerstverbrannten abgesondert werden. MORTON (8) differenziert weiter, wobei dieser Triageentschluß erst im zweiten Triagendurchgang zur Anwendung kommen dürfte.

In Anbetracht der Forderung nach raschem Infusionsbeginn, später nach der aufwendigen Verbrennungsbehandlung, scheint mir die Belegung von Verbrennungszentren mit Patienten mit Aussicht auf Heilung unter spezifischen Bedingungen sinnvoll.

Tabelle 7. Vorschlag eines Behandlungsschemas in Katastrophensituationen

Name: Nr.:

Behandlungsschema für Verbrannte bei Katastrophen

Verbrannte Flächen

Kopf	%
rechter Arm	%
linker Arm	%
Rumpf vorne	%
Rücken/Gesäß	%
rechtes Bein	%
linkes Bein	%
Total	%
Körpergewicht	kg

Erwachsener

Kind ein- bis vierjährig

2° rot, schmerzhaft
3° weiß/schwarz, tot

Leitgedanken:
1. Alle Patienten mit Verbrennungen mehr als 20% und Patienten mit Inhalationsschäden bekommen eine Infusion und einen Urindauerkatheter.
2. Die Lokalbehandlung beschränkt sich anfänglich auf steriles Arbeiten ohne Verband.
3. Bitte koordinative Zusammenarbeit mit Verbrennungszentrum, Tel.:

Vorgehen:
1. Patient entkleiden und auf sterile Unterlage legen.
2. Wunden 15 min kühlen.
3. Infusion anlegen und Ringer-Laktat laufen lassen.
4. Schmerzmittel nur intravenös.
5. Urindauerkatheter einführen.
6. Beurteilung von Ausdehnung und Tiefe der Verbrennung.
7. Berechnung des Flüssigkeitsersatzes.
   4 ml Ringer-Laktat/kg Körpergewicht/% Verbrennung/24 h
   Die Hälfte in den ersten 8 h nach dem Unfall.

   _______________ ml bis ___________ Uhr
   _______________ ml bis ___________ Uhr

8. Zusätzliche Verletzungen? Atmung frei?

Kontrollen:

Stündlich	– Urinausscheidung – Bewußtseinslage
Zweistündlich:	– Blutdruck, Puls, Respiration – Hämatokrit
Gelegentlich	– Natrium, Kalium, Harnstoff, Kreatinin, Eiweiß, Blutgase

Ersteres bedingt eine sofortige Verteilung der Patienten auf
mehrere Spitäler, denn das Einschleusen von über 40 Patienten
in ein einziges Spital wird nur unter Zeitverzug möglich sein.
Es sollte eine zentrale Beurteilung aller Patienten erfolgen,
um die therapeutischen Möglichkeiten optimal auszunützen. Dies
hat Sekundärverlegungen zur Folge, die wohlüberlegt durchgeführt werden können unter Berücksichtigung einer größeren Region oder gar Verbrennungszentren anderer Länder. Wir sind uns
bewußt, daß dies ohne gegenseitige Absprache nicht komplikationslos durchgeführt werden kann. Wer ist bereit, Patienten
mit Aussicht auf Genesung zu transferieren und dafür sterbende
Patienten aufzunehmen? Zur Hilfe der Erstbeurteilung, als Ko-
ordinationsbasis und als Therapiebeginn dient ein Behandlungsschema für Verbrannte im Katastrophenfall (Tabelle 7), welches
per Kurier in genügender Anzahl den betroffenen Spitälern zukommen sollte. Damit sollte vermieden werden, daß Verbrennungszentren mit ihren speziellen Einrichtungen mit unrettbar verbrannten Patienten überfüllt werden, andere Kliniken mit großer
Kapazität sich nur mit kleinen Verbrennungen abgeben müssen.

Zusammenfassung:

Für die Erstversorgung vieler Verbrannter im Spital braucht es
viel Platz, verschiedene Räume und einen allgemeinen Katastro-
phenplan.

Unter Ausnutzung aller Reserven genügt das Material für die
erste Versorgung, der Nachschub muß aber sofort in die Hand genommen werden.

Wahrscheinlich ist eine sinnvolle Tätigkeit auf wenige Patienten limitiert, so daß es sich lohnt, diesen unseren gesamten
Einsatz zukommen zu lassen unter Fallenlassen der Hoffnungs-
losen - eben die Triage.

Eine medizinische Koordination ist unbedingt frühzeitig nötig,
damit jedes Verbrennungsbett optimal ausgenützt wird. Bis ein
Überblick über die gesamte medizinische Situation gewonnen wurde, sollten die Wunden unbedeckt, d. h. sichtbar und damit neu
beurteilbar, bleiben. Vielleicht hilft ein medizinisches Brand-
katastrophenblatt.

Literatur

1. ARTURSON, G.: The Los Alfaques Disaster: a boiling-liquid,
   expanding-vapour explosion. Burns $\underline{7}$, 233 (1981)

2. BEECH, W.: Burns casualties from HMS "Indomitable". Brit.
   J. Plast. Surg. $\underline{7}$, 303 (1954/55)

3. BLOCKER, V., BLOCKER, T. G.: The Texas City Disaster, a survey of 3000 casualties. Amer. J. Surg. 78, 756 (1949)

4. CARSWELL, J. W., RAMBO, W. A.: A fire at Nakivubo, Kampala: a case report. Burns 2, 178 (1976)

5. COPE, O.: Management of the Cocoanut Grove Burns at the Massachusetts General Hospital. Ann. Surg. 117, 801 (1943)

6. ENYART, J. L., MILLER, D. W.: Treatment of burns resulting from disaster. JAMA 158, 95 (1955)

7. HART, R. J., LEE, J. O., BOYLES, D. J., BATEY, N. R.: The Summerland Disaster. Brit. med. J. 1975 1, 256

8. MORTON, J. H.: Disaster management of burn patients. N. Y. St. J. Med. 70, 1647 (1970)

9. PITANGUY, I.: Treatment of victims from the great catastrophe of the Gran Circus of Niteroi (Brazil). In: Research in burns, transactions of the Second International Congress on Research in Burns. Edinburgh and London: Livingstone 1965

10. WATERWORTH, T. A., CARR, M. J. T.: Report on injuries sustained by patients treated at the Birmingham General Hospital following the recent bomb explosions. Brit. med. J. 1975 2, 25

Zusammenfassung der Diskussion zum Thema:
„Therapeutische Besonderheiten und allgemeine Probleme der Verbrennungsbehandlung"

FRAGE:
Können die berufsgenossenschaftlichen Angaben über jährlich etwa 4.000 Tote in Deutschland nach Stromunfällen als allgemein
anerkannt angesehen werden?

ANTWORT:
Nach der letzten Statistik des VDE-Verbands liegt diese Zahl
sehr viel niedriger. In den letzten Jahren ist ein kontinuierlicher Rückgang der Unfalltoten durch Stromeinwirkung zu ver-
zeichnen. Die letzte verbindliche Zahl stammt aus dem Jahr 1978
mit 171 Stromtoten. Außerdem ist aus der Statistik des VDE-Verbands zu ersehen, daß sich jährlich in Deutschland zwischen
fünf und zehn Todesfälle durch Blitzschlag ereignen (5, 6, 7).

FRAGE:
Nach Stromverletzungen ist mit der Gefahr eines Nierenversagens
durch das anfallende Myoglobin zu rechnen. Welche Diureserate
sollte deshalb bereits prophylaktisch angestrebt werden?

ANTWORT:
Um eine Beeinträchtigung der Nierenfunktion durch das auszu-
scheidende Myoglobin zu vermeiden, sollte eine forcierte Diurese mit einer stündlichen Ausscheidung von wenigstens 100 ml angestrebt werden.

FRAGE:
Wie läßt sich die Tiefe und das Ausmaß der Gewebsnekrosen bei
Stromschäden am besten beurteilen, und welche Konsequenzen sind
daraus für das operative Vorgehen abzuleiten?

ANTWORT:
Ein geeignetes Verfahren zur Bestimmung der Nekrosentiefe stellt
die Technetium-Szintigraphie dar. Sichere Ergebnisse sind allerdings erst nach 48 h zu erwarten.

Umschriebene Strommarken sollten stets primär exzidiert und de-
finitiv plastisch gedeckt werden. Ausgedehnte Nekrosen sollten
dagegen erst zu einem späteren Zeitpunkt plastisch gedeckt werden, um den Transplantationserfolg nicht durch möglicherweise
unvollständige Nekrektomien zu gefährden.

FRAGE:
Im Gegensatz zu Erwachsenen wird bei Kindern überwiegend bereits in der Frühphase nach Verbrennungen Plasma gegeben. Welche Vorteile sprechen für dieses Vorgehen?

ANTWORT:
Grundsätzlich kann auch im Kindesalter eine Schockprophylaxe und -therapie allein mit Elektrolytlösungen vom Typ des Ringer-Laktats durchgeführt werden. Da der Flüssigkeitsbedarf bei Kindern gegenüber Erwachsenen jedoch erheblich gesteigert ist, und nachgewiesenermaßen unter einer zusätzlichen Zufuhr von kolloidalen Lösungen günstigere Effekte auf das Blutvolumen, das Herzzeitvolumen und die Ödementwicklung zu erzielen sind, werden überwiegend bereits in der akuten Schockphase Plasmainfusionen gegeben. Gelegentlich geäußerte Bedenken gegen ein solches Konzept aufgrund einer Erhöhung des pulmonalen Widerstands können nach heutiger Kenntnis als widerlegt angesehen werden.

Die Universitätskinderklinik München und das Kinderspital in Zürich berechnen den Flüssigkeitserhaltungsbedarf folgendermaßen:

München: bis 10 kg KG 100 ml/kg
         bis 20 kg KG 80 ml/kg
         bis 40 kg KG 60 ml/kg

Zürich: 1.800 ml/m^2 Körperoberfläche

Darüber hinaus wird zusätzlich der Ersatzbedarf berechnet.

München: 5 ml/kg KG/% verbrannte Körperoberfläche
Zürich: 6 - 8 ml/kg KG/% verbrannte Körperoberfläche

In München wird die nach eigenen Angaben zusammengestellte "Verbrennungslösung" verwendet (Siehe Beitrag BUTENANDT). In Zürich setzt sich die Erhaltungslösung wie folgt zusammen: 1 Teil NaCl 0,9%ig und 2 Teile Glukose 10%ig; die Infusionsmenge beträgt 1.800 ml/m^2/Tag, sie bleibt konstant und wird so viel wie möglich per os zugeführt. Der Ersatzbedarf wird mit zwei Teilen einer Ringer-Bikarbonatlösung und einem Teil PPL gedeckt. Die Ringer-Bikarbonatlösung ist folgendermaßen zusammengesetzt: Natrium 134 mval/l, Kalium 4 mval/l, Chlorid 111 mval/l und Bikarbonat 27 mval/l. Diese Infusionen laufen parallel und werden nicht gemischt. Bei Auftreten von Schockzeichen bzw. Rückgang der Diurese wird diese Infusionsmenge den Erfordernissen angepaßt.

FRAGE:
Kann außer den genannten Infusionsregimen bei Kindern auch die Gabe hyperosmolarer Natriumlösungen in der Initialphase empfohlen werden?

ANTWORT:
Bei Kindern ist die Infusion hyperosmolarer Natriumlösungen
in der initialen Schockphase noch problematischer als bei Erwachsenen. Es hat sich gezeigt, daß ein hyperosmolares Infusionsregime bei Kindern nur von Erfahrenen und unter sorgfältiger Überwachung (außer der stündlichen Urinausscheidung drei-
stündige Kontrolle der Serum- und Urinosmolalität und Elektrolyte) angewendet werden sollte. Die empfohlene Natriumkonzentration sollte dabei 180 mmol/l nicht übersteigen (HETTICH).

FRAGE:
Ebenso wie bei Erwachsenen ist auch bei Kindern zu vermuten,
daß es im Rahmen der Verbrennungskrankheit zu einer allgemeinen Immunschwäche kommt. Sind unter diesem Gesichtspunkt positive Effekte von einer Immunglobulingabe zu erwarten?

ANTWORT:
Für die Wirksamkeit einer Immunglobulinapplikation liegen bisher keine sicheren Beweise vor. Unter Berücksichtigung der Tatsache, daß speziell die Gammaglobulinkonzentration häufig erniedrigt ist, wird in manchen Zentren Wert darauf gelegt, daß
im Rahmen der Infusionstherapie nicht Albumin-, sondern Voll-
plasmalösungen gegeben werden. Darüber hinaus konnte in der
Münchner Kinderklinik in kritischen Fällen mit septischen Zu-
standsbildern bei Neugeborenen und Säuglingen durch eine Austauschtransfusion mit dem doppelten Blutvolumen ein günstiger
Effekt auf den weiteren Krankheitsverlauf erzielt werden.

FRAGE:
Wie kann das Problem der häufigen Blutentnahmen, die zur Überwachung und Steuerung der Therapie notwendig sind, bei Kindern
gelöst werden?

ANTWORT:
Für die erforderlichen Blutuntersuchungen (Hämatokrit, Blutgasanalyse, Elektrolyte, Osmolalität, Nierenfunktionswerte,
Eiweißfraktionen) stehen überwiegend Mikromethoden zur Verfügung, so daß die Blutentnahmen zumindest von der Menge her in
der Regel unproblematisch sind. Grundsätzlich sollten Blutpro-
ben nicht aus einem zentralvenösen Katheter entnommen werden.

FRAGE:
Bei Kindern spielen Verbrühungen mit ca. 80 % aller thermischen
Verletzungen eine große Rolle. Welche speziellen Empfehlungen
können für die Lokaltherapie gegeben werden?

ANTWORT:
Als erste Maßnahme sollte stets eine Kaltwasserbehandlung durchgeführt werden. Es muß davor gewarnt werden, den Schädigungs-
grad der betroffenen Hautareale zu unterschätzen. Da insbeson-

dere nach tief dermalen Verbrühungen häufig schlechte Heilungs-
ergebnisse beobachtet wurden, ist man im holländischen Verbrennungszentrum von Beverwijk dazu übergegangen, diese Verbrühungswunden generell zu exzidieren und mit Homotransplantaten zu
decken. Der wachsende Organismus des Kindes stellt dabei absolut keine Kontraindikation gegen Hauttransplantationen dar. In
diesem Zusammenhang wird darauf hingewiesen, daß es wichtig
ist, die Verbrühungswunden nicht nur nach 14 Tagen, sondern
auch nach vier Monaten zu kontrollieren.

In der Münchner Kinderklinik wird die Gerbungsbehandlung und
in der Züricher Kinderklinik die Behandlung mit Sulfadiazin-
salbenverbänden durchgeführt. Wenn nach zehn bis 14 Tagen keine Heilung eingetreten ist, handelt es sich definitionsgemäß
um eine tiefe Verbrennung, die dann tangential exzidiert und
gethierscht wird.

FRAGE:
Oberflächliche und auch tief dermale Brandverletzungen sind in
der Regel sehr schmerzhaft. Welche analgetischen Maßnahmen können am Unfallort und zum Transport empfohlen werden?

ANTWORT:
Die beste und wirkungsvollste Maßnahme stellt die Kaltwasserbehandlung dar. Die Wassertemperatur sollte dabei möglichst um
20 °C betragen. Ferner ist wichtig, daß diese Behandlung so
bald wie möglich (innerhalb von 30 bis maximal 60 min posttraumatisch) begonnen und ausreichend lange bis zur Schmerzfreiheit durchgeführt wird. In Dänemark sind beispielsweise
alle Krankenwagen mit einem extra Wasserbehälter ausgerüstet;
SØRENSEN berichtet von einer Kaltwasserbehandlung über 3 h!

Ist eine Kaltwasserbehandlung nicht möglich, muß zur Schmerzbekämpfung ein stark wirksames Analgetikum vom Morphintyp in
niedriger Dosierung (z. B. Morphin 3,5 mg) intravenös injiziert
werden. Gleichfalls zu empfehlen ist die niedrig dosierte Gabe
von Ketamin (0,25 - 0,5 mg/kg KG i.v.), wenn der Notarzt mit
dieser Substanz vertraut ist.

Analgetika vom Typ der Acetylsalicylsäure sollten bei ausgedehnten Verbrennungen nicht verabreicht werden, da diese Substanzen eine deutlich verlängerte Blutungszeit verursachen
und daher insbesondere zusammen mit Heparin zu schweren Blu-
tungskomplikationen führen können. Eine mögliche Alternative
stellt das Novaminsulfon dar. Eine Inhalationsanalgesie mit
Lachgas (unter Verwendung eines Narkosekreisteils) kann nur
dem erfahrenen Anästhesisten empfohlen werden, da das Analge-
siestadium sehr leicht überschritten wird und der Patient dann
in einen nur schwer beherrschbaren Exzitationszustand geraten
kann.

Bei Kindern hat sich als Analgetikum aus der Gruppe der p-Amino-
phenolderivate das Paracitamol bewährt (Dosierung 10 - 20 mg/kg
mit einer Wirkungsdauer von 2 - 4 h). Schwerste Schmerzzustände

erfordern den Einsatz potenter, zentral wirkender Analgetika.
Als Beispiele seien genannt:

Pentazocin 0,5 mg/kg, Wirkungsdauer 2 - 3 h,
Pethidin   0,5 mg/kg, Wirkungsdauer 1 - 4 h,
Piritramid 0,1 mg/kg, Wirkungsdauer 4 - 7 h,
Morphin   0,05 mg/kg, Wirkungsdauer 4 - 6 h.

FRAGE:
Sind die bei der Anwendung von Ketamin beobachteten störenden
Beeinträchtigungen des Bewußtseinszustands vermeidbar?

ANTWORT:
Ketamin ist ein Narkotikum. Analgetische und hypnotische Wirkungen sind daher grundsätzlich nicht zu trennen. Unter pharmakokinetischen Gesichtspunkten ist verständlich, daß in der
akuten Schockphase mit niedrigem zentralem Kompartiment (ver-
mindertes Blutvolumen) bereits kleine Mengen eines Medikaments
vergleichsweise hohe Wirkspiegel verursachen. Bei entsprechend
niedriger analgetischer Dosierung (0,25 - 0,5 mg/kg) lassen
sich jedoch die zerebralen Alterationen weitgehend vermeiden.

FRAGE:
Bei der Langzeitbehandlung von Brandverletzten findet Ketamin
eine breite Anwendung im Rahmen von Verbandwechseln und operativen Maßnahmen. Muß bei wiederholter Anwendung mit einer Gewöhnung und Toleranz, aber auch mit einer Suchtgefährdung gerechnet werden?

ANTWORT:
Die in kurzen Zeitabständen wiederholte Applikation von Ketanest
zu Verbandwechseln oder anderen chirurgischen Interventionen
kann zu einer gewissen Toleranz führen, wie VOIGT anhand einer
Verlaufsbeobachtung zeigen konnte. Die benötigten Ketanestdosen
pro kg und Stunde stiegen dabei laufend an. Die Narkosen wurden mit Rohypnol und Ketanest unter Spontanatmung von verschiedenen Anästhesisten durchgeführt.

Ähnliche Beobachtungen wurden nach wiederholter Applikation von
Ketanest bei der Bestrahlungsbehandlung von Kindern mitgeteilt,
wobei im Verlauf der Therapie steigende Dosen für die gleiche
Wirkung benötigt wurden (3).

Tierexperimentelle Untersuchungen an Ratten und Mäusen zeigten
ebenfalls eine verkürzte Schlafzeit nach kurzzeitig wiederholten Injektionen (in 24stündigem Abstand). Bei sechsstündlichen
Injektionsintervallen fand sich bei diesen Ratten bei verkürz-
ter Schlafzeit eine höhere Plasma- und Gehirnkonzentration für
Ketanest gegenüber der ersten Injektion (4). Diese unter Ketanest beobachtete "Toleranzentwicklung" gleicht der Anpassung
des ZNS an andere wirksame Sedativa und Hypnotika (1, 2).

Die klinisch beobachteten Toleranzeffekte scheinen sich in
stärkerem Maße auf die Analgesie auszuwirken, während die vermehrten psychischen Nebenerscheinungen wahrscheinlich eher ku-
mulativer Natur sind. Vereinzelt unter der täglichen Anwendung
von Ketamin aufgetretene psychomimetische Zustandsbilder klan-
gen nach Absetzen des Medikaments rasch wieder ab.

Eine Suchterzeugung ist im Rahmen einer Verbrennungsbehandlung
bisher nicht beschrieben worden. Medikamentabhängigkeiten sind
speziell bei Brandverletzten für viele Substanzen beschrieben
worden.

FRAGE:
Ergeben sich besondere Hinweise für die Anwendung von Ketamin
bei Kindern?

ANTWORT:
Auch bei der Versorgung brandverletzter Kinder nimmt Ketamin
eine zentrale Stellung als Analgetikum und Narkotikum ein. Als
besonders vorteilhaft ist darüber hinaus die Möglichkeit der
intramuskulären Applikation anzusehen. Mit Dosierungen von 1 - 2
mg/kg KG i.m. läßt sich im allgemeinen eine ausreichende Analgesie ohne wesentliche narkotische Effekte erzielen. Bei Kleinkindern ist ein gleichzeitig narkotischer Effekt häufig wünschenswert. Hierfür ist eine Dosierung von 10 mg/kg KG i.m. zu
empfehlen. Nach Ketaminanwendung können die Kinder frühzeitig
wieder oral ernährt werden. Da die erforderlichen Dosierungen
primär nicht immer genau abzuschätzen sind, sollte jedoch generell auf die übliche pränarkotische Nahrungskarenz nicht verzichtet werden.

FRAGE:
Bei der Versorgung der Brandwunden wird chirurgischerseits welt-
weit die Frühexzision angestrebt. Heißt das unter Umständen auch
Anästhesie und Operation im Schockzustand des Patienten?

ANTWORT:
Von den Befürwortern einer Frühexzision wird die operative Versorgung der Brandwunden zum frühest möglichen Zeitpunkt vorgenommen, d. h. zwar schon in der unmittelbar posttraumatischen
"Schockphase", aber keinesfalls in einem Schockzustand des Patienten.

FRAGE:
Primär konservative antiseptische Lokalbehandlungen (z. B. die
modifizierte Dreiphasengerbung oder die alleinige Anwendung
von Jod-PVP) erfordern bei der klinischen Erstversorgung eine
starke Analgesie oder Narkose. Welche Verfahren bieten sich an?

ANTWORT:
Für die mechanische Reinigung der Brandwunden und anschließende Dreiphasengerbung hat sich die Kombination Ketamin-Flunitrazepam als Narkoseverfahren bewährt (Richtdosis: Ketamin 1 - 2
mg/kg, Flunitrazepam 0,01 - 0,02 mg/kg i.v.). Bei entsprechender Erfahrung und guter Steuerung gelingt es häufig sogar, daß
die Patienten während der Anästhesie kooperativ bleiben.

Zur Analgesie für die alleinige antiseptische Behandlung mit
Jod-PVP werden im allgemeinen stark wirksame Medikamente vom
Morphintyp (z. B. Pethidin, Dosierung bei Kindern 1 - 1,5 mg/kg
i.m. oder 0,5 - 1 mg/kg i.v.) verwendet. Wegen der möglichen
Atem- und Kreislaufdepression kann dieses Verfahren aus anästhesiologischer Sicht jedoch nicht in gleicher Weise wie die Kombination Ketamin-Flunitrazepam empfohlen werden.

FRAGE:
Mit welchen Maßnahmen kann einem Wärmeverlust im Rahmen langdauernder operativer Versorgungen vorgebeugt werden?

ANTWORT:
Zur Vermeidung von Wärmeverlusten bei den oft stundenlangen
Operationen lassen sich folgende Empfehlungen geben:

1. Die Raumtemperatur des Operationssaales sollte auf 30 °C angehoben werden (bei einer relativen Luftfeuchtigkeit von ca.
   50 %).
2. Grundsätzlich sollte der Patient auf einer Wärmematte gelagert werden.
3. Alle Körperteile, an denen nicht operiert wird, sollten gut
   abgedeckt sein und
4. unter Umständen ist eine Anwärmung der Infusionslösungen zu
   erwägen.
5. In jedem Fall sollte eine kontinuierliche Temperaturüberwachung sichergestellt sein.

FRAGE:
In seltenen Fällen kommt es während der langdauernden Behandlung eines Brandverletzten im Rahmen der intensiven physiotherapeutischen Maßnahmen zum Auftreten einer Myositis. Sind hier
aggressive aktive Bewegungsübungen oder eher eine Ruhigstellung
der betroffenen Gelenke angezeigt?

ANTWORT:
Die Ätiologie der Myositis ist nicht eindeutig geklärt. Möglicherweise spielt eine zu aggressive Physiotherapie eine ursächliche Rolle. Es ist zu vermuten, daß bei sorgfältiger Kontrolle
häufiger Myosititiden gefunden werden, als sie klinisch in Erscheinung treten. Grundsätzlich können alle Gelenkregionen betroffen sein. Bei gesicherter Diagnose sollte das betroffene
Gelenk für vier bis sechs Wochen ruhiggestellt werden. Anhand
des Röntgenbefunds kann frühestens nach vier bis acht Monaten
entschieden werden, ob ein operatives Vorgehen gewagt werden darf.

FRAGE:
Bietet die Behandlung des Brandverletzten im sogenannten "Luftbett" (Air-fluidized-bed) spezielle Vorteile auch unter physiotherapeutischen Gesichtspunkten?

ANTWORT:
Für das "Luftbett" ergeben sich zwar keine speziellen physiotherapeutischen Vorteile, aber es gibt ganz generell wesentliche Argumente, die seinen Einsatz empfehlenswert erscheinen
lassen:

Es kann als gesichert gelten, daß das Luftbett lagerungsbeding-
te Druckschäden verhindern kann bzw. zusätzliche Druckschäden
in Hautbezirken, die primär durch die Verbrennung nur partiell
betroffen waren, vermieden werden. Darüber hinaus sehen die Verfechter einer konservativen "trockenen" Lokaltherapie (z. B.
nach der Gerbungsmethode) unter ihrem Behandlungskonzept entscheidende Vorteile für den Heilungsprozeß der Brandwunden.

FRAGE:
Die gegenwärtige breit angelegte Diskussion über katastrophen-
medizinische Probleme im allgemeinen sowie die Versorgung von
Brandverletzten im besonderen läßt nicht selten die notwendige
und wünschenswerte Sachkenntnis vermissen. Welche Erfordernisse
sind nach Ansicht der medizinischen Experten als Vorbereitung
zur Bewältigung einer Brandkatastrophe zu erfüllen?

ANTWORT:
1. Grundsätzlich sollte die definitive Versorgung von Schwerbrandverletzten in Spezialbehandlungseinheiten erfolgen. Die
in anderen Teilen der Welt (z. B. Südamerika) geübte Praxis,
spezialisiertes Fachpersonal zur Versorgung von Brandopfern in
den Bereich des Katastrophenorts zu transportieren, wird in unseren Regionen nicht für sinnvoll gehalten. Unser engmaschiges
und gut ausgebautes Lufttransportsystem ermöglicht ohne Schwierigkeiten den Transport auch einer größeren Zahl von Brandverletzten in die Spezialbehandlungszentren. Gegenwärtig wird von
einer Expertenkommission für den gesamten europäischen Raum eine Liste der zur Verfügung stehenden Behandlungsmöglichkeiten
zusammengestellt, die als Basis einer internationalen Zusammenarbeit dienen soll. In Deutschland sind zur Zeit 48 dieser Spezialbehandlungsbetten für Schwerverbrannte bei der zentralen
Verteilerstelle in Hamburg (Tel. (040) 24828-837 oder -838)
registriert.

2. Von den Behandlungszentren sollten regelmäßig Fortbildungs-
kurse für Ärzte und Pflegepersonal der im Einzugsbereich liegenden Kliniken veranstaltet werden, um das notwendige Basis-
wissen zu vermitteln, damit die Erstversorgung von Brandkatastrophenopfern und die Behandlung kleinerer Brandverletzungen
in jedem Krankenhaus möglich werden. Zugleich sollten von den
Behandlungszentren Merkblätter mit detaillierten Behandlungs-
richtlinien zur Verfügung gestellt werden.

3. Es müssen Alarmpläne in den Rettungsleitstellen vorliegen,
damit im Katastrophenfall so schnell wie möglich ein erfahrener Chirurg oder Anästhesist die medizinische Leitung des Kata-
stropheneinsatzes in der Leitstelle übernehmen kann und gleichfalls ein weiterer erfahrener Chirurg oder Anästhesist zur medizinischen Einsatzleitung an den Katastrophenort entsandt werden kann.

4. Zur Vermeidung von Versorgungsengpässen bei medizinischem
Bedarf sind bei den Rettungsorganisationen Katastrophenpakete
mit allen medizinischen Notwendigkeiten (Verbandmaterial, Infusionslösungen, Medikamente) für die ersten Stunden für die
Behandlung von etwa fünf Schwerverbrannten vorzuhalten.

FRAGE:
Welche Aufgaben hat der ärztliche Leiter am Katastrophenort primär wahrzunehmen?

ANTWORT:
Ihm obliegt in erster Linie die Begutachtung der Verletzten
nach ihrer Behandlungsfähigkeit und -bedürftigkeit (Triage).
Er ist verantwortlich für eine planvolle Verteilung der Verletzten auf die umliegenden Krankenhäuser (nach Rückkoppelung
mit der zuständigen Rettungsleitstelle) und überwacht den ge-
regelten Abtransport.

FRAGE:
Nach welchen Richtlinien soll die Triage vorgenommen werden?

ANTWORT:
Die sinnvolle Triage am Unfallort ist erfahrungsgemäß nur sehr
schwer zu realisieren, aber generell muß davon ausgegangen werden, daß nur Verletzte mit einer Verbrennungsfläche bis zu 50 %
als "therapiefähig" bezeichnet werden können. Patienten mit
Verbrennungen bis zu 20 % können unter diesen Bedingungen ambulant oder in jedem Krankenhaus behandelt werden. Patienten
mit Verbrennungen zwischen 20 und 50 % kommen in Verbrennungszentren oder in die Behandlung besonders erfahrener Kliniker.
Dieser Tatbestand muß insbesondere bei der Verteilung Berücksichtigung finden, damit von vornherein eine Überlastung der
Kliniken und insbesondere des nächstgelegenen Zentrums mit hoff-
nungslosen Fällen und Sterbenden vermieden wird.

FRAGE:
Welche medizinischen Maßnahmen stehen bei der Erstversorgung
von Brandkatastrophenopfern im Vordergrund?

ANTWORT:
Absolut vorrangig ist der adäquate und ausreichende Flüssigkeitsersatz oral und/oder parenteral (Richtwert ca. 1 l Flüs-

sigkeitszufuhr/h für Erwachsene, 20 ml/kg/h für Kinder). Grundsätzlich sollten alle Verletzten mit einer Verbrennungsfläche
von mehr als 20 % eine intravenöse Infusion erhalten (Ringer-
Laktat oder Ringer-Laktat und kolloidales Volumenersatzmittel).
Bei der Erstversorgung ist außerdem auf Inhalationsschäden zu
achten. Im Zweifelsfall ist eine möglichst frühzeitige endo-
tracheale Intubation durchzuführen. Wenn immer möglich, sollte
auch im Katastrophenfall als lokale Erstbehandlungsmaßnahme
die Kaltwasserbehandlung bis zur deutlichen Schmerzlinderung
oder Schmerzfreiheit zur Anwendung kommen.

Bei längeren Transportwegen und sekundären Verlegungen in Behandlungszentren ist unbedingt eine möglichst genaue Dokumentation über Unfallhergang, Erstbefund, Erstversorgungsmaßnah-
men und primären Verlauf (Flüssigkeitszufuhr, Ausscheidung, Medikamente) zu führen, damit dem nachbehandelnden Arzt die notwendigen Informationen zur Verfügung stehen. Hierzu sollten von
Verbrennungszentren Vordrucke mit den entsprechenden Therapie-
vorschlägen und Überwachungskonzepten zur Verfügung stehen.

Bei Massenanfall von Schwerbrandverletzten im Sinne einer Katastrophe ist davon auszugehen, daß eine primäre Exzision mit
plastischer Deckung, wie sie den normalen Forderungen entsprechen würde, nicht möglich sein wird. Die Überlebenschancen solcher Schwerbrandverletzten werden ausschließlich davon abhän-
gen, wie lange die Infektion der Verbrennungswunden verhindert
werden kann. Dies gilt insbesondere im Hinblick darauf, daß
solche Patienten im Katastrophenfall weder unter aseptischen
Bedingungen transportiert noch untergebracht werden· können.
Auch der regelmäßige Wechsel und die Inspektion der Verbände
werden in vielen Fällen nicht zu gewährleisten sein.

Im Katastrophenfall stellt die Dreiphasengerbung mit J-PVP,
5%igem Tannin und 10%igem Silbernitrat im Sinne einer zunächst
einmaligen Lokalbehandlung das Verfahren der Wahl dar. Die zusätzliche Verwendung von J-PVP-Gel gewährt über den schorfspe-
zifischen Infektionsschutz hinaus eine langfristige hohe bakterizide Jodkonzentration auf der verbrannten Körperoberfläche,
die auf der nicht vorbehandelten Verbrennung in entsprechender
Höhe nur für 3 h aufrechterhalten werden kann (Tabelle 1, Abb. 1).

Durch die Kombination dieser beiden lokalen Behandlungsverfah-
ren ist nicht nur ein Höchstmaß an Infektionsschutz, sondern
darüber hinaus eine erhebliche Einschränkung der Eiweiß-, Ener-
gie-, Elektrolyt- und Wasserverluste und eine wesentlich leich-
tere Pflege der Patienten gewährleistet.

Die erhebliche Verzögerung der Infektion auf den Verbrennungswunden wird auch im Katastrophenfall dazu führen, daß drei bis
sechs Wochen nach dem Ereignis noch eine operative Versorgung
unter weitgehend aseptischen Bedingungen im Sinne einer primären Exzision möglich sein wird; die Prognose der Verbrennungspatienten in der Katastrophe wird dadurch wesentlich verbessert.

Tabelle 1. Bestimmung der Jodkonzentration auf einer Verbrennungsfläche von 25 mm^2 mit und ohne Gerbungsvorbehandlung. Es wurden jeweils identische Mengen einer J-PVP-Gel-Präparation aufgebracht, so daß vor Auflage der Verbandmullkompressen eine Konzentration von 30,0 $\pm$ 1,4 µg/ml auf beiden Kontrollfeldern gemessen wurde

h	mit Gerbung	ohne Gerbung
0	30,0 µg/ml	
3	6,2 µg/ml	1,0 µg/ml
6	4,0 µg/ml	1,0 µg/ml
18	3,5 µg/ml	0,2 µg/ml
30	3,0 µg/ml	0,1 µg/ml

	Staph. aureus	Escherichia coli	Pseudom. aerugin.
PVP-I solution			
1: 10 810.00 µg/ml			
1: 100 81.00 µg/ml			
1: 1000 8.10 µg/ml			
1: 10000 0.81 µg/ml			

Abb. 1. Nach einer in-vitro-Studie von GERMAN und Mitarbeitern zeigt sich bei einer Verdünnung von 1 : 10.000 (0,81 µg/ml) noch eine Abtötung aller Keime einer definierten E. coli-Population binnen 1 min. Staph. aureus und Pseudomonas aeruginosa werden bei dieser Verdünnung in vitro innerhalb 1 min nicht vollständig abgetötet, so daß bei einer Konzentration von 1,0 µg/ml die anzustrebende Jodkonzentration nicht erreicht wird (Nach: GERMAN, A.: Agressologie 14, 39 (1973))

FRAGE:
Ist die gegenwärtig in Deutschland bei der Hamburger Zentrale registrierte Zahl von 48 Spezialbehandlungsbetten für Brandverletzte ausreichend?

ANTWORT:
Diese Zahl ist völlig unzureichend! Bei gegenwärtig ca. 10.000 stationär behandlungsbedürftigen Brandverletzten in Deutschland pro Jahr ist ungefähr das Dreifache des jetzigen Bestands absolut notwendig, verteilt auf etwa acht bis zehn Behandlungszentren in der gesamten Bundesrepublik. Diese Zentren mit einer Kapazität von ca. zehn Betten sollten personell mit fünf Ärzten (einem plastischen Chirurgen als Leiter sowie zwei weiteren Chirurgen und zwei Anästhesisten) und ungefähr 30 Pflege-

kräften ausgestattet sein. Bei der Errichtung dieser Verbrennungszentren sind regionale Gegebenheiten zu berücksichtigen (Stadt- oder Flächenstaat, industrielle Ballungszentren etc.). Für das Land Baden-Württemberg ist beispielsweise ein solches Zentrum als ausreichend anzusehen, bisher gibt es lediglich je zwei Spezialbehandlungsbetten in Tübingen und Freiburg.

<u>Literatur</u>

1. ASTON, R.: J. Pharmacol. exp. Ther. 152, 350 (1966)

2. BARNETT, A., et al.: Europ. J. Pharmacol. 13, 233 (1971)

3. BYER, D. E.: Anesthesiology 54, 255 (1981)

4. CUMMING, J. F.: Anesth. Analg. 55, 788 (1976)

5. LICK, R. F., SCHÄFER, H., BALSER, D.: Der Starkstromunfall. Anästh. Praxis 5, 85 (1970)

6. POLLAK, S.: Pathomorphologische Befundkonstellation beim Tod durch hochgespannten elektrischen Strom. Arch. Kriminologie 165, 1 (1980)

7. WRIGHT, R. K., DAVIS, J. U.: The investigation of electrical deaths. J. forens. Sci. Soc. 25, 514 (1980)

Band 17

Rohypnol (Flunitrazepam) Pharmakologische Grundlagen – Klinische Anwendung

Herausgeber: F.W.Ahnefeld, H.Bergmann,
C.Burri, W.Dick, M.Halmágyi, G.Hossli,
E.Rügheimer. Unter Mitarbeit zahlreicher
Fachwissenschaftler
1978. 93 Abbildungen, 35 Tabellen.
XI, 217 Seiten
DM 36,-. ISBN 3-540-08900-4

Band 18

Lokalanästhesie

Herausgeber: F.W.Ahnefeld, H.Bergmann,
C.Burri, W.Dick, M.Halmágyi, G.Hossli,
E.Rügheimer. Unter Mitarbeit zahlreicher
Fachwissenschaftler
1978. 86 Abbildungen, 58 Tabellen.
XI, 265 Seiten
DM 48,-. ISBN 3-540-09083-5

Band 20

Akutes Lungenversagen

Herausgeber: F.W.Ahnefeld, H.Bergmann,
C.Burri, W.Dick, M.Halmágyi, G.Hossli,
E.Rügheimer. Unter Mitarbeit zahlreicher
Fachwissenschaftler
1979. 127 Abbildungen, 88 Tabellen.
XIV, 319 Seiten
DM 64,-. ISBN 3-540-09581-0

Band 21

Therapie mit Blutkomponenten

Herausgeber: F.W.Ahnefeld, H.Bergmann,
C.Burri, W.Dick, M.Halmágyi, G.Hossli,
E.Rügheimer. Unter Mitarbeit zahlreicher
Fachwissenschaftler
1980. 53 Abbildungen, 65 Tabellen.
XIII, 227 Seiten.
DM 58,-. ISBN 3-540-10180-2

Band 22

Muskelrelaxanzien

Herausgeber: F.W.Ahnefeld, H.Bergmann,
C.Burri, W.Dick, M.Halmágyi, G.Hossli,
E.Rügheimer. Unter Mitarbeit zahlreicher
Fachwissenschaftler
1980. 104 Abbildungen. 37 Tabellen.
XI, 281 Seiten
DM 78,-. ISBN 3-540-10365-1

Band 23

Die intravenöse Narkose

Herausgeber: F.W.Ahnefeld, H.Bergmann,
C.Burri, W.Dick, A.Doenicke,
M.Halmágyi, G.Hossli, E.Rügheimer
Unter Mitarbeit zahlreicher Fachwissen-
schaftler
1981. 122 Abbildungen, XI, 330 Seiten
DM 78,-. ISBN 3-540-10953-6

Band 24

Aufwachraum – Aufwachphase

Eine anästhesiologische Aufgabe

Herausgeber: F.W.Ahnefeld, H.Bergmann,
C.Burri, W.Dick, M.Halmágyi, G.Hossli,
E.Rügheimer
Unter Mitarbeit zahlreicher Fachwissen-
schaftler
1982. 98 Abbildungen. XI, 323 Seiten
DM 78,-. ISBN 3-540-11112-3

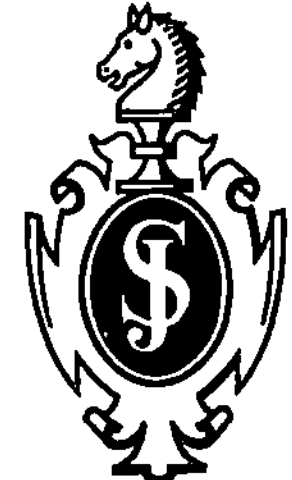

Springer-Verlag
Berlin
Heidelberg
New York